实用甲状腺乳腺外科治疗

潘宝军 ◎ 著

吉林科学技术出版社

图书在版编目（CIP）数据

实用甲状腺乳腺外科治疗 / 潘宝军著. -- 长春：
吉林科学技术出版社，2019.5
ISBN 978-7-5578-5546-8

Ⅰ. ①实… Ⅱ. ①潘… Ⅲ. ①甲状腺疾病–外科学–
诊疗 ②乳房疾病–外科学–诊疗 Ⅳ. ①R653②R655.8

中国版本图书馆CIP数据核字(2019)第113830号

实用甲状腺乳腺外科治疗
SHIYONG JIAZHAUNGXIAN RUXIAN WEIKE ZHILIAO

出 版 人　李　梁
责任编辑　李　征　李红梅
书籍装帧　山东道克图文快印有限公司
封面设计　山东道克图文快印有限公司
开　　本　787mm×1092mm　1/16
字　　数　321千字
印　　张　13.75
印　　数　3000册
版　　次　2019年5月第1版
印　　次　2020年6月第2次印刷

出　　版　吉林科学技术出版社
发　　行　吉林科学技术出版社
地　　址　长春市福祉大路5788号出版集团A座
邮　　编　130000
发行部电话/传真　0431-81629529　81629530　81629531
　　　　　　　　　81629532　81629533　81629534
储运部电话　0431-86059116
编辑部电话　0431-81629508
网　　址　http://www.jlstp.net
印　　刷　北京市兴怀印刷厂

书　　号　ISBN 978-7-5578-5546-8
定　　价　98.00元

前　言

　　甲状腺疾病、乳腺疾病是普通外科学中的常见病种,是危害人民群众健康的常见病、多发病。近几年来,甲状腺癌、乳腺癌的发病率呈上升趋势。随着医学事业的发展,与疾病相适应的临床专业设置也越来越细,不少新兴的学科、专业便应运而生。

　　本书是长期从事甲状腺、乳腺专业的专家、教授编写而成,内容翔实、求真求确,全书共六章,内容包括甲状腺肿、甲状腺功能亢进症、甲状腺炎、甲状腺良性肿瘤、乳腺良性疾病、乳腺恶性疾病等内容。不仅对甲状腺、乳腺的常见病、多发病进行了详尽的阐述,还对少见的甲状腺疾病、乳腺疾病的常见病、多发病进行了详尽的阐述,对罕见的甲状腺疾病、乳腺疾病也作了论述。

　　本书内容全面,资料详实,专而实用,技术规范,图文并茂,具有较强的指导性,是甲状腺乳腺外科医师案头必备的工具书。

　　由于是在繁忙紧张的医疗、教学、科研之余编写,时间仓促,加之编写格式不尽一致,故书中疏漏或谬误之处在所难免,恳请读者见谅,并批评指正。

编　者

目　录

第一章　甲状腺肿 ……………………………………………………………（1）

　　第一节　单纯性甲状腺肿 ……………………………………………（1）

　　第二节　结节性甲状腺肿 ……………………………………………（4）

第二章　甲状腺功能亢进症 …………………………………………………（9）

第三章　甲状腺炎 ……………………………………………………………（31）

　　第一节　亚急性甲状腺炎 ……………………………………………（31）

　　第二节　慢性淋巴细胞性甲状腺炎 …………………………………（33）

　　第三节　慢性纤维性甲状腺炎 ………………………………………（35）

第四章　甲状腺良性肿瘤 ……………………………………………………（39）

　　第一节　甲状腺腺瘤 …………………………………………………（39）

　　第二节　甲状腺囊肿 …………………………………………………（45）

第五章　乳腺良性疾病 ………………………………………………………（48）

　　第一节　概述 …………………………………………………………（48）

　　第二节　乳腺先天性疾病与发育异常 ………………………………（49）

　　第三节　乳腺炎症性疾病 ……………………………………………（67）

　　第四节　乳腺增生性疾病 ……………………………………………（84）

第六章　乳腺恶性疾病 ………………………………………………………（94）

　　第一节　乳腺癌前病变 ………………………………………………（94）

　　第二节　乳腺癌 ………………………………………………………（109）

参考文献 ………………………………………………………………………（211）

第一章　甲状腺肿

第一节　单纯性甲状腺肿

一、概况

单纯性甲状腺肿是因缺碘、致甲状腺肿物质或酶缺陷等原因引起甲状腺代偿性增生及肥大的内分泌疾病,其基本特征是非炎症性和非肿瘤性甲状腺肿大,一般不伴有甲状腺功能异常。该病常见于离海较远的高原山区,这些地区的土壤、水及食物含碘量很低,不能满足人体对碘的正常需求量,因此亦称为"地方性甲状腺肿"。在非流行地区,单纯性甲状腺肿也是一种多发的甲状腺疾病,称为"散发性甲状腺肿",这部分患者是由于碘相对供给不足和碘代谢障碍所致。由于饮食中碘含量的变化以及环境、内分泌干扰物的影响,单纯性甲状腺肿的发病率有逐年上升的趋势。

二、病因

1.碘缺乏

碘是合成甲状腺激素的主要原料,碘缺乏是引起单纯性甲状腺肿的主要因素。当体内缺碘,而甲状腺功能仍须维持身体正常需要时,垂体前叶促甲状腺激素(TSH)的分泌增强,促使甲状腺尽量在低碘状态下从血液中摄取足够的碘,在单位时间内分泌正常量的甲状腺激素,以满足身体需要。这种代偿作用主要是通过甲状腺组织增生来完成的,组织增生结果表现为甲状腺肿大,这种肿大实际上是甲状腺功能不足的表现。高原山区的井水和食物,所含碘量多不足,较多居民患有此病。如果在这些地区的食盐中加入极少量的碘,就能显著降低此病的发病率。

2.甲状腺激素需要量的激增

在青春期、妊娠期、哺乳期和绝经期,身体的代谢较旺盛,甲状腺激素的需要量明显增加,引起长时期的促甲状腺激素的过多分泌,亦可促使甲状腺肿大,这是一种生理现象。由于在此种情况下甲状腺激素需要量的增高是暂时性的,因此,甲状腺的肿大程度不如因缺碘引起的肿大显著。而且这种甲状腺肿大常在成年或妊娠以后自行缩小。

3.甲状腺激素合成和分泌障碍

在非流行地区,部分单纯性甲状腺肿的发生是由于甲状腺激素生物合成和分泌过程中某一环节的障碍,如致甲状腺肿物质中的过氯酸盐、硫氰酸盐、硝酸盐等可妨碍甲状腺摄取无机碘化物;含有硫脲的蔬菜(卷心菜、萝卜等)、磺胺类药、硫脲类药能阻止甲状腺激素的生物合成。由此而引起血液中甲状腺激素的减少,促使垂体前叶促甲状腺激素的分泌增强,导致甲状腺肿大。同样,隐性遗传的先天缺陷如过氧化物酶或蛋白水解酶等的缺乏,也能造成甲状腺激素生物合成或分泌障碍,从而引起甲状腺肿。

4.碘过量

部分地区的居民长期从饮食中摄入超过生理需要量的碘。碘过量可阻止碘离子进入甲状腺组织,这种现象称为"碘阻断效应",又称 Wolff-Chaikoff 效应。目前多数人认为是碘抑制了甲状腺内过氧化酶的活性,从而影响到甲状腺激素合成过程中碘活化、酪氨酸活化及碘的有机化过程,进而使甲状腺激素的合成减少,促甲状腺激素反馈性分泌增加,造成甲状腺肿。此外,碘还有抑制甲状腺激素释放的功能,同理可引起甲状腺肿大并可使甲状腺功能降低。

三、病理及病理生理

单纯性甲状腺肿的最显著病变为滤泡的高度扩张,充满大量胶体,而滤泡壁细胞变为扁平,此为甲状腺功能不足的表现。虽然镜下可看到局部的增生状态,表现为由柱状细胞所组成的、突入滤泡腔的乳头状体,但此种增生状态仅为代偿性的,临床不会引起甲状腺功能亢进表现。

形态方面,单纯性甲状腺肿可分为弥漫性和结节性两种。前者多见于青春期,扩张的滤泡平均地散在腺体各部。而后者多见于流行地区,扩张的滤泡集成一个或数个大小不等的结节,结节周围有不甚完整的纤维包膜。

病程较长的结节性甲状腺肿,由于血循环不良,在结节内常发生退行性变,引起囊肿形成(往往并发囊内出血)和局部的纤维化、钙化等。

四、临床表现

甲状腺肿大小不等,形状不同。弥漫性肿大仍显示正常甲状腺形状,两侧常对称,结节性肿大可一侧较显著。腺体表面较平坦,质软,吞咽时,腺体随喉和气管上下移动。囊肿样变结节若并发囊内出血,结节可在短期内增大。

单纯性甲状腺肿不呈功能上的改变,患者的基础代谢正常,但可压迫气管、食管、血管、神经等而引起下列各种症状。

1.呼吸困难

比较常见,患者有明显的活动性气促症状,是由于弥漫性肿大的甲状腺压迫气管所致。一侧压迫,气管向对侧移位或变弯曲;两侧压迫,气管变为扁平。由于气管内腔变窄,呼吸发生困难,尤其发生在胸骨后的甲状腺肿更加严重。气管壁长期受压,可出现气管软化,引起窒息。

2.吞咽困难

少见。仅胸骨后甲状腺肿可能压迫食管,引起吞咽不适感,但不会引起梗阻症状。

3.压迫颈深部大静脉

可引起头颈部的血液回流困难。此种情况多见于位于胸廓上口、体积较大的甲状腺肿,尤其是胸骨后甲状腺肿。患者面部呈青紫色浮肿,同时出现颈部和胸前浅表静脉的明显扩张。

4.压迫神经

多为单侧喉返神经受压,引起声带麻痹,致使声音嘶哑;如压迫颈部交感神经链,可引起霍纳(Horner)综合征。

五、诊断

检查发现甲状腺肿大或结节比较容易,但临床上判断甲状腺肿物及结节的性质,则需要仔细收集病史,认真检查。对于居住在高原山区缺碘地带的甲状腺肿患者或家属中有类似病情者,常能及时做出地方性甲状腺肿的诊断。

对于结节性甲状腺肿患者,B超检查有助于发现甲状腺内囊性、实质性或混合性多发结节的存在,还可观察结节的形态、边界、包膜、钙化、血供及与周围组织关系等情况。放射性核素显像检查,当发现一侧或双侧甲状腺内有多发性大小不等、功能状况不一的结节(囊性变和增生结节并存)时有助于做出诊断。另外,颈部X线检查除可发现不规则的胸骨后甲状腺肿及钙化结节外,还能明确气管受压、移位及狭窄情况。结节性质可疑时,可经超声引导下细针穿刺细胞学检查以确诊。

六、治疗

1.药物治疗

25岁以前年轻人的弥漫性单纯性甲状腺肿,常是青春期甲状腺激素需要量激增的结果,多能在青春期过后自行缩小,无须手术治疗。手术治疗不但妨碍了此时期甲状腺的功能,且复发率甚高,可高达40%。对此类甲状腺肿,可采用甲状腺激素替代治疗,临床上可给予左甲状腺素片,每日口服100~150μg,连服3~12个月,以抑制垂体前叶促甲状腺激素的释放,从而停止对甲状腺的刺激,常有良好疗效。

2.手术治疗

出现下列情况者,采用手术治疗:单纯性甲状腺肿压迫气管、食管、血管或神经等引起临床症状时,应早期手术;有些患者虽还没有呼吸困难,但X线检查发现气管已变形或移位,或虽发音无明显改变,但喉镜检查已确定一侧声带麻痹,也应手术治疗;巨大的单纯性甲状腺肿(特别是胸骨后甲状腺肿),虽没有引起症状,但影响生活和工作,应予以手术;结节性单纯性甲状腺肿继发有功能亢进综合征,或怀疑有恶变可能,应及早予以手术治疗。

七、预防

1996年起,我国立法推行普遍食盐碘化(universal salt iodization,USI)防治碘缺乏病。2002年我国修改国家标准,将食盐加碘浓度从原来的不低于40mq/kg修改为(35±15)mg/kg。食盐加碘应当根据地区的自然碘环境有区别地推行,并要定期监测居民的尿碘水平,碘充足和碘过量地区应当使用无碘食盐,具有甲状腺疾病遗传背景或潜在甲状腺疾病的个体不宜食用碘盐。2001年,世界卫生组织等国际权威组织提出碘摄入量应当使尿碘中位数控制在100~200μg/L,甲状腺肿患病率控制在5%以下。

第二节 结节性甲状腺肿

结节性甲状腺肿是单纯性甲状腺肿的一种,多由弥漫性甲状腺肿演变而成,属于单纯性甲状腺肿。

一、病因

1.缺碘

缺碘是地方性甲状腺肿的主要原因之一。流行地区的土壤、水和食物碘含量与甲状腺肿的发病率成反比,碘化食盐可以预防甲状腺肿大,这说明缺碘是引起甲状腺肿的重要原因。另外,机体对甲状腺激素的需要量增多可引起相对碘不足,如生长发育期、妊娠期、哺乳期、寒冷、感染、创伤和精神刺激等,可加重或诱发甲状腺肿。

2.致甲状腺肿物质

萝卜族食物含有硫脲类致甲状腺肿物质,黄豆、白菜中也有某些可以阻止甲状腺激素合成的物质,引起甲状腺肿大。土壤、饮水中钙、镁、锌等矿物质含量,与甲状腺肿的发生也有一定关系,部分流行地区除了缺碘以外,也缺少上述元素。研究发现,在部分地区甲状腺肿的发生率和饮用水的硬度成正比。药物如硫氰化钾、过氯酸钾、对氨基水杨酸、硫脲嘧啶类、磺胺类、保泰松、秋水仙素等,可妨碍甲状腺素合成和释放,从而引起甲状腺肿。

3.激素合成障碍

家族性甲状腺肿由于遗传性酶的缺陷,造成甲状腺激素合成障碍,如缺乏过氧化酶、脱碘酶,影响甲状腺激素的合成;缺乏蛋白水解酶,使甲状腺激素从甲状腺球蛋白分离和释放入血发生困难,从而导致甲状腺肿。这种先天性缺陷属于隐性遗传性疾病。

4.高碘

少见,可呈地方性或散发性分布,其发病机制为过量摄入的碘使甲状腺过氧化物酶的功能基因被过多占用,碘的有机化过程受阻,从而影响酪氨酸碘化,导致甲状腺代偿性肿大。

5.基因突变

此类异常包括甲状腺球蛋白基因外显子 10 的点突变等。

二、病理生理

单纯性甲状腺肿在早期呈弥漫性轻度或中度增生肿大,血管增多,腺细胞肥大。当疾病持续或反复恶化、缓解时,甲状腺因不规则增生或再生,逐渐出现结节,形成结节性甲状腺肿。随着病情发展,由于腺泡内积聚大量胶质(胶性甲状腺肿),形成巨大腺泡,滤泡上皮细胞呈扁平,腺泡间结缔组织和血管减少。至后期,部分腺体可发生坏死、出血、囊性变、纤维化或钙化,此时甲状腺不仅体积显著增大,且有大小不等、质地不一的结节。甲状腺结构和功能的异质性,一定程度上甲状腺功能的自主性是本病后期的特征。

三、临床症状

结节性甲状腺肿一般不呈功能上的改变,患者基础代谢率正常;患者有长期单纯性甲状腺肿的病史。发病年龄一般大于 30 岁,女性多于男性。甲状腺肿大程度不一,多不对称。结节数目及大小不等,一般为多发性结节,早期也可能只有一个结节。结节质软或稍硬,光滑,无触痛。有时结节境界不清,触摸甲状腺表面仅有不规则或分叶状感觉。病情进展缓慢,多数患者无症状。但当结节较大时,可压迫气管、食管、血管、神经等而引起下列各种症状。

1. 压迫气管

比较常见。一侧压迫,气管向另一侧移位或弯曲;两侧压迫,气管狭窄,呼吸困难,尤其胸骨后甲状腺肿更加严重。气管壁长期受压,可导致气管软化,引起窒息。

2. 压迫食管

少见。仅胸骨后甲状腺肿可能压迫食管,引起吞咽时不适感,但不会引起梗阻症状。

3. 压迫颈深部大静脉

可引起头颈部的血液回流障碍,这种情况多见于位于胸廓上口、体积较大的甲状腺肿,尤其是胸骨后甲状腺肿。患者面部呈青紫色的浮肿,同时出现颈部和胸前浅表静脉的明显扩张。

4. 压迫神经

压迫喉返神经可引起声带麻痹(多为一侧),患者发音嘶哑。压迫颈部交感神经节链,可引起 Horner 综合征,极为少见。

四、诊断与鉴别诊断

诊断要点主要是甲状腺结节和甲状腺功能基本正常。T_4 正常或者稍低,但是 T_3 可以略高以维持甲状腺功能正常,甲状腺 ^{131}I 摄取率常高于正常,但是高峰时间很少提前出现,T_3 抑制试验呈可抑制反应。血清高敏感性 TSH 浓度测定是评价甲状腺功能的最佳指标,血清 TSH 一般在正常范围。依据吞咽时随着喉和气管上下移动这个特征,不难诊断;但是如果有炎症或恶变存在,甲状腺肿与周围组织发生粘连,这一特征则不再出现。

1. B 超

B 超作为首选的筛查方法,对评估结节的大小、良恶性具有一定价值。在超声显像下甲状腺结节可分为实性、囊性和囊实性。研究发现,采用彩色多普勒血流显像观察甲状腺结节数目、周边有无晕环和血流信号等可提高超声诊断符合率。研究发现,超声诊断符合率,腺瘤为 80%,结节性甲状腺肿 85%,甲状腺癌 68%。虽然尚没有对恶性病变具有确诊意义的特定超声显像指标,但某些特征性的超声表现(如砂粒样钙化等)对恶性结节的诊断仍颇具指导意义。超声显像对术前观察结节的数目和大小、对高危患者的筛查及行甲状腺抑制治疗后结节大小变化的随访等方面具有其他检查无可比拟的优势。

2. 颈部 CT

囊壁环状强化、厚薄不均、壁结节强化和囊内呈岛状强化是结节性甲状腺肿颈部 CT 的特征性表现。同时 CT 尚可观察病变与周围结构的关系,这是外科医生最为关注的,除可显示气管、血管受压情况外,气管移位及狭窄程度也是麻醉医生气管插管所要了解的。可见颈部 CT 增强及薄层扫描在评价甲状腺病变及与周围结构关系时有其独特优势。然而由于其价格昂贵及 X 线辐射,一般不作为常规检查。

3.甲状腺同位素扫描

甲状腺同位素扫描最常用的同位素为 123I 和 ^{99m}Tc。在同位素扫描成像下结节可分为冷结节、温结节及热结节。因恶性结节通常不对碘有机化而表现为冷结节,故低功能的结节较正常功能结节的恶性率增高。然而,同位素扫描缺少特异性和精确性,冷结节中仅有 10%~15% 可能是恶性,而温结节中也有 10% 可能为恶性,热结节并不能绝对排除恶性。通过比较 B 超检查和同位素扫描检查对甲状腺结节疾病的诊断意义后发现,B 超检查在鉴别甲状腺结节疾病的单多发性、良恶性、囊实性中的意义较大,可作为筛选甲状腺结节的重要手段,并可指导手术方案的选择;而同位素扫描需和病史、体格检查及 B 超显像检查相结合。有研究对超声与超声联合核素显像诊断甲状腺结节的对比研究后发现,对甲状腺结节的良恶性判断,超声联合核素显像与单纯超声诊断相比,并不能明显提高诊断符合率,超声检查仍应作为首选的筛检方法。另一方面,同位素扫描使患者接受相当量的放射性物质,因此近年来已很少应用。

4.甲状腺功能检查

甲状腺功能检查主要评估是否合并甲状腺功能亢进(甲亢)。甲亢是结节性甲状腺肿的常见并发症,其为“弥漫性甲状腺肿——结节性甲状腺肿——继发甲亢”这一病理发展过程的晚期阶段,药物疗效差。术前甲状腺功能检查虽不能评估甲状腺结节的良、恶性,但对术式的选择及术后的治疗都具有指导意义。

5.分子遗传学技术

甲状腺结节和癌症之间不断的分子遗传学的信息交流将会拓宽基因型与表型之间的关系,同时也为不同类型的甲状腺癌的术前诊断提供了重要的信息。这些基因表达模式的变化与甲状腺肿瘤的分化相关。如良性高功能甲状腺结节和腺瘤中常见分子表达异常及 TSH 受体改变,而滤泡状甲状腺癌中可见甲状腺转录因子-过氧化物酶体增殖物激活受体 γ(PAX8-peroxisome pro-liferators actived receptors,PAX8-PPARγ)融合蛋白转位和抑癌基因 ras 激活,乳头状甲状腺癌中表现的 reU PTC 转位和 met 激活等。

6.细针穿刺活检(fine needle aspiration biopsy,FNAB)

细针穿刺活检是鉴别甲状腺结节良、恶性比较准确的诊断性手段。临床资料表明,结节性甲状腺肿有合并甲状腺癌的可能。因此,如何提高恶性结节的检出率就显得相当重要。FNAB 因并发症少且结果可信,成为评估结节良、恶性的一种有效手段。国外文献显示其敏感性为 85%,特异性为 88%。但是 FNAB 也存在假阴性。因此,对 FNAB 结果为良性的患者建议 6~12 个月复查随访。现在行 B 超引导下穿刺活组织检查,因有助于获得足够组织细胞并避免吸入过量的血液和囊肿液体,从而增加了诊断的准确性。由于 FNAB 的准确性高,国外已将其推广至社区医院。在我国这项技术只在部分大医院中开展,其应用有待进一步推广。

结节性甲状腺肿应与甲状腺肿瘤、甲状腺炎相鉴别;位于甲状腺峡部的结节或囊肿,有时误诊为甲状舌骨囊肿；胸骨后或胸内甲状腺肿有时不易与纵隔肿瘤鉴别；与主动脉弓动脉瘤鉴别不难，后者多有搏动。

五、治疗

青春期的甲状腺肿大多可自行消退。对缺碘所导致的甲状腺肿，现在已经很少用碘化物，取而代之的是适量甲状腺激素制剂，以抑制过多的内源性 TSH 分泌，补充内生甲状腺激素的不足，达到缓解甲状腺增生的目的，适用于各种病因引起的甲状腺肿，尤其是病理改变处于发生胶性甲状腺肿以前，可以有显著效果。服用过多的碘化物可以导致甲状腺功能的紊乱。能查明致甲状腺肿物质，并避免之，自然是十分有用的。

1.甲状腺激素

甲状腺干制剂常用量为每天 $90\sim180$mg，疗程一般 $3\sim6$ 个月，停药后如有复发可以重复治疗，以维持基础代谢率正常范围；左甲状腺素（优甲乐）对于早期阶段的年轻患者，可每天 $100\mu g$ 治疗，第二个月增加值每天 $150\sim200\mu g$，血清 TSH 浓度测定可以估计甲状腺受抑制的程度。年龄较大或者长期患多结节性甲状腺肿的患者在接受左甲状腺素治疗前宜进行血清高敏感性 TSH 浓度测定或 TRH 兴奋实验，以确定是否存在明显的功能自主性，若基础 TSH 极低或测不出以及 TSH 对 TRH 反应低下或缺如，则提示功能自主性，不宜采用左甲状腺素进行抑制性治疗；若能排除功能自主性，可采用左甲状腺素治疗，开始剂量每天不应超过 $50\mu g$，以后逐渐增加剂量，直至 TSH 值达到抑制终点值。结节性甲状腺肿对于左甲状腺素的反应不如弥漫性甲状腺肿好，但对抑制其进一步肿大也有一定作用。

2.碘补充

对单纯缺碘者补碘是合理的，补充碘后甲状腺即可见不同程度的体积缩小。由于碘缺乏是造成地方性甲状腺肿的主要病因，因此，地方性结节性甲状腺肿的一般治疗应注意含碘食物的摄入。大多数国家通过食盐中加碘来提供饮食中足够的碘。必须指出的是，高碘和低碘都达不到治疗的目的，因此应正确补充含碘食物，根据体内碘的水平进行调节。碘治疗的一个可能并发症是甲状腺功能的亢进，但一般是一过性并且是自限性的。

3.手术治疗

手术治疗的原则是完全切除甲状腺病变，并尽可能减少复发。手术指征包括：①FNAB 为恶性或可疑恶性；②肿块增长迅速或质地硬、活动度差等不能排除恶性；③肿块较大影响美观；④有气管、食管压迫症状；⑤伴有继发性甲状腺功能亢进；⑥胸骨后甲状腺肿。外科治疗结节性甲状腺肿有甲状腺大部切除术、甲状腺次全切术、甲状腺近全切术（仅留甲状腺背侧包膜）及甲状腺全切除术。明确为良性结节者，要保留尽可能多的正常甲状腺组织。

4.激光光凝治疗

超声引导下经皮激光光凝治疗是近年采用的新方法。据报道，应用超声引导下经皮激光光凝治疗甲状腺单个冷结节，一次治疗可使结节缩小 46%，使压迫症状明显改善。该方法优点是热量扩散及组织坏死程度能人为控制，大多数患者能很好耐受，仅部分有轻微疼痛。由于左甲状腺素治疗可引起骨及心血管副作用,因此,激光光凝治疗在治疗甲状腺功能正常的结节性甲状腺肿中越来越受到重视,将来可能替代左甲状腺素,成为非手术治疗结节性甲状腺肿的重要方法之一。

5.中医药治疗

化痰软坚法,仅见颈部粗大,无特殊自觉症状者属于气郁痰结证,治宜化痰软坚,可选用海藻、昆布、浙贝、青皮、海浮石、半夏等。此外,适当进食海带、海蜇皮等海产或含碘丰富的食物。

六、预防

尽量避免多次接受颈部放射性检查及照射。每年定期检查甲状腺结节形态及功能,早期发现,早期治疗。有甲状腺结节手术史者,也应定期复查,避免复发。甲状腺结节服用甲状腺激素治疗者,如疗效不佳,应争取早日手术治疗,防止恶化。

第二章　甲状腺功能亢进症

甲状腺功能亢进症（hyperthyroidism，简称甲亢）是指产生和分泌甲状腺激素（thyroid hormones，TH）过多引起的一组临床综合征，主要以神经、循环、消化等系统兴奋性增高和代谢亢进为主要表现。引起甲亢的病因众多（表 2-1），以 Graves 病（Graves disease，GD）最常见，约占所有甲亢患者的 85％，多见于成年女性，男性与女性比为 1∶4～1∶6。所以，本章主要介绍 GD 所致的甲亢。

表 2-1　甲亢的病因分类

甲状腺性甲亢
弥漫性毒性甲状腺肿（Graves 病）
多结节性毒性甲状腺肿
毒性甲状腺腺瘤
自主性高功能甲状腺结节
滤泡状甲状腺癌
碘甲亢
亚急性甲状腺炎
慢性淋巴细胞性甲状腺炎
新生儿甲亢
母亲患甲亢所致
垂体性甲亢
垂体 TSH 瘤
垂体型 TSH 不敏感综合征
HCG 相关性（绒毛膜癌/葡萄胎/侵蚀性葡萄胎/多胎妊娠等）甲亢
医源性甲亢

一、GD 的发病机制

1.自身免疫

（1）体液免疫：甲状腺自身组织抗原主要有 TSH、TSHR、Tg、TPO、NIS 等。相应地，Graves 病患者血清中存在多种抗甲状腺自身抗原的抗体，如甲状腺球蛋白抗体（TGAB），甲状腺过氧化物酶抗体（TPOAB）和促甲状腺素受体抗体（TRAb），其中，TRAb 是引起甲状腺功能亢进症最主要的抗体，在 GD 患者血清中检出率达 80％～100％。

TSH 受体是甲状腺细胞的一种特异性蛋白质,存在于甲状腺滤泡细胞膜上,TSH 通过 TSHR 控制甲状腺的生长及功能。TSHR 属于 G 蛋白偶联的受体超家族,主要存在于甲状腺细胞膜、豚鼠白色和褐色脂肪组织以及小鼠的眶后组织和脂肪组织中,也可存在于人外周血淋巴细胞、眶后及皮下纤维细胞中。

TRAb 是淋巴细胞分泌的一组多克隆抗体,可与 TSH 受体的不同位点相结合。TRAb 至少可分为三类。甲状腺刺激性(兴奋性)抗体(TSAb)是自身抗体的主要成分,它可与 TSH 受体结合,促进 TH 合成与释放,同时促进甲状腺细胞增生。甲状腺生长刺激免疫球蛋白(TGI)与 TSH 受体结合后,仅促进甲状腺细胞肿大,不促进 TH 的合成与释放。二者同属于兴奋型抗体。另有称作甲状腺功能抑制抗体(TFIA)或甲状腺生长封闭性抗体(TGBAb),其与 TSHR 结合后起到阻断及抑制甲状腺功能的作用。

TRAb 激活受体的方式与 TSH 相似,它通过与受体表面抗原决定簇反应而激活受体,被激活的受体通过腺苷酸环化酶环化酶(AC)-cAMP 级联反应、磷酸肌醇-Ca^{2+} 级联反应、磷脂酶 A,途径产生生物学效应。

(2)细胞免疫:细胞免疫在 Graves 病中的作用越来越受到重视,Graves 病患者甲状腺及眼球后组织中有淋巴细胞和浆细胞的浸润,甚至形成淋巴滤泡。Graves 病患者淋巴细胞在体外可产生移动抑制因子阳性反应及 PHA 超常反应,在 Graves 病得到治疗后反应下降,这均提示 Graves 发病和细胞免疫有关。

另外,T 淋巴细胞的 Ts 亚群和 Th 亚群均能通过调节 B 淋巴细胞的功能参与 Graves 的发生发展。故免疫调节功能紊乱也是细胞免疫导致 Graves 发病的一个重要机制。

(3)免疫监视功能:有研究认为,TRAb 主要由 B 淋巴细胞在受到持续刺激的情况下,增殖分化为 TRAb 选择性 B 细胞之后大量产生。正常情况下,这一过程受到 T 抑制细胞(Ts)的抑制,而 Graves 病患者体内 Ts 细胞数目和功能下降,造成其与 T 辅助细胞(Th)之间平衡的失调,从而导致 B 细胞自身抗体产生过程的失控,最终造成 GD 的发生。一般认为,上述过程在 GD 的发病机制中具有重要的作用,但抗原特异性 Ts 细胞数目、功能下降的确切证据尚未被发现。

2.遗传因素

与一般人群患病率相比,同卵双生子共同患病的概率达 30%～60%,异卵双生者患病率为 3%～9%。GD 患者一级亲属共同患病的概率也显著增高。且 GD 患者的家族成员更易罹患慢性自身免疫性甲状腺炎等自身免疫性甲状腺疾病(AITD),其体内甲状腺自身抗体的检出率也显著高于一般人群。GD 的具体遗传方式尚不清楚,但其遗传模式应该是多基因的。

多种 HIA 相关抗原已被证明与 GD 的发病有关。HLA-DR3、HLA-B8 及 HLA-BW3 已被认为与白种人的易感性呈正相关。高加索人中的 HLA-B8、日本人中的 HLA-B35、中国人的 HLA-BW46 阳性者患病的相对危险性也增高。

细胞毒性 T 淋巴细胞抗原 4(CTLA4)基因被认为是影响 GD 遗传易感性的主要非 HLA 候选基因之一。其启动子与编码区的多个位点被认为与 GD、甲状腺相关眼病(TAO)的易患性有关。CTL4 与 HLA 基因位点的共同作用可能占 GD 遗传易感性的 50% 以上。除此之外，尚有 TSHR 基因、干扰素-γ 基因、肿瘤坏死因子-β 基因、白介素-1 受体拮抗剂基因等非 HLA 相关基因被认为与 CD 发病相关，但目前尚无一种遗传标志能够准确预测 GD 的发生。

3.性别

未成年人中男女患病率无显著差别，成年女性的发病率是男性的 4～6 倍。

4.感染

细菌感染主要通过分子模拟导致 AITD 的发生。如，耶尔森杆菌的某些亚型具有 TSH 结构相似的膜结合位点，引起抗体对自身 TSH 受体的交叉反应，但 GD 患者伴随耶尔森杆菌感染的直接证据不足。

病毒感染一方面可引起 IL-1 非特异性分泌或诱导甲状腺细胞表达 II 类抗原，向 T 淋巴细胞提供自身抗原作为免疫反应对象，另一方面可以直接作用于自身组织细胞，导致其破坏或凋亡，导致一些蛋白质抗原的释放，激活自身免疫反应过程。

5.精神因素

不少 GD 患者发病前有精神应激史，但并无证据表明精神因素是 GD 发病的直接原因。针对两者关系有人认为是精神刺激使中枢神经系统去甲肾上腺素分泌降低，CRH、ACTH、皮质醇分泌增多，免疫监视作用减弱，B 细胞分泌自身抗体增多而致病，也有人认为精神因素只是起到了使原有的 GD 突然加重的作用。

6.其他因素

有人认为甲状腺组织损伤可引起 TSH 受体胞外区结构改变而启动抗体的产生，但确切依据不足。吸烟以及过高或过低的碘摄入均可增加 GD 的患病风险。

7.甲亢相关眼病（TAO）的发病机制

甲亢相关眼病（TAO）的发病与多种因素有关。目前，针对 GD 发病遗传因素的研究已提出至少 50 个相关基因，其中可能以 HLA-2 型、CTLA-4、PTPN22、CD40 等最为重要，但目前尚未发现引起 GD 眼病遗传易感性的特异性基因。

另外，一些环境因素如吸烟、药物（如 GH、胰岛素、^{131}I 等）、眼部手术等也与 TAO 的发病密切相关。TAO 的发生涉及到体液免疫与细胞免疫的共同作用。研究认为，早期眼球后组织以细胞免疫为主，局部存在针对眼肌细胞的抗体依赖性细胞介导的细胞毒（ADCC）作用。随着病情的发展，转为体液免疫起主导作用，患者血清中抗眼外肌抗体阳性。

8.局部黏液性水肿机制

GD 患者黏液性水肿多发生在小腿下段胫骨前处，有时可伸展至足背部或膝部。其病理特征是表皮肿胀，皮肤和皮下组织黏多糖聚集、胶原增多、结缔组织纤维损害，与 GD 眼病球后组织的病理变化十分相似。目前已证实黏液性水肿患者皮肤和成纤维细胞中具有与 TSH 受体结构相似的抗原，其同样可以致敏特异型 T 细胞，产生多种炎症因子，导致局部皮下黏多糖聚集以及水潴留，进而导致局部皮肤的特征性病变。

9.其他原因所致甲亢

(1)甲状腺炎:属暂时性甲亢。可因各种原因所致的甲状腺炎导致滤泡破坏,T_3、T_4 释放,引起暂时的甲状腺功能亢进表现,可因储存的甲状腺激素释放殆尽而逐渐发展为甲减。

(2)外源性因素所致甲亢:因治疗甲减、甲状腺肿瘤或结节性甲状腺肿而服用甲状腺素剂量偏大、因某些原因(减肥、治疗月经紊乱等)自行服用过量甲状腺素或误食等,造成一过性甲状腺功能亢进症。但外源性甲亢一般无甲状腺肿大,甲状腺摄碘率与血清 TSH 水平、甲状腺球蛋白水平常降低。

(3)毒性甲状腺腺瘤:毒性甲状腺腺瘤引起的甲亢多为持久性,血清 T_3、T_4 升高,TSH 受抑制而降低。其治疗应首选^{131}I,也可通过手术切除而治愈。

(4)毒性多节结性甲状腺肿:结节性甲状腺肿伴甲亢又称为毒性多结节性甲状腺肿。其发病原因不明,多为单纯性甲状腺肿久病后的常见结果。多见于 50 岁以上女性,甲状腺可触及多个肿大结节。甲亢表现多轻微,或为淡漠型甲亢。血清 TT_3 升高、TT_4 升高或正常。甲状腺摄碘率仅中度升高,故用^{131}I 治疗时剂量宜大,放射治疗无效时可行甲状腺次全切除术,可快速改善症状,缩小甲状腺体积,但易致甲减。

(5)异位甲状腺毒症:卵巢畸胎瘤是目前唯一引起异位甲状腺功能亢进的疾病。因患者畸胎瘤中含有大量甲状腺组织,而导致甲状腺激素含量过高,引起甲亢临床表现。

(6)TSH 依赖性甲亢:多因垂体 TSH 分泌瘤所致,多为垂体大腺瘤或微腺瘤。血清中 T_3、T_4 及 TSH 水平均升高。常可有生长激素、催乳素等其他垂体激素的升高。对本病手术治疗效果好,无法找到腺瘤或肿瘤无法切除者可以溴隐亭或奥曲肽治疗。

二、病理生理与临床表现

甲亢的起病可缓可急。多数患者因数周或数月内出现性情急躁、怕热多汗、乏力、心悸、食量增加但体重减轻,或因发现颈部增粗、眼球突出而就诊。也有少数患者在受到重大精神刺激或感染、创伤之后,在数日之内出现严重的临床症状,呈"暴发性"起病。另有部分病例起病隐匿,进展缓慢,在起病数年之后方才就诊。心力衰竭和甲亢危象是引起患者死亡的重要原因。

不同患者的临床表现受到年龄、起病情况、甲状腺激素增高水平以及自身各个组织器官对激素敏感性差异的影响。儿童及青少年患者可出现生长发育加速、体重增加,逐渐可呈"肢端肥大"表现。起病缓慢的年轻患者临床症状一般较轻,且耐受性较好。老年患者可无典型的神经兴奋性增高的症状与体征,较易表现为神志淡漠、消瘦、乏力甚至恶病质。

1.高代谢表现

甲亢患者维持基本生理功能及体力活动的效率降低,患者营养消耗增加,表现为食物摄入、对储存能量的利用和氧气的消耗增加,但能量多以热能形式消耗。患者多表现为怕热、多汗、皮肤湿润、多食易饥、体重减轻。但值得注意的是,部分年轻患者可因摄食增加明显而导致体重的增加。

TH 主要通过对中枢神经、自主神经和周围组织的影响,起到增加基础代谢率,加速营养物质消耗的作用。TH可以结合于靶细胞DNA调节序列的受体结构,调控靶基因的转录和表达,也可以不依赖于核内受体,而是作用于细胞质、细胞膜,调节靶细胞的功能和活性,例如:TH可通过刺激细胞膜的钠—钾ATP酶,增加氧耗和产热。

TH可促进蛋白质的合成与分解,而以促进分解为主,可致负氮平衡,血清总蛋白、白蛋白水平下降,尿肌酸排出增多;能诱导脂肪代谢过程中许多酶的生成,促进脂肪的合成、氧化及分解,但总体作用结果常致血中总胆固醇降低,甘油三酯降低或正常,游离脂肪酸和甘油升高,脂酸代谢产物酮体的水平也相应增高;TH还可加速糖的氧化利用和肝糖原的分解,同时可能通过减少胰岛素受体数目、降低胰岛素与受体的亲和力等机制导致糖耐量异常,或进一步增大糖尿病患者外源性胰岛素的需要量。

2.甲状腺弥漫性肿大、胫前黏液性水肿可为GD的特征性临床表现

GD患者甲状腺多呈弥漫性、对称性肿大,体积为正常甲状腺组织的2～4倍,也有部分患者可伴结节或呈局限性甲状腺肿,亦可无甲状腺组织的肿大。肿大的甲状腺质软、表面光滑、无压痛,可随吞咽活动上下移动。由于腺体内血管增生,常可闻及连续性或收缩期为主的吹风样血管杂音,上、下级明显,杂音较强时常可扪及细震颤。而亚急性甲状腺炎者甲状腺质硬,常伴压痛;毒性多结节性甲状腺肿者,甲状腺组织质地不均匀,肿大而不对称;引起甲亢症状的甲状腺腺瘤,瘤外组织萎缩,触诊时甲状腺组织并不肿大。

约5%的患者有典型对称性胫前黏液性水肿,多见于小腿胫前下1/3处,也可见于足背、膝部,甚至头面部和四肢。初期呈紫红色皮损,随后逐渐呈斑块结节状突出于皮肤表面,最终可呈树皮样叠起,可伴感染和色素沉着。一些患者可伴有甲亢肢端病。表现为指端软组织肿胀,外形似杵状指,可伴疼痛及活动受限。X线检查食指(趾)骨骨膜有不规则骨质增生,局部皮肤活检可见典型黏液性水肿改变。该病病程可达数月或数年,反复发作者治疗困难,但有部分患者可自行痊愈。

3.甲状腺眼征

Graves眼病是由多种自身免疫性甲状腺疾病引起的眼部病变。浸润性突眼和非浸润性突眼是甲亢患者眼部异常的两种主要类型。有43%的GD患者可同时伴有突眼,44%的患者可于CD发病后出现突眼,另有5%的GD患者仅有突眼症状而显示甲状腺功能正常。

非浸润性眼征与TH增多所致的交感神经兴奋性和眼肌紧张性增高有关,主要表现为:①瞬目减少(Stellwag征);②上睑移动滞缓(von Graefe征),眼球下移时角膜上缘可暴露白色巩膜;③向上看时,前额皮肤不能皱起(Joffroy征);④双眼辐辏不良(Mobius征);⑤上眼睑痉挛;⑥眼裂增宽(Dalrymple征)。其中,后两者几乎可见于所有原因所引起的甲状腺功能亢进者。

浸润性突眼则为框后组织自身免疫炎症的一种表现。患者多有畏光、流泪、复视、视力减退、眼部肿痛、异物感等症状,可并发青光眼。由于患者眼球明显突出,眼睑不能闭合,故常出现结膜、角膜的充血、水肿、溃疡,甚至出现全眼炎而致失明。大部分患者眼部炎症活动可持续6～12个月,之后可进入稳定期,部分病例可反复发作。因有少数患者突眼症状并不明显,但

畏光、流泪、复视及眼球活动障碍等症状明显,因此,仅以眼球突出程度来判断浸润性突眼的严重程度是不合适的。目前常用 NOSPECS 分级和 ACS 活动度评分来评价眼病的严重程度和活动度。

4.心血管系统

甲状腺激素可以引起外周血管阻力下降,从而增加心脏、肾脏、皮肤、肌肉等多个组织器官的血液灌流,以适应甲亢状态下机体高代谢的需求。其中涉及的机制包括:①甲状腺素作为一种血管扩张因子,可直接作用于血管平滑肌细胞引起血管扩张;②甲状腺素作用于血管内皮细胞,使其产生 NO 等活性因子引起血管的扩张;③机体代谢产生大量乳酸,同样可以刺激外周血管的扩张。

另外,甲状腺激素可以增加心肌收缩力和舒张功能,造成久病者心脏负荷长期增大,从而导致心肌肥厚、心脏扩大甚至心力衰竭。其中的机制包括:①甲状腺激素能在细胞水平增加 α-肌球蛋白基因的表达,从而增加其固有的 ATP 酶活性,为心肌细胞的收缩提供更多的能量,增加心肌纤维缩短率;②甲状腺激素可通过激活促进内质网摄取钙离子的 ATP 酶,抑制内质网摄钙的负性调节因子,起到增加舒张期内质网对钙离子摄取率的作用;③甲状腺素与儿茶酚胺结构相似,并可能增加心肌细胞中 β 肾上腺素能受体的数量,起到了拟交感神经兴奋的作用。

由于上述机制的作用,甲亢患者可表现为多种心血管系统症状。

(1)绝大多数甲亢患者有窦性心动过速表现,多在 90～120 次/分。活动或静息状态下心动过速持续存在,睡眠状态仍可达 85 次/分以上,常可闻及心尖部第一心音亢进及收缩期杂音。心率可随甲亢病情的控制而减慢。

(2)甲亢患者心律失常以心房颤动最为常见,也可见阵发性房性期前收缩、心房扑动、阵发性室上性心动过速和房室传导阻滞等。其中房颤可为部分老年甲亢患者的主要临床表现,甲状腺药物治疗后,大部分房颤患者可恢复窦性心律。

(3)甲亢引起的心脏扩大和心力衰竭称为甲亢性心脏病,多发生于病程较长,年龄较大,甲亢未得到适当治疗者。在 TH 的长期作用下,患者多出现心肌肥厚,导致高排血量性心脏病。甲亢症状控制后,心功能可得到明显改善甚至完全缓解。

5.呼吸系统

甲亢患者代谢率升高,造成氧耗量与二氧化碳生成量增加,作为代偿,患者可有气促、活动后呼吸困难表现。另外,呼吸肌无力,心功能不全所致肺毛细血管充血,肺顺应性降低,呼吸道阻力增加,二氧化碳弥散能力降低或肿大的甲状腺压迫气管等均是导致呼吸困难的原因。

6.神经系统

甲亢患者多有神经系统兴奋性增高的表现。如:多言多动、失眠紧张、焦虑、烦躁、易激惹、记忆力下降等。伸舌或平伸双手后可有细震颤,腱反射增强。老年患者则可表现为淡漠、寡言、抑郁,甚至神志模糊。

7.肌肉

（1）甲亢肌病：甲亢患者体内大量甲状腺激素使线粒体氧化过程加速，能量以热能形式消耗，而维持肌张力和肌收缩力的 ATP、磷酸肌酸不足。患者多有肌无力症状，并可见肌肉萎缩，易累及上下肢近端肌，肩、骨盆带肌表现最明显。远端肌、呼吸肌、口咽肌也可被累及，可有肌萎缩。应注意甲亢肌病和一般情况下乏力、消瘦症状的区别。肌病患者尿肌酸排量可增多，但抗肌肉细胞的各种自身抗体阴性，血钾正常。肌肉活检示肌萎缩、脂肪细胞及淋巴细胞浸润，肌电图提示肌源性损害。甲亢肌病和甲亢的严重程度呈正相关，新斯的明无效，甲亢控制后肌病可好转。甲亢肌病少有急性发作，患者可合并甲亢危象，可在数周内出现言语及吞咽困难，发音不准，也可合并甲亢危象。另外，有研究认为特发性炎性肌病的发生也与甲亢相关。

（2）甲亢伴发周期瘫：临床表现以一过性或反复发作性肌无力和瘫痪为特征。夜间或劳累后发作多见。每次发作时间数分钟甚至数日不等，发作频率可一年或一日数次。发作时表现为下肢和骨盆带肌对称性迟缓性麻痹。严重者可有四肢麻痹甚至累及呼吸肌。发作时腱反射减弱或消失，神志清楚，可伴心悸、气短、言语困难、腹胀、恶心、烦躁不安等症状。甲亢症状控制后，麻痹发作可随之减少或消失。

患者发作时多有血清钾水平的降低，研究表明，这与钾离子在细胞膜内外分布不均有关。胰岛素注射可诱发麻痹，这被认为与其能够激活钠—钾 ATP 酶，促进钾离子向细胞内转运有关。此外，大量进食碳水化合物、劳累、剧烈运动、酗酒等也被认为是麻痹产生的诱因。麻痹症状可通过补充钾而得到纠正，普萘洛尔可预防麻痹发作。

（3）甲亢伴发重症肌无力：重症肌无力者中 3%～5% 为 GD 患者，GD 患者中有 1% 合并重症肌无力。两者同为自身免疫性疾病，肌细胞中均可检出自身抗体。本病以面部肌肉受累多见，咀嚼、吞咽、言语困难可为主要临床表现，严重者可有呼吸肌麻痹衰竭，甚至危及生命。甲亢性肌病与本病伴发时常可加重患者症状。面部肌肉受累、肌萎缩不明显、用新斯的明有效为本病与甲亢性肌病的主要鉴别点。

8.消化系统

患者往往表现为多食易饥，但体重降低。这与甲状腺激素加速胃肠道蠕动、减少食糜与肠黏膜接触的时间造成消化、吸收不良有关。患者还可表现为食欲下降、恶心、呕吐，腹泻或脂肪泻，这多提示疾病已发展到严重阶段，有发生甲亢危象的可能。部分甲患者甲状腺明显肿大压迫食管，可出现吞咽困难症状。甲亢患者还易伴发溃疡性结肠炎、急性腹痛等，应注意鉴别，以免忽略伴发的疾病。

部分甲亢患者可有肝功能异常，但一般情况下肝损害较轻微，表现为肝酶、胆红素的升高，少数甲亢特别严重者，特别是伴有感染、危象或原有肝脏疾病者可有黄疸和肝大，提示预后差。

9.血液系统

甲亢患者可有红细胞数目增多、红细胞压积及血红蛋白水平的降低。因甲亢患者代谢亢进，相对缺氧的外周环境可刺激肾脏促红细胞生成素的分泌，进而导致骨髓造血活动增强。部分甲亢患者可有轻度淋巴细胞增多与粒细胞减少，血清中黏附分子、白介素、白介素受体、可溶性 Fas 的浓度增高,患者可有血小板减少,血小板聚集率下降,寿命缩短。这与患者体内存在抗血小板自身抗体(IgG)有关。脾大、肠腺和淋巴结肿大多与自身免疫有关。

10.内分泌系统

(1)肾上腺功能:甲亢患者皮质醇的代谢率增加,表现为尿皮质醇及尿 17-羟皮质类固醇的排泄量轻度升高,但血浆皮质醇常正常。ACTH 的分泌量增多,使患者的肾上腺皮质长期处于高负荷状态,故遇到急性刺激时可有皮质功能不足的表现。

(2)性腺功能:儿童患者可有性发育延迟。妇女则常表现为月经稀少、月经周期不规律甚至发生闭经。某些患者表现为无排卵性月经周期,无生育能力。这可能与甲状腺激素影响 GnRH 的信号转导,干扰 LH/FSH 脉冲的频率和振幅有关。甲亢患者怀孕后的流产率升高,自身抗体的存在常被认为是流产的易感标志。10%的男性患者可有勃起障碍或乳腺发育,这与性激素结合蛋白(SHBG)水平升高(其可能机制是甲亢时过量的甲状腺激素使雌二醇生成增多,清除减少,过量的雌二醇使肝脏合成 SHBG 的量增多),雄激素、性雌激素转化率增加有关。患者甲亢控制后,性腺障碍可完全恢复。

(3)其他:甲亢患者可有 GH 释放增加、骨代谢增强以及糖耐量的异常。

三、诊断

凡有高代谢临床表现,如不明原因的消瘦、乏力、怕热、心悸、腹泻、手抖、月经紊乱者,尤其是伴有甲状腺组织增大或突眼者,应高度怀疑甲亢的可能。某些患者无典型甲亢的临床症状,但其他疾病如糖尿病、结核、心衰、冠心病、肝病等治疗不满意,或仅有 TSH 降低这一化验指标的异常,也应警惕甲亢的可能。

典型甲亢的生化检查特点为血清总和及游离的 T_3、T_4 水平升高,而 TSH 水平降低。但不能以激素水平来判断患者疾病的严重程度。

1.测定血液中激素水平

(1)血 TSH 的测定:现对 TSH 测定的敏感性已大大提高,用 IRMA 测定 sTSH 的血浓度为 0.4~3.0mU/L,其最低检出值可达 0.04mU/L,约 96%的患者 TSH 水平低于正常低值。更有超敏 TSH(uTSH),正常范围为 0.5~5.0mU/L。在大多数情况下,若患者有典型临床表现,则只需血 uTSH<0.5mU/L 即可诊断为甲亢。且 TSH 的测定已被广泛应用于甲亢的筛选、诊断、病情追踪、药效评价和预后判断。

(2)FT_3、FT_4 的测定 FT_3、FT_4 指未与血清蛋白相结合的 T_3、T_4,也是直接发挥生物学作用的形式,可直接反映甲状腺的功能状态。与 T_3、T_4 相比,其敏感、特异性均较高。RIA 法测定 FT_3 为 3~9pmol/L,FT_4 为 9~25pmol/L。但 FT_3、FT_4 水平也受到某些因素的影响,如家族性异常白蛋白血症所致高甲状腺素血症、全身甲状腺素抵抗或一些非甲状腺疾病均可导致 FT_3、FT_4 值的偏差。

(3)TT_3、TT_4 的测定 血中 T_3 与蛋白结合达 99.5%以上,T_4 的蛋白结合率则达到 99.95%以上,故能够影响血清蛋白水平,尤其是 TBG 水平的因素均可引起 TT_3、TT_4 测定的偏差。如其常受到妊娠、雌激素、病毒性肝炎、淋巴瘤、遗传性 TBG 增多症等因素的影响而升高，受到雄激素、低蛋白血症、生长激素或 ICF-1、泼尼松等的影响而下降。两者的参考值，RIA 法：TT_3:1.8～2.9nmol/L，TT_4:65～156nmol/L。二者变化呈平行趋势，但在轻型甲亢、亚临床甲亢、甲亢初期与复发早期，TT_3 上升速度较快，幅度较大，故其为早期 GD、治疗中疗效观察、停药后复发的敏感指标。大多数甲亢患者 TT_4 水平升高，故其为判断甲状腺功能的最基本筛选指标。

2.甲状腺自身抗体的测定

TRAb 测定具有重要的临床意义，未经治疗的 GD 患者，TRAb 的检出率可达 90%以上，且甲亢患者，只要出现 TRAb 阳性，则可诊断为 Graves 病。TRAb 阳性则提示自身免疫为致病原因，可用于病因的鉴别。TRAb 是甲亢复发的重要预测指标。甲状腺过氧化物酶抗体 TPO 的测定同样具有重要意义，也是提示甲状腺自身免疫性病因的一项敏感指标。

3.TRH 兴奋试验

现已逐渐被 TSH 浓度测定所取代。原理：甲亢患者因长期血清 T_3、T_4 水平高，可致垂体 TSH 分泌受到抑制，此时，即使使用 TRH 进行刺激，血清 TSH 分泌也不会具有正常的高峰，而呈反应低下或无反应。此实验已很少使用。

4.甲状腺摄碘率

本试验用放射性碘作为示踪物，测定碘在体内的移动速度和量，计算甲状腺摄碘的相关指标，能够发现甲状腺的自主高功能状态。正常甲状腺的吸 ^{131}I 在 20～30 分钟已有一定数量，24 小时达高峰，甲亢者吸 ^{131}I 率高于正常范围和（或）高峰时间提早出现，甲状腺功能减退者则吸 ^{131}I 率降低，高峰时间延迟。

受检者空腹口服 $2\mu Ci$ 的 $Na^{131}I$ 溶液或胶囊后，2 小时、3 小时和 24 小时分别以甲状腺功能仪测定计数率，计算吸 ^{131}I 百分率：甲状腺吸 ^{131}I 百分率＝[(甲状腺部位计数率)-(本底计数率)]÷[(标准源计数率)-(本底计数率)]×100%。可以时间为横坐标，吸 ^{131}I 为纵坐标，绘制动态曲线，可以直观地反映甲状腺摄碘功能状态。正常人甲状腺摄 ^{131}I 率在 20～30 分钟即可出现一定量，2～3 小时为 10%～20%，24 小时为 25%～40%，达高峰，为 2～3 小时摄碘率的 2 倍。甲亢患者各时期的 ^{131}I 摄取率均增加，高峰值可仍为 24 小时或有所提前，表现为早期 ^{131}I 摄取率增加，而 24 小时时摄碘率下降。

本试验敏感性高，特别对早期甲亢的诊断有重要的临床意义，但并非所有摄碘率增高者都为甲亢。如缺碘性甲状腺肿、单纯性甲状腺肿、青春期时均可有摄碘率的增加，但无高峰的提前，可以甲状腺 ^{131}I 抑制试验来鉴别。

5.影像学检查

首选超声检查。GD 时，甲状腺呈弥漫性、对称性、均匀型肿大，边缘多规则，内部回声多呈密集、增强光点，分布不均匀，部分有低回声、小结节状改变。甲状腺肿大明显时，常有周围组织受压和血管移位改变。多普勒彩色血流成像显示甲状腺组织血流呈弥漫性分布，血流量大，流速快，呈"火海征"。超声检查可用于鉴别 GD 和无痛性甲状腺炎所致的甲亢。X 线 MR

检查无显著优势,故不作为首选。

四、治疗

确诊甲亢后应注意低碘饮食,并补充营养物质,以适应机体高代谢的需求。同时注意休息,放松心情,避免过量的体力活动。

目前 GD 的主要治疗方式有药物、手术、^{131}I 三种。其目的在于减少甲状腺激素的合成,改善临床症状与体征。三种方案各有其适应证和禁忌证,但多数患者在治疗方式的选择上并无绝对的界线,应综合多方面因素选择适当的治疗方案。

1.抗甲状腺药物治疗

根据 2011 版 ATA/AACE《甲亢和其他病因甲状腺毒症诊治指南》的推荐,下列患者应优先考虑 ATD 治疗:女性、病情轻度、甲状腺轻度肿大、TRAb 阴性或滴度低下的甲亢患者,此类患者通过 ATD 治疗出现缓解的可能性较大。以下患者也应考虑 ATD 治疗:老年或存在增加手术风险的并发症或生存期有限的患者,无法遵守辐射安全规定的患者,有手术或颈部外照射史的患者,缺乏经验的甲状腺外科医生,有中、重度活动性 CD 患者。ATD 治疗的禁忌证主要是粒细胞缺乏或肝功能损害者。选择该治疗手段的患者较为关注 ATD 治疗后 CD 的缓解,并可避免甲状腺素替代、手术和辐射,但对 ATD 的潜在不良反应、治疗后需持续监测甲状腺各指标以及 GD 复发等顾虑较少。

抗甲状腺药物治疗甲亢已有 60 年的历史,常用的抗甲状腺药物有丙硫氧嘧啶(PTU)、甲巯咪唑(MMI)。

(1)抗甲状腺药物:硫脲类药物主要有丙硫氧嘧啶(yru)和甲硫氧嘧啶(MTU)。咪唑类药物主要有甲巯咪唑(MMI),二者抗甲状腺机制相似,皆主要通过抑制甲状腺内碘的氧化及氨酸残基的碘化来阻断甲状腺激素的合成。而 PIU 还具有阻断 T_4 向 T_3 转化的作用,故可用于严重病例、甲亢危象等情况下的治疗。但两类药物是否具有免疫抑制作用尚不能肯定。二者均可被胃肠道迅速吸收,1~2 小时达峰浓度,PTU 的血浆半衰期为 1~2 小时,每天需给药 2~3 次。而 MMI 的血清半衰期则为 4~6 小时,一般每日给药 1 次即可。目前除甲亢危象或合并妊娠以外,都首选 MMI 药物治疗。

(2)应用范围和指征:药物治疗甲亢的优点如下:①疗效较肯定,对大多数患者有效;②不损害甲状腺及其周围组织,不引起永久性甲减;③某些特殊情况,如妊娠时可以使用;④严重并发症的发生率不高,且可以监测并发症的发生情况;⑤方便、廉价。

其缺点主要为:①疗程长,通常需半年至两年;②停药后复发率较高;③某些并发症如粒细胞减少、肝损害、ANCA 相关血管炎较严重。

应用范围:①青少年及儿童甲亢患者;②病情较轻,病程较短,甲状腺肿大程度较轻者;③患甲亢的孕妇(妊娠第一阶段宜使用 PTU 而非 MMI);④甲状腺次全切除术的术前准备,常与碘剂合用;⑤甲状腺次全切除术后复发且不适合放射性碘治疗者;⑥甲亢伴严重突眼者,可先试用小剂量抗甲状腺药物;⑦甲亢伴心脏病、出血性疾病,不适于放射性碘治疗者;⑧作为放射性碘治疗的辅助治疗。不宜使用抗甲状腺药物治疗的情况:①对药物有过敏反应者;②甲状腺肿大特别明显,尤其是有结节者,使用药物往往难以得到持久缓解,有时还可造成结节增大,加重压迫症状;③患者条件难以长期服药、随诊观察者;④单一毒性腺瘤引起的甲亢。

(3)剂量和疗程:药物治疗甲亢一般分三个阶段:初治阶段、减量阶段、维持阶段。

①初治阶段:甲巯咪唑的一般起始剂量为每日 15～30mg,丙硫氧嘧啶的一般起始剂量为200～300mg。最新指南推荐剂量为:甲巯咪唑每日 10～20mg,丙硫氧嘧啶每日 150～450mg,分 3 次服用。

抗甲状腺药物主要通过部分抑制甲状腺激素的合成而起到效果,初治阶段,甲状腺中尚存留的大量甲状腺素仍能不断释放入血,故药物起效一般需要 2～4 周时间,症状控制往往需要4～8 周甚至更久。用药治疗之后应每 4～6 周随访检查甲状腺功能。一般患者会在 4～12 周后,甲状腺功能得到相当程度的改善或恢复正常。此后应逐渐减少用药量。

影响由开始治疗到症状得到控制所需时间的因素包括原有甲亢的严重程度及甲状腺激素的存储量、抗甲状腺药物的剂量、TSH 受体兴奋性抗体的水平。TSH 兴奋性抗体水平高者往往提示预后不良,需加大抗甲状腺药物的剂量。PTU 可加至每日 600mg 或更多,MMI 则可加至 40mg/d。

②减量、维持期:每 2～4 周减量 1 次,TPU 每次减 50～100mg,MMI 每次减 5～10mg。待症状完全消除、体征明显好转后再进入维持期。最新指南推荐,PTU 的维持剂量为 50mg,每天 2～3 次,MMI 则为每日 5～10mg。

维持治疗期间,如无严重并发症,应持续治疗,不应随意停药。治疗期间应注意观察甲状腺的变化,相当一部分患者甲状腺经过一段时间治疗后可逐渐缩小,血管杂音逐渐减轻,症状逐渐控制。对于部分甲状腺持续增大的患者,应注意判断原因。其中一部分患者可因用药剂量过大导致甲减,TSH 分泌增多从而引起甲状腺的增大,对此类患者应酌情减少抗甲状腺药物的剂量,必要时可合用甲状腺素制剂。另一部分患者因甲亢控制不佳,而致甲状腺未能缩小甚至持续增大,对于此类患者应当加大抗甲状腺药物的剂量。

维持治疗 6～12 个月后,可根据患者对治疗的反应,判断其在长期服药后能否得到持久缓解。提示患者预后好的指标有:①疗效好,奏效快,6 个月已完全缓解,且小剂量药物维持治疗效果满意;②甲状腺缩小,血管杂音消失;③突眼逐渐减轻;④TSH 水平恢复正常;⑤TSH 受体抗体水平逐渐降低。抗甲状腺药物治疗满 1.5～2 年后,如符合上述情况,可实行停药,之后每 6～8 周复查,若不复发,则可降低随访频率。复发多发生在停药后的 3～6 个月,此时患者有使用[131]I 或手术治疗的指征。对长期随诊提示病情缓解的患者仍需终身随访,因部分患者可在数十年后发生自发性甲状腺功能减退症。

相反,若在服药 6～12 个月后,患者对抗甲状腺药物的需要量仍然较大,甲状腺体积变小不明显,TSH 持续低下或 TSH 受体抗体水平仍然高于正常则提示预后不良,停药后复发的可能性大。此时可予[131]I 或手术治疗。

(4)药物治疗的不良反应:抗甲状腺药物治疗的常见不良反应有粒细胞减少和药物性甲

减,多较轻微。但少数患者可发生粒细胞缺乏或 ANCA 相关血管炎,此为抗甲状腺药物治疗的严重并发症,预后较差。

①粒细胞减少。是指粒细胞计数低于 $1.5\times10^9/L$,MTU 多见,MMI 次之,PTU 最少,多发生在用药后的 2~3 个月。但应注意的是,未经治疗的 GD 患者同样可出现粒细胞计数的减少,故在使用抗甲状腺药物治疗之前应测定粒细胞的基线值,以判断细胞减少的原因。粒细胞缺乏则指其绝对计数低于 $0.5\times10^9/L$,是抗甲状腺药物治疗的最严重不良反应,发生率为 0.3%~0.7%。多于用药后的最初 90 天发生,但也可发生在用药治疗的任何时间。抗甲状腺治疗的初期要密切监测血细胞计数,并警惕发热、咽痛等粒细胞减少的最常见症状。

一旦有粒细胞减少的发生,应使用升白细胞药物,如维生素 B_4、鲨肝醇、利血生等,必要时可使用粒细胞集落刺激因子。白细胞正常后停用。若粒细胞减少合并药疹,可加用抗组胺类药物治疗,但若皮疹加重应停用抗甲状腺药物,以免产生剥脱性皮炎等严重并发症。粒细胞缺乏并继发感染、脓毒血症,则应立即停用 ATD,并静脉使用广谱抗生素。若粒细胞减少合并中毒性肝炎则应立即停药抢救。

②药物性肝损伤。PTU 诱发肝脏损伤较为多见,多发生在治疗 3 个月内,30% 患者可表现为血清转氨酶水平升高,可达正常值上限的 1.1~6 倍。PTU 相关的急性肝衰竭表现为瘙痒、黄疸、白陶土样便、腹痛、乏力等。肝衰竭的发生率儿童较成人高,肝移植是急性肝衰竭患者的主要治疗措施。故使用 PTU 治疗者应定期复查肝功能,血清转氨酶升高 2~3 倍,经复查 1 周不见好转者应停用 PTU。MMI 所致的肝损伤多为淤胆性改变,停药后患者可缓慢完全恢复。

③ANCA 相关性小血管炎是抗甲状腺药物治疗的又一严重不良反应。为 PTU 特异性,多见于中青年女性。一般表现为间质性肺炎、肺出血、干咳和呼吸困难,急性肾衰竭如血尿、蛋白尿,另可有发热、关节炎、皮肤溃疡等。一些患者血清中红斑狼疮相关抗体阳性。该不良反应的临床表现可在停药后缓解,但严重病例可能需要大剂量糖皮质激素和免疫抑制剂的治疗。建议有条件的患者在 PTU 治疗前测定 ANCA 抗体,在治疗过程中监测尿常规及 ANCA 抗体,以助于预防本并发症。

④其他不良反应。药物性甲减,最早表现为治疗过程中甲状腺肿大与 TSH 的升高,应减低抗甲状腺药物用量或暂停用药。另外,约 5% 的患者可发生轻微的不良反应如皮肤斑疹、发热、关节痛、腹部不适等。反应轻微时不必停药,可予抗组胺药物对症处理,但关节疼痛可为暂时性多关节炎的前兆,应立即停止药物治疗。

2.^{131}I 治疗

美国甲状腺协会和临床内分泌医师协会 2011 年甲亢诊疗指南认为,^{131}I 治疗是可以治愈甲亢的一种方法,治疗后出现甲减是 ^{131}I 治疗的目的,此时甲亢才算彻底治愈。

^{131}I 治疗甲亢的原理基于以下几个方面:①甲状腺组织对碘的摄取能力极强,尤其是甲亢患者,甲状腺摄碘率达 80%~90%。故内服的 ^{131}I 可浓集于甲状腺组织内发挥效应;②^{131}I 在衰变过程中能够释放出 β 射线,经其照射后的甲状腺滤泡细胞发生空泡化、核固缩,同时甲状

腺组织发生炎症、萎缩、纤维化等改变;③^{131}I的射程只有2mm,这能够保证其释放的射线仅作用于甲状腺组织而不会对其周边组织产生破坏作用。这使得^{131}I成为治疗甲亢的一种方便、安全、有效的措施。

(1)适应证与禁忌证

适应证:①年龄＞25岁,甲亢病情中度者;②对抗甲状腺药物过敏,或治疗无效、治疗后复发者;③因合并心、肾、肝等疾病不宜手术治疗或手术治疗后复发者;④部分甲状腺高功能结节手术后又残余聚碘组织者应用^{131}I放射治疗。

禁忌证:①妊娠、哺乳期妇女,因^{131}I可通过胎盘进入胎儿甲状腺组织,造成胎儿或婴儿呆小症;②年龄在25岁以下者不宜作为首选;③一般情况差者,如伴有严重的心、肝、肾脏疾病者;④结节性甲状腺肿患者,若为热结节,则首选^{131}I治疗,如为冷结节,或结节较大者,应首选手术治疗;⑤重度甲亢,或有甲状腺危象者,应首先使用药物控制高甲状腺素血症,病情控制后再使用^{131}I治疗;⑥甲状腺摄碘率低下者;⑦重症突眼者;⑧周围血白细胞计数在(2～2.5)×10^9以下者。

(2)剂量与疗效:照射剂量的大小关乎治疗的效果及治疗后甲减的发生率。故应使用合适剂量的^{131}I治疗。使用^{131}I的剂量由甲状腺组织的质量及甲状腺摄碘率为基础计算而来。

美国最新指南认为,固定剂量法采用一次给予330～555MBq(1mCi＝37MBq)的^{131}I是有效的方案,可使多数Graves病患者治愈并出现甲减。国内目前多采用1次服药法,服药剂量计算公式:^{131}I毫居里数(mCi)＝(甲状腺质量g)×0.08。经此方法计算得出的^{131}I剂量并非适用于所有患者,以下情况可酌情减量(一般给予计算剂量的1/3～2/3):①甲亢病情较轻,血中T_3、T_4和TSH均基本正常;②血中TgAb和TPOAb阳性;③经SPECT证实为多结节甲状腺肿;④患者年龄小;⑤甲亢伴肝病或甲亢性心脏病者。而甲状腺吸碘率接近正常,或甲状腺肿大较严重时应适当增加剂量。

另外,使用^{131}I治疗时有以下方面值得注意:①甲亢病情严重者,使用^{131}I治疗易致甲状腺危象,应先用抗甲状腺药物治疗3个月左右,待临床症状减轻后,再改用^{131}I治疗。另外,此类患者宜使用^{131}I分次治疗,首次给予总剂量的1/2～2/3,1周后再给予剩余剂量。②一些药物,如焊点造影剂、丙硫氧嘧啶等,可降低甲状腺的摄碘率,影响治疗效果,故应于^{131}I治疗前停药30天。③自主功能性甲状腺结节在治疗时可在投以放射性碘后2～4天给予碘剂,可使半数以上患者放射性碘治疗的有效半衰期延长。

治疗有效的表现为临床症状的缓解、甲状腺组织的缩小、突眼的减轻、血生化指标趋于正常,多于治疗后3周以上才可见效。治疗2个月后测定甲状腺摄碘率正常表示疗效较为稳定。一些患者首次治疗效果不理想,应分析原因,如碘剂量不足、患者本身对碘剂欠敏感、未适当应用碘剂辅助治疗等。根据国内报道,^{131}I治疗甲亢的有效率可达85％～90％。

(3)并发症:近期并发症:①一过性甲亢。可使用碘剂治疗,如6～12个月仍不能缓解,则考虑甲亢复发,应采用其他方法治疗。严重者经放射治疗后大剂量甲状腺素释放入血,可致甲亢危象,应及时处理。②放射性甲状腺炎:见于治疗后7～10天,患者可感颈部膨胀及压迫感,吞咽时疼痛,多持续数日或一周后消失。早起给予对症处理,如予止痛剂、非类固醇类消炎药有助于症状的缓解。③一过性甲减,较少见,可表现为亚临床或临床甲减,部分患者使用 L-T_4 治疗后可好转,部分患者可演变为永久性甲减。④另有全身症状如恶心、呕吐、皮肤瘙痒、皮疹等,经治疗后 2～3 天可消失。远期并发症:①甲减。是 ^{131}I 治疗最主要的远期并发症。发生早晚不同,有些为早期一过性甲减,经 L-T_4 治疗后可好转,而大多数患者可有永久性甲减的产生,这与放射性物质剂量大小并无必然关联,考虑晚期甲减的发生与甲状腺滤泡细胞的修复能力及甲状腺免疫损伤有关。随访调查显示,^{131}I 治疗 10 年后甲减的发生率可达 70%,患者需终身服用甲状腺素治疗。甲状腺组织较小、新发甲亢、术后复发患者采用放射治疗的剂量应酌情减少,可有效降低甲减的发生率。②^{131}I 治疗后,大部分患者的突眼症状有不同程度的改善,但也有部分患者无明显缓解甚至出现症状加重,造成这种现象的具体原因不详。③罕见的远期并发症为损伤甲状腺旁组织、致癌、染色体畸形、原发性甲旁亢、周期性瘫痪、胫前黏液性水肿等。

3.手术治疗

甲亢的手术治疗和 ^{131}I 治疗一样,试图通过减少有功能的甲状腺组织而减少甲状腺激素的合成及释放。甲状腺次全切除术多采用 Hartley-Dunhill 术式(一侧全切,另一侧次全切),经妥善的术前准备和细致手术,可使 70% 的患者达到治愈,且不需终身服药治疗。手术的病死率低,严重并发症少,但并发症种类较多,且仍有部分患者会在术后多年复发。

(1)手术适应证

①甲状腺明显肿大,伴压迫症状,或为异位(如胸骨后)甲状腺肿;②结节性毒性甲状腺肿;③疑为恶性病变者;④病变中等严重程度,长期抗甲状腺药物治疗困难、治疗无效、之后复发而不欲行 ^{131}I 治疗者。

(2)手术禁忌证

①合并严重的心、肾、脑疾病,一般情况差而不适合手术者;②经手术治疗失败者,因造成神经损伤的概率大大增加而不宜再次手术;③妊娠头 3 个月及 6 个月之后;④甲亢病情未控制者;⑤病情较轻、甲状腺肿大不明显者。

(3)术前准备

术前使用药物配合治疗,控制患者心率<80 次/分,T_3、T_4 在正常范围内,可有效减少出血、甲亢危象等术后并发症的发生。

目前最常用的方式为硫脲类配合碘剂。使用硫脲类药物使患者甲亢症状控制,心率<80 次/分,T_3、T_4 在正常范围内,此时方可加用碘剂,每日 3 次,每次 3～5 滴,两种药物合用 2 周后进行手术较为安全。需注意的是,硫脲类药物应在加用碘剂后继续使用,直到手术,否则可致病情复发,控制困难。

对于对硫脲类药物有不良反应或欲缩短术前准备时间的患者,可使用 β 受体阻滞剂普萘洛尔来降低周围组织对甲状腺素的反应。此药物作用迅速,但因其并未减少甲状腺素的生成和释放,故停药后极易造成甲亢危象,须于术前至术后坚持服药,并监测患者生命征,防治甲亢危象的发生。

（4）并发症

①甲减。手术治疗后甲减的发生率高。有 20%～37% 的患者在甲状腺次全切除术后发生甲减，持续 2～3 个月后自行恢复，为暂时性甲减，若持续 6 个月以上则为永久性甲减，需要终身服用甲状腺激素替代治疗。术后剩余甲状腺组织体积的大小是决定甲减发生率的重要因素。甲状腺次全切除术后遗留 2～4g 甲状腺组织，其甲减时候发生率达 25%～40%，而甲状腺部分切除术者留下 8～10g 甲状腺组织，甲减的发生率达 5%～10%。但甲减的发生不应视为手术失败。因为，为了避免术后甲亢复发、恶性组织残留，一般手术倾向于切除较多的甲状腺组织，发生甲减后再使用甲状腺激素替代治疗。另外，术后甲减的发生率与患者自身免疫状况和年龄、随访时间等因素相关。②甲亢术后复发。甲亢的术后复发多在 1～5 年发生，晚期发生者少见。术后甲亢复发者不宜再次手术治疗，一方面因残余甲状腺组织少，再次手术极易损伤正常组织；另一方面因再次手术后仍有可能复发。一般予抗甲状腺药物或 ^{131}I 放射治疗。③喉返神经损伤。损伤一侧喉返神经可致声音麻痹，两侧同时损伤则可致声带麻痹、影响呼吸道的通畅，甚至造成窒息，需立即予气管切开。④损伤甲状旁腺组织或其血供可造成暂时性或永久性甲状旁腺功能减退。前者经补充维生素 D 和钙剂可逐渐缓解症状直至停用，后者则需终身服药治疗。⑤其余并发症如创面出血、感染、甲亢危象、颈交感神经损伤、颈部乳糜瘘及突眼恶化等极少见。

五、特殊类型甲亢

1. 甲亢危象

甲亢危象是指循环血中功能性甲状腺激素的量骤然增加，或集体对甲状腺素的敏感性增强而导致甲状腺毒症的病情极度增重，产生危及生命的并发症。甲亢危象的发生率低，占住院甲亢患者的 1%～2%，女性、老年人发生率高。

（1）发病原因：感染是甲亢危象的最常见诱因，主要为上呼吸道感染所致。另外，精神紧张、过度劳累、高温、饥饿、心脑血管意外、手术、创伤、分娩等应激事件均可导致甲状腺激素大量释放入血而产生甲亢。治疗不规范，如突然停用碘剂、术前抗甲状腺药物治疗不充分等亦可诱发甲亢危象。其他少见原因有 ^{131}I 治疗所致放射性亚甲炎、甲状腺活检或过多触摸甲状腺组织等。另可因某些原因，使患者对过高甲状腺激素水平的适应能力降低、导致失代偿而引起甲亢危象。

（2）临床表现：多数甲亢危象者表现为兴奋型甲亢危象。患者多有明显的发病诱因，早期表现为原有甲亢症状加重，典型表现为：①高热，体温可骤升至 39.0℃ 以上，伴大汗淋漓、皮肤潮红，发热严重者可表现为皮肤苍白、无汗，脉搏细速，甚至表现为低血容量性休克。高热是甲亢危象的特征性表现，应提高警惕，注意鉴别。②中枢神经系统症状，轻度者表现为焦虑、烦躁不安，中度可有谵妄、精神异常、震颤、昏睡，严重者可发生癫痫或昏迷。③消化系统可表现为食欲缺乏、恶心呕吐、腹痛腹泻频发，严重者可有急性肝衰竭。黄疸常提示预后不佳。④绝大多数患者有心动过速,可为窦性心动过速或异位节律,心率常可达 160 次/分以上,和体温不成比例,部分患者有心房颤动。严重者可致急性心力衰竭,表现为肺水肿、充血性心力衰竭,最终可有血压下降导致休克。值得注意的是,少数患者,尤其是老年人,可无上述典型临床表现,而多以表情淡漠、嗜睡、低热、乏力、心率减慢甚至恶病质为特点,死亡率高,应注意及时鉴别处理。

（3）诊断:目前尚无甲亢危象的统一诊断标准,应根据临床表象和实验室检查结果综合判断。甲亢危象患者血甲状腺激素水平的测定对其诊断的意义不大,因为有些患者血甲状腺激素水平较平时升高,而也有部分患者激素水平不升高。故其诊断有赖于对患者临床表现的准确判断与评估。甲亢危象大体可分为两个阶段,危象前期的患者多表现为甲亢症状的加重。一般将体温低于 39℃、脉率 160 次/分以下、多汗、烦躁、嗜睡、食欲缺乏、大便次数增多者定义为危象前期,而体温大于 39℃、脉率大于 160 次/分、大汗淋漓、躁动、谵妄、昏睡或昏迷、呕吐及腹泻等定义为甲亢危象。甲亢患者有上述临床症状加重表现时应高度怀疑甲亢危象。最新指南推荐以半定量为基础的甲亢危象的临床诊断标准。

评价指标	评分
体温	
37.22～37.72℃	5
37.78～38.28℃	10
38.33～38.83℃	15
38.88～39.39℃	20
39.44～39.94℃	25
≥40℃	30
心率	
100～109 次/分	5
110～119 次/分	10
120～129 次/分	15
130～139 次/分	20
≥140 次/分	25
房颤	
无	0
有	10
充血心衰	
无	0
轻度	5

中度	10
重度	20
神经系统症状	
无	0
轻度(精神激动)	10
中度(谵妄、精神病、重度昏迷)	20
重度(癫痫、昏迷)	30
加重病情的病史	
无	0
有	10

注:甲亢危象:>45分;甲亢危象先兆:25～45分

无甲亢危象:<25分

但应注意的是,只要患者达到危象前期的诊断标准即应按照甲亢危象积极处理。因为成功抢救甲亢危象的关键在于早期认识和早期治疗。

(4)甲亢危象的治疗:甲亢危象强调尽早、综合治疗。只要没有禁忌,一般主张联合应用抗甲状腺药物、碘剂、糖皮质激素、β受体阻滞剂等药物,必要时配合血液透析等方式积极处理,避免重要脏器的功能衰竭。控制甲亢危象的原理基于以下几方面:抑制甲状腺激素的合成、迅速降低循环中甲状腺激素的水平、降低周围组织对甲状腺激素的反应、保护重要脏器。

①抗甲状腺药物:判断患者为甲亢危象时,应首先予大剂量抗甲状腺药物如 PTU 600mg或 MMI 60mg 口服,随后应每日予 PTU 600mg 或 MMI 60mg 分 3 次口服,待症状减轻后改为维持治疗剂量。大剂量抗甲状腺药物可在 1 小时内阻止甲状腺激素的合成,并能在 1 天时间内使血中 T_3 水平降低 50%。TPU 相较 MMI 尚有阻止外周 T_4 向 T_3 转化的功能,故应首选 PTU,在无 PTU 时可用 MMI 替代。

②碘剂:碘剂可以迅速抑制甲状腺球蛋白水解,减少甲状腺激素的释放,同时可以减少外周 T_4 向 T_3 的转化、抑制 T_3 与其受体的结合。但其亦可导致甲状腺激素的额外少量生成。故碘剂最好于抗甲状腺药物使用 1 小时后,甲状腺素合成得到充分抑制后使用。一般首剂使用复方碘溶液(Lugol液)30 滴,随后每 6 小时 5～10 滴,或碘化钠 0.25g/h 滴注 6 小时,一般使用 3～7 天停药。若患者对碘剂过敏,则宜使用碳酸锂 0.5～15g/d,分 3 次口服,持续数日。滴注碘化物的浓度过高或速度过快可引起静脉炎,使用碘剂抑制甲状腺激素释放的作用最多可维持两周左右。

③β受体阻滞剂:如普萘洛尔,虽不能改善甲状腺功能,但其可有效抑制甲状腺激素所产生的交感神经兴奋症状,也可有效抑制外周 T_4 向 T_3 的转化。患者用药后兴奋、多汗、发热、心悸等症状均可改善。甲亢危象时普萘洛尔常用剂量为 40～80mg/6h 口服,或 1～2mg 稀释后缓慢静脉推注,可视情况重复使用数次。但对有心功能不全、合并支气管哮喘的患者应禁用

25

和慎用普萘洛尔。其短效制剂如拉贝洛尔、超短效制剂如艾司洛尔等的安全性更高。

④糖皮质激素：甲亢时肾上腺糖皮质激素代谢加速，肾上腺潜在的储存功能不足，在应激状态下易致皮质功能衰竭。故需补充糖皮质激素，一般用量相当于氢化可的松 $200\sim300mg/d$，$3\sim4$ 天后停用。其能有效组织外周 T_4 向 T_3 的转化、抑制 TH 的释放，并可增加机体的应激能力，有报道称其可有效降低甲亢危象患者的死亡率。

⑤在前述常规治疗效果不满意时，可选用血液透析、腹膜透析、血浆置换等方式迅速降低血 TH 浓度。

⑥对症支持治疗：发热者应积极物理降温，如湿袋、电扇、冰袋，必要时可给予中枢性解热药或予人工冬眠（哌替啶 100mg，氯丙嗪及异丙嗪各 50mg，混合后静脉持续泵入）。注意，避免使用水杨酸类解热剂，因其可增高患者代谢率，并促使游离 T_3、T_4 水平升高。同时可用葡萄糖、维生素补充能量消耗，并积极纠正水、电解质、酸碱平衡紊乱。另外，应注意防止感染、急性心肌梗死、休克等并发症。

2.甲亢性心脏病

甲亢时，过量的甲状腺素可以通过直接作用于心肌细胞胞质、核内受体而影响其钠-钾-ATP 酶的活性以及特定心肌蛋白质的合成，这可导致房颤等心律失常的发生，亦可致心脏体积增大、心功能不全的发生。甲状腺激素还可通过血流动力学改变、交感肾上腺素能系统和 RAAS 系统的激活间接影响心脏的结构和功能，这可导致高动力循环状态、心肌肥大甚至心衰。

甲亢时，由过量的甲状腺素直接或间接作用于心脏而引起的心律失常、心脏扩大、心功能不全、心力衰竭甚至心肌梗死被称为甲亢性心脏病。和甲亢合并心脏疾病不同，甲亢性心脏病是一个独立的疾病，感染和妊娠是其诱发因素，大部分甲亢心的患者在甲亢得到控制后，心脏病症状也可随之缓解。

国内对甲亢性心脏病的诊断标准为：甲亢诊断明确，具有下列心脏表现中至少一项：①心脏扩大；②心律失常如房颤、房室传导阻滞、室性早搏；③心力衰竭；④心绞痛或心肌梗死。并且排除其他导致心脏病变的原因。

甲亢性心脏病的治疗：甲亢性心脏病者心肌病变可逆，根本防治措施是改善甲状腺功能。一般主张在尽量短时间内使血 T_3、T_4 降至正常或基本正常，故不推荐长期使用抗甲状腺药物治疗，如无禁忌应行 [131]I 放射治疗，但应注意术前抗甲状腺药物要足量使用。对心律失常、心绞痛、心力衰竭、心肌梗死要对症处理。一般患者房颤症状在甲亢控制后可缓解，若甲亢控制半年后患者房颤仍然存在，则应酌情使用抗心律失常药物。对于心衰患者应注意减轻心脏前后负荷，嘱患者休息、限盐，必要时予吸氧、利尿、镇静措施，效果不佳时采用强心剂，但用量要低。不主张积极使用 β 受体阻滞剂，应在利尿、强心药的保护下慎重使用。

3.妊娠期甲亢

妊娠期甲亢包括甲亢患者合并妊娠、妊娠初发甲亢及妊娠期甲亢复发。据统计，妊娠期甲亢的发病率可达 $0.2\%\sim2\%$。妊娠期甲亢是致孕妇及胎儿病死率升高的第二位原因，仅次于妊娠期糖尿病。孕妇妊娠早期发生流产的概率增高,晚期甲亢未能控制者,子痫、心力衰竭、甲亢危象的发生率增加。妊娠期甲亢患者胎儿宫内发育迟缓、先天畸形、足月小样儿(SGA)和死胎的发生率较高。另外,母体 TSAb 或 TSBAb 通过胎盘进入胎儿体内可致新生儿甲亢或甲减。

(1)发病机制:妊娠期甲亢发病机制及病理生理特点包括以下方面:①妊娠早期胎盘产生大量人绒毛膜促性腺激素(hCG),其与 TSH 具有相同的 α 亚基和相似的 β 亚基,可以促进甲状腺激素合成和释放增多,TSH 水平可降低。当 hCG 释放增多和 TSH 减少失衡时,可导致妊娠期甲亢。②妊娠期肾血流量增加、肾脏排碘量增加,胎儿从母体摄碘量增加,因而可致碘缺乏。③妊娠期雌孕激素促进 TBG 生成增加,T_3、T_4 水平升高,但 FT_3、FT_4 水平无变化。④妊娠早期因 hCG 刺激甲状腺 TSH 受体相关抗原释放,导致 TRAb 等甲状腺自身抗体增加,易致妊娠初期一过性甲亢。⑤妊娠晚期因机体的免疫耐受作用,TSAb 的含量多降低,甲亢症状可缓解,但随着分娩后免疫耐受的解除,大多数患者又会复发。

(2)妊娠期甲亢的诊断:应注意区别正常妊娠期反应,如情绪易激动、怕热、妊娠早期体重下降,甚至轻微的甲状腺肿大等与甲亢表现的鉴别。若妊娠妇女食量增加,体重并未相应升高,特别是出现突眼、甲状腺肿大并震颤、血管杂音,尤其是有甲亢家族史或病史者应高度怀疑妊娠期甲亢。实验室检查示 FT_4 和(或)FT_3 升高,同时血清 TSH 低于 0.1mU/L 则应考虑妊娠期甲亢。但由于 FT_4 测定水平的限制,目前多推荐测定 TT_4 水平来评价甲状腺功能。但要注意,妊娠期不宜测定甲状腺摄碘率。另外,若妊娠期 TSAb 水平升高应警惕胎儿甲亢。

(3)妊娠期甲亢的治疗:因 ^{131}I 治疗时放射性元素会导致胎儿甲状腺功能减退,使用 ^{131}I 治疗后的患者 6 个月内应避免怀孕。且妊娠早期手术治疗易致流产,晚期易发生产科意外,当患者对 ATD 过敏或单用 ATD 治疗困难时可考虑手术治疗。手术治疗一般选在妊娠 16~24 周进行,但风险大。故妊娠期甲亢首选药物治疗。常用的治疗甲亢的药物中,碘化物易致新生儿甲减,除甲亢危象和术前准备外尽量不用。β 受体阻滞剂易致胎儿宫内生长缓慢,应慎用。PTU 因其通过胎盘的量要明显少于咪唑类药物,且无咪唑类药物的新生儿致畸作用,故目前被列为妊娠期甲亢的首选用药。但 MMI 的使用也并非禁忌,可以视作治疗甲亢的二线用药。

PTU 的推荐用法为:因其具有导致肝损害的作用,故初始应以 100~300mg/d,或最多不超过 600mg/d 的小剂量控制甲亢症状,随后尽快减为 50mg/d 的维持剂量,控制甲状腺素(多以 FT_4 作为检测指标,因其较 FT_3 与脐带血 FT_4 水平显著相关,而 TSH 则多受抑制)在正常值的上 1/3 左右或稍高于正常水平数周后即可停药,多数患者在 3~8 周后甲状腺功能可恢复正常。联合使用 $L-T_4$ 可预防 ATD 的过度治疗,但常因需增大 ATD 药物的剂量而对胎儿产生不利影响,故不建议使用。可通过直接调节 $L-T_4$ 的剂量来保证治疗的效果。哺乳期妇女使用药物的说法不一,一方面,乳汁中 PTU 的含量甚微,而 MMI 的量则偏大,从这一角度看,使用 PTU 要更加安全;但另一方面,因其发生肝损伤的风险明显高于 MMI,美国甲状腺协会仅对哺乳期妇女推荐 MMI 治疗。注意,尽量在服药 3~4 小时后进行哺乳,以期尽可能减少进入乳汁内的药物剂量,同时注意,婴儿如有哭闹反应,应以处方乳或牛奶代替母乳。

4.Craves 眼病

Graves 眼病是由多种自身免疫性甲状腺疾病引起的眼部病变。本病患者的甲状腺功能可有多种状态,如甲亢、甲减及甲状腺功能正常等。但据文献报道,Graves 眼病患者 90% 伴发 Graves 病。有 22.2% 出现于甲亢诊断前,20.3% 与甲亢同时诊断,57.4% 出现在甲亢后。其眼部症状和甲状腺疾病的临床表现也可不平行。一部分患者临床症状明显,但眼征轻微,一部分患者眼部病变严重,但几乎没有主观症状。

(1)发病机制:目前认为 GD 眼病是一种自身免疫性疾病,因绝大多数 GD 眼病患者伴有明显的自身免疫性甲状腺疾病。目前引起 GD 眼病的特异性抗原仍未确定。但有研究表明,GD 眼病患者甲状腺组织与球后组织中存在着共同的靶抗原。且 GD 眼病患者眼外肌间质中和球后结缔组织中有淋巴细胞(大多数为 T 淋巴细胞)的浸润,其可识别甲状腺及球后组织中的特异性抗原而活化,释放的炎症因子可进一步刺激 B 淋巴细胞产生自身抗体、刺激成纤维细胞合成和分泌大量氨基葡聚糖(GAG),并促使成纤维细胞分化为成熟的脂肪细胞,使眶后脂肪组织容量增加,最终导致突眼。

(2)临床表现:GD 眼病的临床表现主要有畏光、流泪、异物感、眼痛、复视、视力模糊、下降甚至失明。其体征包括:①眼睑征。表现为眼睑痉挛(上睑缘在角膜缘处或上方,下睑缘在角膜下缘 $1\sim2mm$)、眼睑迟落(瞬目减少、凝视、眼球向下转动时上睑不能跟随下转)、眼睑肿胀等,眼睑征对眼的功能不造成威胁,可随甲亢的控制而得到纠正,不需特殊治疗。②眼部软组织炎症引起的泪阜水肿、泪腺肿大、结膜充血及水肿等。③眼球突出(眼球突出度 >18mm 或双眼相差 2mm 或以上)。④眼外肌受累所致凝视、眼球活动度受限等。⑤眼压升高(眼压测值大于 21mmHg)。⑥角膜受累。⑦角膜受累及压迫性神经病变。

(3)诊断本病需行眶后 CT 或 MRI 检查,可见眼外肌肿胀增粗,同时排除球后占位病变。1995 年 Bartly 等提出了较为全面的诊断标准。伴有眼睑痉挛者需合并以下之一:①甲状腺功能异常或调解异常;②眼球突出(在正常上限,一般 ≥20mm);③视神经功能障碍(视力、瞳孔反射、视野或色觉异常,排除其他原因);④眼外肌受累,双眼或单眼均可。无眼睑挛缩者必须具有:①甲状腺功能异常或调节异常;②眼球突出或功能障碍;③眼外肌受累三者之一,并排除其他原因所致。

(4)GD 眼病的治疗:GD 眼病的治疗方案基于其严重度的分级。非活动性 GD 眼病(CAS <4 分)一般只需对症治疗,不需要进一步药物或手术治疗,活动性 GD 眼病者(CAS≥4 分)则需药物治疗。

①一般治疗措施包括,戴有色眼镜、使用人工泪液减少眼部刺激;高枕卧位、限盐或利尿以减轻水肿;局部使用抗生素眼膏抗感染;遮盖复视眼减轻主观不适感。

②控制甲亢,使用抗甲状腺药物,改善甲状腺功能可使机体的免疫状态改善,GD 眼病患者眼睑挛缩,凝视、眶周水肿等症状也可减轻,同时有助于准确地判断 GD 眼病病情,选择适当的治疗方案。但手术、核素治疗甲亢对眼病的影响尚无定论。有人认为,在用核素放射治疗甲亢的同时加用糖皮质激素可控制眼病的发展。

③糖皮质激素是治疗 GD 眼病的基本方法。它对缓解眼部肿胀、充血、视神经损害、眼外肌病变疗效明确。用药方式有口服、静脉、局部注射。应用原则为:联合、早期、足量、足疗程。

口服用药方法简便、疗效确切,一般采用大剂量、长疗程的方案,但不良反应如体重增加、血压升高、医源性库欣、骨质疏松等多见。

研究表明,静脉使用甲泼尼龙能够有效缓解中毒突眼者的临床症状,并可降低患者体内自身抗体的浓度。但并无大规模临床研究与循证医学证据对两种方式治疗效果的优劣给予评价。临床上对静脉用药剂量、疗程并无统一规定。对于严重病例,使用甲泼尼龙冲击治疗的剂量一般为 0.5～1.0g/d 静脉滴注,隔日 1 次,使用 2～3 次后继以大剂量甲泼尼龙口服 4 周左右,待病情缓解后逐渐减至维持剂量。

局部糖皮质激素治疗,如球后或结膜下注射甲泼尼龙 40mg,对严重突眼活动期有一定疗效,但疗效不如全身用药者。对于全身用药有禁忌者可以使用。

应注意糖皮质激素治疗时的不良反应。包括医源性库欣综合征、诱发消化道溃疡、加重精神疾患、引起骨质疏松、诱发感染、停药时引起的急性肾上腺皮质功能不全等。另有文献报道,糖皮质激素相关急性肝损害病例者,预后不良。

④免疫抑制剂。环孢素通过抑制 T 细胞免疫和体液免疫,对治疗早期、活动期 GD 眼病患者效果较好。与糖皮质激素联合使用可达到优于二者单独使用的治疗效果。一般用量 3～5mg/(kg.d)。氨甲蝶呤和环磷酰胺同样可配合糖皮质激素治疗,均有明确效果,但由于其副作用一般不作为首选。

另有免疫球蛋白输注、生长抑素类似物、抗细胞因子等免疫调节措施可用于免疫调节治疗。

⑤眶部放疗是治疗 GD 眼病安全有效的方法。其主要通过非特异性抗感染作用,抑制眶后组织淋巴细胞的增殖与细胞因子的产生,减轻炎症反应和成纤维细胞增生,减轻水肿及纤维化表现。一般的放疗剂量为 20Gy,分 10 次在 2 周内完成。早期活动期病变患者治疗效果较晚期非活动性病变患者好。主要并发症为放射性视网膜病与白内障。糖尿病全身微血管病变为眶部放疗的禁忌证。

⑥手术治疗主要用于解决药物治疗无效的视神经病变、复视、斜视、眼睑挛缩所致角膜外露及美容等问题。除视神经病变、角膜溃疡对视力造成严重威胁需行急性期手术治疗外,一般手术均要在甲功正常、眼病稳定 6 个月以上方可进行。

一旦有视神经受累应考虑骨性眶部减压术。骨性减压术主要通过去除骨性眶壁,扩大眶腔,使眼球回缩,缓解视神经压迫症状。其能明显改善突眼,但不宜过多减压,一般使眼球回缩 5～6mm 为安全有效。手术适应证为:严重视神经病变药物治疗无缓解;严重突眼,致暴露性角膜病变者;有内眼炎。对于眼球突出明显而无视神经损伤者可考虑脂肪取出术,该手术较骨性减压术损伤小,并发症少。

对于晚期眼外肌纤维化所致的复视药物和放射治疗无效者,需行眼外肌手术治疗。手术前一般需药物控制症状稳定 6 个月至 1 年以上。多数患者 1 次手术能获得较满意效果,但少数患者因术后病情继续进展或眼外肌进一步纤维化而常需多次手术。第二次手术一般在第一次手术 6 个月后方可进行。

5.胫前黏液性水肿

目前已证实黏液性水肿患者皮肤和成纤维细胞中具有与 TSH 受体结构相似的抗原,其同样可以致敏特异型 T 细胞,产生多种炎症因子,导致局部皮下黏多糖聚集以及水潴留,进而导致局部皮肤的特征性病变。

GD 患者黏液性水肿多发生在小腿下段胫骨前处,有时可伸展至足背部或膝部。其病理特征是表皮肿胀,皮肤和皮下组织黏多糖聚集、胶原增多、结缔组织纤维损害,与 GD 眼病球后组织的病理变化十分相似。倍他米松软膏每晚局部外用,疗程一年效果较好,但停药后可复发,口服无效。皮损内注射曲安西龙或其与透明质酸的混悬剂、抗肿瘤药物、奥曲肽、大剂量免疫球蛋白静脉注射也可改善皮肤病变。对药物治疗无效的皮损局限患者可用手术治疗。

6.亚临床甲亢

本病的实验室指标特点为:血清 TSH 水平低于正常值下限,T_3、T_4 在正常范围内,不伴或伴有轻微甲亢症状。诊断本病应排除其他导致 TSH 降低的原因,并持续复查 TSH 2～4 个月,以确定其降低为持续性而非一过性。本病可能造成的不良后果有:①发展为临床甲亢。②对心血管系统影响,如加重冠心病,引发心房颤动并发心肌肥厚等。③导致骨质疏松。④诱发或加重老年性痴呆。因此,如 TSH 持续性低于 0.1mU/L,则应给予治疗。

7.儿童 Graves 病

根据最新指南,抗甲状腺药物是儿童 Graves 病治疗的首选。因丙硫氧嘧啶可致致死性暴发性肝坏死,故一般只选用甲巯咪唑。根据年龄选择药物剂量:新生儿:125mg/d,1～5 岁:2.5～5mg/d,5～10 岁:5～10mg/d, 10～18 岁:10～20mg/d,疗程 1～2 年。所有患者药物治疗前应查基础肝功能和血常规,如出现黄疸、发热、呕吐等症状,并确诊为药物性肝损害后应立即停药。发生药物过敏或不良反应、药物治疗甲亢复发或药物不能控制甲亢者应考虑手术或 ^{131}I 治疗。儿童 ^{131}I 治疗的剂量为 5.55MBq/g 或 555MBq,以达到甲减或称彻底治愈的效果。对于甲状腺大或 ^{131}I 治疗不敏感但必须治疗的患儿,手术治疗是可选方式。一般可采用双叶甲状腺全切或次全切的术式。

第三章　甲状腺炎

第一节　亚急性甲状腺炎

亚急性甲状腺炎（subacute granulomatous thyroiditis，SAT）由 De Quer Vain 在 1940 年首先报道，又称 De Quer Vain 甲状腺炎、巨细胞性甲状腺炎、肉芽肿性甲状腺炎。

一、概述

亚急性甲状腺炎是一种自限性的甲状腺非细菌感染性疾病，多认为是病毒（包括流感病毒、柯萨奇病毒、腮腺炎病毒等）感染后引起的变态反应，临床发病率约为 49/10 万。近年来有学者认为本病与病毒感染后引起的自身免疫功能紊乱有关。遗传因素可能在 SAT 的发病中也起一定作用。在迟发型甲状腺功能减退的发病机制中，自身抗甲状腺抗体和封闭式抗体的进展已经受到关注，SAT 可能触发了自体反应 B 细胞产生促甲状腺素受体抗体，在一些患者中导致促甲状腺素受体抗体相关的甲状腺功能不全的发生。它的临床表现复杂多样，与其他甲状腺疾病临床表现相互重叠，极易引起临床误诊。

二、临床表现

SAT 多见于 30～50 岁的中青年女性，女性发病率是男性的 3～6 倍。发病与季节有关，冬、春季节是其发病的高峰。起病时患者常有上呼吸道感染症状如发热，伴以怕冷、寒战、乏力和厌食。特征性表现为甲状腺部位的疼痛和压痛.常向颌下、耳后或颈部等处放射，咀嚼和吞咽时疼痛加重。甲状腺病变可先从一叶开始，以后扩大或转移到另一叶，或始终限于一叶。病变腺体肿大、坚硬，压痛显著。典型发病过程可分为：急性期伴甲状腺功能亢进症、缓解期伴甲状腺功能减退症（分过渡期和甲状腺功能减退期两期）以及恢复期（甲状腺功能正常期）三期。在轻症或不典型病例中，甲状腺仅略增大，伴疼痛和压痛轻微，无发热，全身症状轻微，临床上可没有甲状腺功能亢进或甲状腺功能减退表现。典型病例，甲状腺毒症通常持续 3～6 周，甲状腺功能减退可持续数周到半年。本病病程长短不一，可自数周至半年以上，一般为 2～3 个月，故称 SAT。病情缓解后，有可能复发。

三、诊断标准及依据

SAT 诊断标准：①甲状腺肿大、疼痛、质硬、触痛。常伴上呼吸道感染的症状和体征：发热、乏力、厌食、颈部淋巴结肿大等；②红细胞沉降率加快；③一过性甲状腺功能亢进；④[131]I 摄取率受抑制；⑤甲状腺自身抗体如甲状腺微粒体抗体、甲状腺球蛋白抗体阴性或低滴度；⑥甲状腺穿刺或活检,有多核巨细胞或肉芽肿改变。符合上述 6 条中的 4 条即可以诊断 SAT。

诊断依据:①临床表现:发病前 1～3 周常有上呼吸道感染史,大多数患者有发热(37.5～39.5℃)、乏力、厌食、精神差,特征性表现为甲状腺疼痛和压痛,可放射至下颌、耳部或枕后部,少数无疼痛。体检发现甲状腺轻中度肿大,可出现结节,质地中等偏硬,触痛明显,疼痛可同时或先后在甲状腺两侧叶出现。②类似甲状腺功能亢进的全身症状:在疾病早期,可有性情急躁、怕热、多汗、心悸、体重减轻、手抖等症状,基础代谢率可升高 30%～50%,后期可降低至-20%以下,此为甲状腺炎后有较多甲状腺素一过性释放入血所致。③实验室检查:血常规显示红细胞计数正常或略低,白细胞及中性粒细胞正常或偏高;血清蛋白电泳可见白蛋白减少,而 α 和 β 球蛋白则常有增加;红细胞沉降率明显增加(>50mm/h,甚至可达 100mm/h)。④^{131}I 摄取率和血清 T_3、T_4 水平呈现“分离现象”。疾病初期 ^{131}I 摄取率减低,血清 T_3、T_4 水平增高,随着疾病发展,^{131}I 摄取率逐渐回升,血清 T_3、T_4 却逐渐下降。⑤超声检查:SAT 声像图特征为甲状腺内出现不同范围的不均匀回声减低改变,原因可能与炎性反应所致的甲状腺滤泡破坏、炎性细胞浸润、间质水肿有关。炎性反应越重,回声减低越明显。局限型 SAT 病变区声像图表现为低回声区有结节感,形态不规则,与周围甲状腺实质边界不清,这一点与恶性结节较难鉴别。恶性结节呈浸润性生长,在声像图上结节更明显,多切面扫查均有较明显的占位效应。彩色多普勒血流显像表现为所有 SAT 病变区内血流信号增多,病变内血管均走行自然;但当甲状腺滤泡破坏过多,即回声明显减低时,其区域内血流信号分布减少。⑥电子计算机 X 射线断层扫描技术(CT):CT 平扫见病变甲状腺弥漫或局限肿大,呈中等密度,明显低于正常甲状腺组织。其原因在于正常甲状腺滤泡具有吸碘功能,碘浓度是血清中的 100 多倍,而病变甲状腺滤泡破坏,吸碘能力下降,碘浓度降低。正常甲状腺组织 CT 值可高达 80～100Hu,而 SAT 病灶 CT 值约 45Hu。在应用造影剂后,正常甲状腺组织显著强化,病变甲状腺呈轻至中等强化,强化相对均匀。根据甲状腺受累的范围和程度,将其分为三型:局限型、弥漫多灶型和弥漫均匀型。⑦细针穿刺活检:甲状腺肿大或甲状腺出现结节时,为明确诊断可行细针穿刺细胞学检查。甲状腺细针穿刺细胞学检查的特异性仅次于病理学检查,有经验的穿刺和细胞学检查准确度可达 95%,超声引导下对可疑区域的穿刺可进一步提高诊断的阳性率。疑诊 SAT 时,可行细针抽吸活检。⑧病理改变:组织切片上可见甲状腺有亚急性和慢性炎症表现,有组织退化和纤维组织增生。甲状腺滤泡周围和滤泡上皮间均有淋巴细胞、浆细胞浸润,浸润细胞均在基底膜内,且与甲状腺滤泡上皮密切接触,上皮细胞出现退变。典型的病理改变为:腺体内组织细胞浸润呈肉芽肿型及出现异物巨细胞,甚至有假结核结节,伴有轻度至中度纤维化,其特点是病变分布不均匀,病变与结核结节相似,故有肉芽肿性甲状腺炎、巨细胞性甲状腺炎和结核性甲状腺炎之称。

四、治疗

SAT 是一种自限性疾病,治疗措施包括两方面:减轻局部症状和针对甲状腺功能异常的治疗。大多数患者仅对症处理即可,轻型病例采用阿司匹林或其他止痛药如对乙酰氨基酚或水杨酸盐控制症状。病情严重病例,如疼痛、发热明显者,可短期用其他非类固醇抗感染药或应用糖皮质激素激素,如泼尼松。急性期首选肾上腺皮质激素类药物,初始剂量:泼尼松 30～60mg/d,根据红细胞沉降率调整激素用量,当红细胞沉降率下降或恢复正常时,泼尼松开始减量,疗程一般 2～3 个月。病程中当甲状腺滤泡组织遭受破坏后,释放大量甲状腺素,可出现一过性"甲状腺功能亢进期",可不处理或给予小剂量普萘洛尔,而不用抗甲状腺药物,症状缓解即停药,一般 2～3 周症状消失。继之可出现甲状腺功能减退,即"缓解期",此时促甲状腺激素分泌增加,使用甲状腺素可抑制促甲状腺激素分泌,从而减轻甲状腺急性炎症过程,缓解症状及缩短疗程。可用左甲状腺素片 50～150μg,1～2 次/日,症状缓解、甲状腺功能正常后逐渐减量至正常后停药。有 5%～10% 的患者可能发生永久性甲状腺功能减退,需终身替代治疗。

第二节　慢性淋巴细胞性甲状腺炎

一、概述

慢性淋巴细胞性甲状腺炎(chronic lymphocytic thyroiditis,CLT)是最常见的一种慢性非特异性甲状腺炎,病因目前还不十分明确,无特殊病原体感染,目前认为是一种自身免疫性疾病。1912 年,日本九州大学桥本策医师在德国医学杂志上首先报告了 4 例本病,故又称桥本甲状腺炎(Hashimoto thyroiditis,HT)。本病甲状腺多呈弥漫性肿大,镜下可见甲状腺组织中有大量淋巴细胞浸润。多见于中老年妇女。

二、临床表现

HT 起病隐匿,进展缓慢,早期的临床表现常不典型,无疼痛及发热。甲状腺逐渐增大,常为弥漫性、对称性、表面光滑,质地坚韧有弹性,与四周无粘连,可随吞咽运动活动。部分病例也可扪及结节。常有咽部不适或轻度吞咽困难,有时有颈部压迫感。偶有局部疼痛与触痛。颈部淋巴结一般不肿大,少数病例也可伴颈部淋巴结肿大,质软。有时可出现甲状腺功能亢进症,但多为自限性过程。病程晚期,由于甲状腺组织破坏出现甲状腺功能减退表现,如怕冷、心动过缓、便秘等,少数呈下肢黏液性水肿。因患者体内存在胃壁细胞的自身抗体,本病有时可合并恶性贫血。HT 与甲状腺癌的关系密切,有部分 HT 伴发甲状腺癌;也有人认为 HT 是甲状腺癌的癌前病变,HT 反复炎症刺激、细胞增生、部分患者最终发展为甲状腺癌。少数 HT 病例可合并非霍奇金恶性淋巴瘤。

三、辅助检查

1.血清甲状腺激素和促甲状腺激素(TSH)

早期仅有甲状腺自身抗体阳性,甲状腺功能正常;发生甲状腺功能损害时,可出现亚临床甲减[游离甲状腺素(FT_4)正常,TSH 升高]和临床甲减(FT_4 减低,TSH 升高)。部分患者可出现甲亢与甲减交替的病程。

2.甲状腺自身抗体

TgAb 和 TPOAb 滴度明显升高是本病的特征之一。尤其在出现甲减以前,抗体阳性是诊断本病的唯一依据。有学者发现,TPOAb 的滴度与甲状腺淋巴细胞浸润的程度密切相关。TgAb 具有与 TPOAb 相同的意义,但 TPOAb 阳性率更高。文献报道本病 TgAb 的阳性率为80%,TPOAb 阳性率为 95% 以上。但年轻患者两种抗体的阳性率均较低。

3.甲状腺超声检查

HT 超声检查可以发现如下特点:①甲状腺弥漫性肿大,峡部增厚,内部回声减低;②甲状腺不规则肿大,可伴单发或多发结节,内部回声减低;③甲状腺体积缩小,边缘不光滑,内部回声明显降低。峡部增厚,弥漫性低回声内出现短线状强回声并形成分隔状或网格状改变,对本病诊断具有较高的特异性,有学者报道彩色多普勒超声诊断符合率可达 96%。

4.甲状腺细针穿刺细胞学(FNAC)

B 超引导下细针穿刺病理(FNAC)对 HT 的诊断具有较高的准确性,FNAC 发现大量淋巴细胞和浆细胞浸润即可确诊为 HT。穿刺组织镜检可见淋巴细胞和浆细胞呈弥散性浸润,甚至见有形成生发中心的淋巴滤泡。甲状腺上皮细胞出现不同阶段的形态学变化,早期有部分滤泡增生,滤泡腔内胶质多;随着病变的进展,滤泡变小和萎缩,腔内胶质减少,其上皮细胞肿胀增大,胞浆呈明显的嗜酸染色反应,称为 Askanazy 细胞或 Hurthle 细胞,进而细胞失去正常形态,滤泡结构破坏,间质有纤维组织增生,并形成间隔,但甲状腺的包膜常无累及。

5.甲状腺摄碘率

早期可以正常,甚至升高,甲状腺滤泡细胞破坏后降低。伴发 Graves 病多呈增高状态。但多数学者认为,本项检查对诊断并无实际意义。

6.过氯酸钾释放试验

50%~70%的 HT 患者为阳性,提示本病甲状腺存在碘有机化障碍。由于本试验具有较高的假阳性率,临床不推荐常规使用。

7.甲状腺核素显像

可显示不规则浓集与稀疏,或呈"冷"结节改变。本项目亦非 HT 患者的常规检查。

四、诊断

典型的 HT 病例诊断并不困难,困难的是临床不典型病例容易漏诊或误诊。可根据以下几点明确诊断:①甲状腺肿大、质韧,有时峡部肿大或不对称或伴结节均应疑为本病。②凡患者具有典型的临床表现,只要血中 TGAb 或 TPOAb 阳性,则可诊断。③临床表现不典型者,需要有高滴度的抗甲状腺抗体测定结果才能诊断,即两种抗体用放免法测定时,连续 2 次结果大于或等于 60% 以上。④同时有甲亢表现者,上述高滴度的抗体持续存在半年以上。⑤一般来说,采用血中抗甲状腺抗体测定多能帮助诊断,但有些患者需要多次检测才能检出抗体滴度增高,还有的患者抗甲状腺抗体滴度始终不高,因此,必要时考虑作穿刺活检(FM)或手术活检检查。甲状腺穿刺活检方法简便,有确诊价值。⑥如前所述,超声检查对诊断本病有一定意义。⑦与本病易于同时发生的自身免疫性疾病和甲亢不完全相同。

五、鉴别诊断

1.结节性甲状腺肿

有地区流行病史,甲状腺功能正常,甲状腺自身抗体阴性或低滴度。FNAC 检查有助于鉴别。HT 镜下见淋巴细胞浸润,而结节性甲状腺肿则为增生的滤泡上皮细胞。

2.甲状腺癌

甲状腺明显肿大,质硬伴结节者需要与甲状腺癌鉴别。但是,分化型甲状腺癌多以结节首发,不伴甲状腺肿,抗体阴性,FNAC 检查结果为恶性病变。

六、治疗

1.内科治疗

HT 首选内科治疗。甲状腺功能正常者,随诊观察。合并亚临床甲减(仅有 sTSH 升高)者,若 sTSH<10mU/L,则随诊观察;若 sTSH 10mU/L,则应用甲状腺激素替代治疗。合并临床甲减〔 sTSH 升高,且 T_3 和(或)T_4 降低〕者,则应用甲状腺激素替代治疗。合并甲亢者,可用普萘洛尔治疗,必要时加用抗甲状腺药物。

2.外科治疗

HT 严重影响患者生活质量者,可考虑手术治疗,如甲状腺肿大,伴有明显压迫症状;或甲状腺重度肿大,影响工作和生活者;疼痛严重,药物治疗无效或不能耐受药物治疗者;并发甲亢反复发作,或并发重度甲亢者。不能排除并发甲状腺癌时,应积极手术治疗。从并发甲状腺癌高危因素角度,多数学者认为有下列情况者应积极手术治疗:①病史较长、在弥漫型病变的基础上出现单发结节,抑制治疗后结节不缩小;或在药物治疗过程中出现甲状腺单发结节。②B超或 CT 检查证实为单发实性结节,核素扫描证实为冷结节。③临床或影像学检查发现颈淋巴结肿大。④伴有声嘶或 Homer's 综合征。⑤针吸细胞学检查提示或怀疑甲状腺癌。

第三节　慢性纤维性甲状腺炎

慢性纤维性甲状腺炎(chronic fibrous thyroiditis,CFT)又称侵袭性甲状腺炎、慢性木样甲状腺炎,是一种罕见的甲状腺疾病,由 Riedel 在 1896 年首先描述,因此又称为 Riedel 甲状腺炎。本病多见于 30～60 岁女性,男女之比为 1∶3。CFT 在国外约占甲状腺手术患者的0.065%,在国内占 0.207%～0.301%。

一、病因

CFT 的病因未明。曾经有学者认为可能为其他急慢性甲状腺炎的后续病变,但经过观察发现很少有急慢性甲状腺炎演变成 CFT。临床上亚急性甲状腺炎以甲状腺弥漫性肿大伴压痛,血沉快,T_3、T_4 增高为特征。病理上以肉芽肿改变为特点。而典型的慢性纤维性甲状腺炎则无上述表现。一般认为二者是两种截然不同的疾病。目前对本病的病因主要有两种观点：一种观点认为 CFT 可能是全身性纤维化病变的一部分。因其纤维化病变可超越甲状腺被膜，侵犯颈部周围邻近的组织和器官，如颈部肌肉、气管、食管和喉返神经等。而且很多患者合并存在腹膜后及纵隔纤维化，硬化性胆管炎、恶性贫血等。另一种观点认为本病很可能是一种自身免疫性疾病，依据：①部分 CFT 患者中可检测到甲状腺自身特异性抗体。②CFT 常和其他器官的自身免疫性疾病有关（桥本甲状腺炎、Craves 病、恶性贫血等）。③33% CFT 患者 10 年内可发生其他部位的纤维化疾病。④对糖皮质激素治疗敏感。⑤有包括淋巴细胞、浆细胞等在内的细胞浸润及局灶性血管炎的病理特点。

二、病理特点

大体标本可见甲状腺中度增大，纤维化波及整个甲状腺组织或局限于一叶或部分腺叶。受累区域呈紧韧纤维化及木样改变，质地坚硬如木是其主要特征，表面呈灰白色，纤维化过程进入或代替周围肌肉组织；病变与正常甲状腺分界不清，常侵入甲状腺固有膜，甚至超出其范围，使腺体与周围组织、肌肉、器官发生紧密粘连，易产生压迫症状，常累及喉返神经、甲状旁腺、颈静脉、颈交感干等。组织学上的特征为甲状腺组织被增生的致密纤维组织广泛代替，小叶结构消失，切面灰白或黄白，呈条索状交叉排列，结构致密。纤维组织致密伴有玻璃样变并有少量淋巴细胞和浆细胞浸润，但缺乏急性甲状腺炎时所见的巨细胞反应。

三、临床表现

主要表现为甲状腺无痛性肿块。一般起病缓慢，病程长短不等，可为数月或数年，也可表现为突然增大的肿块。甲状腺常呈不对称肿大、固定、边界不清，不随吞咽活动，质地硬韧甚至所谓"木样""铁样"或"石样"，其硬度往往超过甲状腺癌的质地。多数有明显结节感，与周围组织粘连，病变常超出甲状腺范围。可侵犯颈部肌肉、血管、神经，甚至侵犯纵隔、气管、食管并出现邻近器官的压迫症状，如声音嘶哑、呼吸困难、吞咽困难等。周围淋巴结不肿大。甲状腺功能一般正常，少数严重的可有甲状腺功能偏低现象。本病可合并纵隔纤维化、腹膜后纤维化、硬化性胆囊炎等并产生相应的临床症状。

四、辅助检查

1.实验室检查

对诊断意义不大，但可提供与其他疾病鉴别的依据。甲状腺功能多正常（64%），少数功能低下，血沉、^{131}I 摄取率多数正常。

2.B超

可见甲状腺一侧叶局部、全部甚至整个甲状腺增大，边界模糊，无明显包膜回声，病变内回声减低，强弱不均，亦可为不均匀强回声，彩色血流信号稀少，周边无明显高速或彩色血流信号。

3.核素扫描显像

除甲状腺增大外，甲状腺内部的纤维组织在核素扫描时可见腺体内放射性分布不均，有片状放射性分布稀疏区,甲状腺组织对核素的摄取能力低于正常,代谢低下,表现为类似于多发性结节性的甲状腺肿或冷结节。

4.CT 甲状腺两侧叶和峡部弥漫性增大

无明显低密度结节及肿块,密度均匀性减低,接近周围肌肉的密度。肿大的甲状腺边缘模糊,与周围组织如血管、肌肉分界不清。增强扫描病变区内有高密度斑片及索条状影为其特征性征象。

5.核磁共振

表现为甲状腺增大,肿块取代正常甲状腺在 T_1、T_2 加权后均为低信号,而所有其他的甲状腺疾病均为高密度。

6.正电子发射计算机显像系统(PET)

利用 18-氟-氟脱氧葡萄糖(fluorine-18-fluorodeoxyglucose,F-18-FDC)进行 PET 检查,无创性检测组织葡萄糖代谢状况,可用于诊断各种肿瘤。甲状腺检查中弥漫性 F-18-FDG 吸收可提示甲状腺炎,甲状腺的淋巴组织系统的活化可能是导致 F-18-FDG 吸收的原因。

7.针吸细胞学检查

细胞学检查对甲状腺炎的诊断具有决定性意义。但必须要取材合适、穿刺部位准确和具有丰富经验的细胞学专家读片。本病局部坚硬,临床上很难获得足够量的标本,故临床意义不大,但可通过获得的组织为排除亚急性甲状腺炎、桥本病及甲状腺癌提供一定的线索。

五、诊断和鉴别诊断

主要依靠症状、体征及辅助检查进行诊断。具有下列表现时可诊断为 CFT:①大体标本可见到纤维炎症反应侵及整个或部分甲状腺。②肉眼和(或)组织学检查有侵及邻近组织的证据。③没有肉芽肿反应。④没有新生物。

CFT 诊断时应与下列疾病相鉴别:

1.甲状腺癌

二者均可表现为广泛浸润性病变,可导致气管、食管、喉返神经受压及甲减、甲旁减,局部表现为坚硬、固定的肿块。鉴别时部分甲状腺癌的基因检测阳性,而本病的病程进展较甲状腺癌缓慢,有时自限或突然增大,部分患者可有颈外全身纤维化的表现等。甲状腺癌的甲状腺肿大多为单侧,且进展快。常有局部淋巴结肿大,与皮肤粘连。就甲状腺质地而言,CFT 的质地比癌更硬。最终的鉴别诊断要依靠细胞学和病理学检查。

2.桥本甲状腺炎

与桥本甲状腺炎不同的是慢性纤维性甲状腺炎不只局限于甲状腺本身,常向周围侵犯,影像学检查显示肿大的甲状腺边缘模糊,与周围组织分界不清。

3.结节性甲状腺肿

结节性甲状腺肿除临床表现与 CFT 不同外,影像学检查具有明显特征,即肿大的甲状腺内可发现多个大小不等、低中等回声、低密度的结节。

六、治疗

此病诊断确立后,治疗主要根据病变程度决定治疗方案。一般无压迫症状者以保守治疗为主。主要以服用甲状腺素制剂和糖皮质激素治疗。甲状腺素不能解决 CFT 的纤维化过程,但可减轻甲状腺的肿大并作为甲状腺功能低下的替代治疗。糖皮质激素是治疗该病的首选药物,可使甲状腺变软,大多数学者认为开始应用大剂量类固醇治疗,以后予以低剂量类固醇维持,临床控制效果良好。三苯氧胺可抑制纤维组织的增生,并能够缓解患者的症状和体征,已在 CFT 的治疗中广泛应用;它的作用可能与促进 TGF-β_1 释放有关,而 TGF-β_1 可能抑制木样甲状腺炎时的纤维细胞浸润;开始时可 20mg,每日 2 次;2～4 周后甲状腺可较原来缩小 50%,甚至有完全恢复的报道,症状缓解后可改为 10mg,每日 2 次;其不良反应主要有女性月经紊乱、一过性发热以及子宫内膜癌风险增加;男性患者主要会降低性欲。手术治疗仅限于诊断性检查及解除压迫症状。手术治疗原则:快速病理确诊为本病后,当病变为单侧时,可将病变的甲状腺组织切除,使正常甲状腺组织得以舒展,以解除压迫症状;当病变为双侧时,仅行峡部楔形切除以解除气管压迫。无伴随症状者要尽量缩小手术范围,没必要切除所有病变组织,否则将导致甲状腺功能低下;癌变或合并恶性肿瘤时,则按相应肿瘤手术原则进行。

七、预后

本病为良性自限性疾病,一般预后良好,但应强调对慢性纤维性甲状腺炎患者的随访、监测,了解疾病的发展情况,尽早发现其他器官、组织发生的纤维化病变,以便及时采取相应的治疗。手术后配合药物治疗,病变一般不再发展,基本上不需二次手术。

第四章　甲状腺良性肿瘤

甲状腺良性肿瘤是甲状腺疾病中最常见的病种,本病多发生于20～40岁女性。男女之比为1:(4～6),可分为甲状腺腺瘤和甲状腺囊肿。

第一节　甲状腺腺瘤

一、病因及发病机制

甲状腺腺瘤的病因未明,可能与以下因素有关。

1.性别

甲状腺腺瘤在女性的发病率为男性的4～6倍,提示可能性别因素与发病有关,但目前没有发现雌激素刺激肿瘤细胞生长的证据。

2.癌基因

甲状腺腺瘤中可发现癌基因 c-myc 的表达。腺瘤中还发现癌基因 H-ras 第12、13、61密码子的活化突变和过度表达。高功能腺瘤中还发现 TSH-G 蛋白腺嘌呤环化酶信号传导通路所涉及的突变,包括 TSH 受体跨膜功能区的胞外和跨膜段的突变及刺激型 GTP 结合蛋白的突变。上述发现表明腺瘤的发病可能与癌基因有关,但上述基因突变仅限于少部分腺瘤。

3.家族性肿瘤

甲状腺腺瘤可见于一些家族性肿瘤综合征中,包括 Cowden 病和 Catney 联合体病等。

4.外部射线照射

幼年时期头、颈、胸部曾经进行过 X 线照射治疗的人群,其甲状腺癌的发病率约增高100倍,而甲状腺腺瘤的发病率也明显升高。

5.TSH 过度刺激

在部分甲状腺腺瘤患者可发现其血 TSH 水平增高,可能与发病有关。其机制可能是缺碘和致甲状腺肿物质的联合作用,导致甲状腺素的合成及分泌降低,反馈性地引起垂体分泌释放过高的 TSH,甲状腺滤泡上皮长期在其作用下过度增生。试验发现,TSH 可刺激正常甲状腺细胞表达前癌基因 c-myc,从而促使细胞增生。

6.甲状腺自身免疫性疾病

桥本甲状腺炎和甲状腺功能亢进均较其他病变合并甲状腺癌的概率高,这可能与机体自身免疫功能紊乱有关。主要是与免疫系统对机体肿瘤细胞的免疫监视和杀灭功能减弱有关。

7.其他

高功能腺瘤的发病机制研究表明,腺瘤细胞上 TSH 受体基因不同位点发生突变,或刺激性 G 蛋白的 α 亚单位有点突变,损害了 GTP 酶的活性,导致 GTP 酶的活性降低,cAMP 的产生增加,出现在没有 TSH 作用的情况下,受体持续性激活,产生过量的甲状腺激素,临床上出现甲状腺功能亢进。

二、病理

甲状腺腺瘤根据其组织来源可分为三类:来源于滤泡上皮细胞的肿瘤、来源于滤泡旁细胞的肿瘤和来源于间叶组织细胞的肿瘤。其中,来源于滤泡上皮细胞的称为甲状腺腺瘤(thyroid adenoma)。来源于滤泡旁细胞的称为滤泡旁细胞瘤或 C 细胞腺瘤(c-cell adenoma),很少见。来源于间叶组织细胞的肿瘤和其他器官一样,多种多样,良性肿瘤在其母组织名称后加瘤,如脂肪瘤、平滑肌瘤和血管瘤等。

(一)来源于滤泡上皮细胞的肿瘤(甲状腺腺瘤)

根据细胞形态、结构及功能不同又分为滤泡状腺瘤、乳头状腺瘤、功能自主性甲状腺腺瘤、嗜酸性细胞腺瘤、腺脂肪瘤、玻璃样变性梁状腺瘤等。

1.滤泡状腺瘤

滤泡状腺瘤是最常见的甲状腺腺瘤,腺瘤一般为单发,偶见一个以上。直径多在 2~5cm,小者可<1cm,大的可达 10cm 以上,表面被覆完整的包膜,切面实性,质细腻,颜色根据其是否有水肿、黏液变性、出血囊性变而不同。细胞丰富时,呈淡红色或灰红色鱼肉状,当细胞较少而胶质多时则呈浅棕红色带胶质光泽。较大的腺瘤常有出血囊性变,并有瘢痕组织从中心向外放射,偶有合并钙化。瘤组织由大小不等的滤泡构成,细胞呈单层立方形或扁平状,腔内有粉红色的胶状体,间质常有充血、出血或水肿,胶原纤维常伴透明化、钙化和骨化等。根据其腺瘤实质组织的构成分为:

(1)胚胎型腺瘤(embryonal adenoma):由实体性细胞巢和细胞条索构成,肿瘤细胞分化较原始,类似胚胎期甲状腺组织,不形成滤泡,细胞呈小梁或条索状排列,无明显的滤泡和胶体形成。瘤细胞多为立方形,体积不大,细胞大小一致。胞浆少,嗜碱性,边界不甚清;胞核大,染色质多,位于细胞中央。间质很少,多有水肿。包膜和血管不受侵犯。

(2)胎儿型腺瘤(fetal adenoma):亦称小滤泡腺瘤,肿瘤由类似胎儿甲状腺的小滤泡构成,主要由体积较小而均匀一致的小滤泡构成。滤泡可含或不含胶质。滤泡细胞较小,呈立方形,胞核染色深,其形态、大小和染色可有变异。滤泡分散于疏松水肿的结缔组织中,间质内有丰富的薄壁血管,常见出血和囊性变。

(3)单纯性腺瘤(simple adenoma):滤泡形态和胶质含量与正常甲状腺相似,又称为正常大小滤泡腺瘤(normofollicularadenoma)。肿瘤细胞分化良好,滤泡形态结构类似正常细胞滤泡,内含胶质,但滤泡排列较紧密,呈多角形,间质很少。

(4)胶性腺瘤(colloidal adenoma):又称巨滤泡性腺瘤,最多见,瘤组织由成熟滤泡构成,细胞形态和胶质含量与正常甲状腺细胞相似,但滤泡的大小差异大,排列紧密,有时可融合成囊。

(5)不典型腺瘤(atypical adenoma):很少见,发病率约占滤泡腺瘤的2%,肉眼见肿瘤体积较大,平均直径在5～6cm,腺瘤包膜完整,质地坚韧,切面实性灰白色,细腻而无胶质光泽。镜下细胞丰富,呈梭形、多边形或不规则形,密集,呈片状和弥漫性分布,结构不规则,不形成滤泡,间质甚少,核有异型、深染,染色质呈颗粒状,但核分裂象少见,间质少,无水肿。细胞虽然有异型,但无血管浸润和包膜浸润,无转移,呈良性。在处理这种腺瘤时,一定要仔细小心,多处取材,排除恶变。有专家称,至少取8～12块,没有发现包膜和血管浸润后才能做出非典型腺瘤的诊断。

(6)透明细胞腺瘤(clear adenoma):是十分少见的滤泡腺瘤亚型,由透明细胞构成,瘤细胞呈巢状或片状排列,部分区域形成滤泡或不完整滤泡,缺乏胶质。电镜下可见瘤细胞胞浆富含糖原和呈囊泡状肿胀的线粒体,可能与细胞水肿和变性有关。免疫组化标记染色甲状腺球蛋白(Tg)染色阳性,可以与其他转移和原发的透明细胞形态的肿瘤进行鉴别。不过要特别注意,透明细胞变性在滤泡细胞癌中的发病率远远高于滤泡腺瘤,故发现透明细胞变性区要多取材,以便排除滤泡细胞癌。

进行这些亚型分类的目的在于,腺瘤内的细胞数越多,提示腺瘤发生恶变的机会越大,越应积极寻找恶变的依据,包括血管和(或)包膜的浸润等。

2.乳头状腺瘤

良性乳头状腺瘤少见,多呈囊性,故又称乳头状囊腺病。乳头由单层立方或砥柱状细胞覆于血管及结缔组织构成,细胞形态和正常静止期的甲状腺上皮相似,乳头较短,分支较少,有时见乳头中含有胶质细胞。乳头突入大小不等的囊腔内,腔内有丰富的胶质。瘤细胞较小,形态一致,无明显多形性和核分裂象。甲状腺腺瘤中,具有乳头状结构者有较大的恶性倾向。凡有包膜浸润或血管受侵犯现象,均应列为乳头状癌,如具有1～2级乳头分支,瘤细胞排列整齐,异形核很小,分裂象偶见,且包膜完整,可暂时按乳头状瘤处理,但手术后定期随访有无复发与转移。

3.高功能甲状腺腺瘤

高功能腺瘤是一种少见的甲状腺腺瘤。腺瘤组织功能自主,不受垂体分泌的TSH调节。在腺瘤形成的初期,瘤体外的甲状腺组织仍能正常分泌甲状腺激素,保持正常的反馈调节,甲状腺功能正常。随着病情进展,分泌的甲状腺激素增多,出现甲状腺功能亢进的表现,垂体TSH分泌受到抑制。结节周围的甲状腺组织功能部分或完全被抑制。

4.特殊的腺瘤

(1)嗜酸性细胞腺瘤(oxyphil cell adenoma):又称Hurthle细胞瘤,绝大部分或全部肿瘤细胞由嗜酸细胞构成,瘤细胞体积大,呈多角形,细胞可分成梁索片状或实体片状分布,较少形成滤泡,即使形成滤泡,也很少含胶质,有时瘤细胞可围绕血管形成假菊形团。细胞排列呈条索状或腺泡状。偶成滤泡或乳头状。乳头结构有二级分支,要与乳头状癌鉴别。胞浆丰富,含有丰富的线粒体,核小深染,核仁突出,核异型性明显。虽然细胞学表现提示嗜酸细胞滤泡腺瘤有恶性的可能,但由于其生物学行为缺乏浸润性,提示为良性病变。

(2)腺脂肪瘤(adenolipoma):是非常少见的良性肿瘤。肉眼见包膜完整,分界清楚。光镜下见分化成熟的脂肪组织中有小滤泡和呈单纯性结构的滤泡岛,或由分化成熟的滤泡和脂肪构成。有人认为是腺瘤间质的脂肪化生。

(3)玻璃样变性梁状腺瘤(hyalinizing trabecular adenoma):也是一种少见的特殊类型的腺瘤,表现为包膜完整的肿块。细胞丰富,形成细胞柱,呈梁状条索状排列伴有突出的玻璃样变性,玻璃样变性可出现在肿瘤细胞的胞浆内,也可出现在细胞外间隙。小梁曲直不一,可形成特殊的"器官样"构象,与髓样癌、乳头状癌、副节瘤的图像相似,但为良性病变。有时可出现核沟和砂粒体,但很少见。免疫组化染色和甲状腺球蛋白总是阳性表达,可与其他肿瘤相鉴别。同时也出现局灶性的表达 NSE、嗜铬素 A。

(二)来源于滤泡旁细胞的肿瘤

滤泡旁细胞,即 C 细胞,边界清楚的良性肿瘤称为 C 细胞腺瘤,部分不形成肿块的称为 C 细胞增生症。

1.C 细胞增生症(C-cell hyperplasia)

C 细胞增生,均认为是家族性髓样癌的前期病变,也可为反应性增生,其以两侧叶的中心部位较明显,呈弥漫性或结节性增生;常为多发性,结节多有明显的界限但结节中常有甲状腺滤泡的夹杂,无淀粉样物质沉积。弥漫性增生的 C 细胞可位于甲状腺滤泡内或滤泡旁,呈小叶分布。有学者认为,每个滤泡中 C 细胞数在 6 个以上或每个低倍视野内 C 细胞超过 50 个即可诊断为 C 细胞增生症。作为髓样癌的前期病变,增生的 C 细胞存在一定的异型性,如核大,深染,细胞大小稍不一致等。常见的继发于甲状旁腺功能亢进、桥本甲状腺炎、甲状腺肿瘤等的 C 细胞增生症,增生的 C 细胞无明显的异型性。C 细胞在 HE 切片上也很难辨认,常常需要做降钙素的免疫标记染色,增生的 C 细胞为强阳性。

2.C 细胞腺瘤(C-cell adenoma)

C 细胞腺瘤,是由 C 细胞发生的具有完整包膜包裹的良性肿瘤,极其罕见。镜下形态与透明变性的梁状肿瘤相似,鉴别的主要依据依然是降钙素的免疫组化标记,C 细胞腺瘤呈阳性反应而梁状腺瘤为阴性。C 细胞腺瘤与髓样癌的关系是否有别于髓样癌还有争议。有人提出 C 细胞腺瘤就是髓样癌的早期病变,与髓样癌无本质的区别,还有待进一步研究证实。

(三)来源于间叶的肿瘤

原发性甲状腺的良性间叶性肿瘤如脂肪瘤、血管瘤、纤维组织细胞瘤等,均较少见。形态学表现和发生在其他器官的良性间叶性肿瘤相似,无特殊。

三、临床表现

甲状腺腺瘤可发生于任何年龄,好发于 20～40 岁女性,大于 40 岁发病逐渐减少,多数无自觉症状,绝大部分患者为偶然触及或他人发现颈部肿块。近年来部分患者常在体格检查时被医师发现。肿瘤常无痛,为单发、圆形或椭圆形,表面光滑,质地较韧,边界清楚,与皮肤无粘连,可随吞咽移动。增长缓慢,可长时间维持原状或不发生变化。一旦肿瘤内出血或囊变,体积可突然增大,且伴有疼痛和压痛,但过一时期又会缩小或囊性变,甚至消失。少数增大的肿瘤压迫周围的组织,引起器官移位,但气管狭窄罕见;患者会感到呼吸不畅,特别在平卧时为甚。胸骨后的甲状腺腺瘤压迫气管和大血管后可引起呼吸困难和上腔静脉压迫症。少数腺瘤可因钙化斑块使瘤体变得坚硬。少数病例在一定时候可出现甲状腺功能亢进症状,产生过量甲状腺激素可能是功能性腺瘤,但也可能由腺瘤周围的甲状腺组织增生引起。当瘤体生长迅速,活动受限,质地硬,表面不平整,出现声音嘶哑,呼吸困难,颈部淋巴结肿大,应考虑有恶变可能。高功能腺瘤临床上常先出现甲状腺结节,逐渐增大,数年后出现甲状腺功能亢进表现,但甲状腺功能亢进的临床表现比较轻,不伴突眼。

四、实验室及相关辅助检查

(一)甲状腺功能检查

血清 TT_3、FT_3、TT_4、FT_4、TSH 均正常。高功能腺瘤血清甲状腺激素水平 T_4、FT_4、T_3、FT_3 升高,血 TSH 水平降低。

(二)X 线检查

如腺瘤较大,颈胸部 X 线检查可见气管受压移位,部分患者可见瘤体内钙化等。

(三)核素扫描

90%的腺瘤不能聚集放射性物质,核素扫描多显示为"冷结节",少数腺瘤有聚集放射性碘的能力,核素扫描示"温结节";自主性高功能腺瘤表现为放射性浓聚的"热结节";腺瘤发生出血、坏死等囊性变时则均呈"冷结节"。

(四)B 超检查

对诊断甲状腺腺瘤有较大的价值,超声波下腺瘤和周围组织有明显的界限,有助于辨别单发或多发,囊性或实性。

(五)甲状腺穿刺活检(fine needle aspiration,FNA)

有助于诊断,特别在区分良恶性病变时有较大的价值。

五、诊断及鉴别诊断

甲状腺瘤的诊断可参考以下几点:①20～40 岁青壮年颈前单发结节,少数亦可为多发的圆形或椭圆形结节,表面光滑、质韧、随吞咽活动,多无自觉症状;颈部淋巴结无肿大。②甲状腺超声检查,多为单发实性结节,边界清楚,部分可为囊实性结节。③甲状腺功能检查正常;甲状腺抗体水平正常,肿瘤发生出血时,血清 Tg 水平可短期升高。高功能腺瘤血清甲状腺激素水平 T_4、FT_4、T_3、FT_3 升高,血 TSH 水平降低。④核素扫描多显示为"冷结节",少数腺瘤有聚集放射性碘的能力,核素扫描示"温结节";自主性高功能腺瘤表现为放射性浓聚的"热结节";腺瘤发生出血、坏死等囊性变时则均呈"冷结节"。⑤甲状腺 FNA 检查对诊断极有帮助。⑥服用甲状腺激素 3～6 个月后肿块不缩小或更明显突出。病理活检是确诊的主要手段,由于甲状腺瘤有恶变倾向,特别是乳头状腺瘤,诊断确立后应尽快治疗。

甲状腺腺瘤需要与以下疾病相鉴别:

1.结节性甲状腺肿

虽有单发结节,但甲状腺多成普遍肿大,在此情况下易于鉴别。一般来说,腺瘤的单发结节长期病程之间仍属单发,而结节性甲状腺肿经长期病程后多呈多发结节。腺瘤结节内外图像不一致而结节性甲状腺肿结节内外图像一致。腺瘤挤压包膜外围的组织形成挤压带而结节性甲状腺肿不挤压周围组织。另外,甲状腺肿流行地区多诊断为结节性甲状腺肿,非流行地区多诊断为甲状腺腺瘤。在病理上,甲状腺腺瘤的单发结节有完整包膜,界限清楚。而结节性甲状腺肿的单发结节无完整包膜,界限也不清楚。

2.甲状腺癌

可表现为甲状腺质硬,结节表面凹凸不平,边界不清,颈淋巴结肿大,并可伴有声音嘶哑、霍纳综合征等。病理鉴别的要点就是血管浸润和包膜浸润,有血管或包膜浸润者为微小浸润癌,无则为腺瘤。细胞的丰富程度及细胞的异型性并不是诊断的指标,对判断良恶性没有意义。

六、治疗

(一)甲状腺激素治疗

能抑制垂体 TSH 对甲状腺腺瘤的刺激,从而使腺瘤逐渐缩小,甚至消失。从小剂量开始,逐渐加量。可用左甲状腺素 50～150μg/d 或干甲状腺片 40～120mg/d,治疗 3～4 个月。适于多发性结节或温结节、热结节等单结节患者。如效果不佳,应考虑手术治疗。高功能腺瘤有人建议随诊或试用甲状腺激素。随诊期间注意肿瘤大小的变化,如出现肿瘤逐渐增大,或出现周围浸润表现或压迫症状,须重复 FNA 检查,或手术治疗。

(二)手术治疗

近年来研究证实,临床上诊断单发结节在手术切除后病理检查约＞10％是甲状腺癌,所以对单发结节最好是手术切除。若有下列情况时,更应及时治疗:①年龄＜20 岁年轻人或＞40 岁成年人,尤其是男性患者。②患者在幼年时,因颈面部或纵隔某些疾病有过放射治疗史。③肿块迅速增大,质地坚硬,表面不平,活动受限,伴颈淋巴结肿大者。④同位素扫描为"冷结节"。⑤B超检查证实为实质性肿块。⑥引起甲亢者。⑦年轻的高功能腺瘤患者。

目前多主张做患侧腺叶切除或腺叶次全切除而不宜行腺瘤摘除术。约有 25％的甲状腺瘤为多发,临床上往往仅能查到较大的腺瘤,单纯腺瘤摘除会遗留下小的腺瘤,日后造成复发。切除标本须立即行冷冻切片检查,以判定有无恶变。若证实为恶性病变,应进一步扩大手术范围。若证实为甲状腺瘤时,则可结束手术。

(三)超导消融疗法

此法治疗甲状腺瘤效果也很满意,基本上达到手术治疗效果,颈部无瘢痕,安全无不良反应。适应证:①肿瘤直径＜5cm。②年龄大,伴心、肺等器官疾病不能耐受手术者。③患者不愿或拒绝手术者。④双侧多发甲状腺瘤。

(四)同位素^{131}I治疗

另外,也可以用同位素^{131}I治疗甲状腺腺瘤,但对于治疗高功能腺瘤使用^{131}I的剂量大于治疗 Graves 病的剂量。此法多用于年龄较大者。

第二节　甲状腺囊肿

甲状腺囊肿是指在甲状腺中出现的含有液体的囊状物。该囊状物可能很大(>5cm 即为手术指证),也可能很小(<1cm),小的甲状腺囊肿须经由彩超检查才能发现,较大的甲状腺囊肿则用肉眼观察即能发现,常常是患者自行发现,然后由医师触及结节,再经由彩超检查获得证实。本病女性发病率高于男性。临床上所见的甲状腺囊肿,大多数是假性囊肿,并不是一个单独的疾病。绝大多数囊肿系由单纯性甲状腺肿、结节性甲状腺肿、甲状腺腺瘤退变而来。临床上也有少数囊肿是由颈部外伤甲状腺内部血管损伤出血而引起血肿样囊肿。只有少数囊壁为鳞状上皮的囊肿,为真性甲状腺囊肿,系来源于化生或甲状舌骨管残余或第 4 腮裂残余,临床上极为少见。

一、病因与发病机制

甲状腺囊肿是甲状腺良性占位的常见病变之一。其病因目前尚不清楚。可能与碘代谢、性激素、地区性、饮食习惯及家族有关。多数学者认为甲状腺囊肿形成与碘缺乏有关,尤其在我国。甲状腺囊肿产生的原因多是由于患者身体吸收的碘量不足,血液中甲状腺激素浓度因此而降低,通过神经—体液调节使腺垂体分泌大量的 TSH,促使甲状腺肿大。初期,扩张的滤泡分布较均匀,散布在腺体内部周围,形成弥漫性甲状腺肿。如果未经治疗,形成结节性甲状腺肿,进而发生坏死而形成甲状腺囊肿。同时,越来越多的研究证实,高碘地区食盐加碘容易诱发甲状腺疾病。在一些含碘量高或不缺碘的地区,如果再食用含碘盐,就非常容易诱发甲亢和甲状腺疾病的发生,甚至使该地区的甲状腺囊肿发生率也增高。

二、病理

从病理来看,甲状腺囊肿可分为胶性囊肿、浆液性囊肿、出血性囊肿等。

1.胶性囊肿

主要来源于胶性甲状腺肿,巨大的含胶滤泡发生变性,若干个滤泡逐渐融合成一个囊肿,囊内胶质成分均系碘化的甲状腺球蛋白,黏稠,褐色,囊壁厚薄不一,系扁平滤泡上皮细胞。

2.浆液性囊肿

常发生于结节性甲状腺肿和甲状腺瘤、长期生长过程中,结节长大,压迫静脉血管造成供血不良,组织缺血,发生萎缩性变性,间质内淤血水肿,液体积聚而形成囊肿。

3.出血性囊肿

浆液性甲状腺囊肿囊液较稀薄,若在演变过程中组织发生缺血性坏死、周围血管失去支撑而破裂出血,则形成出血性囊肿。诸囊肿壁均系纤维结缔组织,上皮细胞较少,当然在疾病的演变过程中常为结节或甲状腺瘤发生部分囊性变,故而临床上可见囊腺瘤的病例。甲状腺癌亦可发生坏死、出血、液化而形成囊肿。

三、临床表现

本病多发生于20～40岁女性。囊肿多为单发,也可多发,肿物呈圆形或类圆形,大小不等,小者如花生米大小,大者可如鸭蛋大小。表面光滑,边界清楚,质地软,随吞咽上下移动,无触压痛。囊肿内容物较多时,囊腔内压力较高,较坚实,质地较硬;若囊肿内容物不多,囊内压力不高,则肿块较柔软,伴囊性感。囊肿增大缓慢。通常不产生明显的自觉症状,偶可因囊肿内出血,肿物短期内迅速增大,局部出现疼痛及压迫症状,可伴有声音嘶哑及呼吸困难,甚至吞咽困难。颈部钝器外伤引起甲状腺出血性囊肿,有明显的疼痛感,颈部肿块迅速增大,疼痛加重。数日后颈部肿块停止增大或增大速度减慢,则疼痛好转。以后囊肿内血液吸收,肿块缩小,逐渐消失。

四、辅助检查

1.B超检查

可直接明确诊断,肿物为甲状腺内囊性变,多为单发,边界清楚。肿物有时可达锁骨下及胸骨后。

2.核素甲状腺扫描

如^{131}I等扫描示甲状腺内“凉”结节。

3.CT、MRI检查

若肿物较大或伴有压迫症状,有必要进行 CT 或 MRI 检查,观察周围组织器官受压情况,一般指导治疗。

4.甲状腺功能

一般情况下 TSH、T_3、T_4 正常。

五、诊断及鉴别诊断

根据甲状腺出现无任何症状的肿物,表面光滑,质地软,随吞咽上下移动,无触压痛。核素扫描为甲状腺内“凉”结节;B超检查肿物为囊性,表面光滑,即可确诊。

鉴别诊断包括:

1.甲状腺腺瘤

一般均为甲状腺内单发的无任何症状的良性占位。腺瘤质地较韧,囊肿较软,B超检查可鉴别。

2.结节性甲状腺肿的单发结节

甲状腺囊肿患者,健侧甲状腺一般不大,仅患侧甲状腺叶增大;而结节性甲状腺肿的双侧甲状腺叶均增大,质地较韧,而且经过一定时间后单个结节可演变为多个结节。核素扫描和 B 超检查均有助于鉴别。

六、治疗

甲状腺囊肿虽然大多无任何临床症状,但因其持续增大,而且囊内有出血的危险,因此,对已确诊的甲状腺肿均应采取治疗措施。对浅表且直径<3cm 的小囊肿可用非手术疗法,硬化剂治疗,行局部穿刺抽吸后无水乙醇灌注冲洗,无水乙醇保留 1~2ml 即可。此法创伤小,痛苦少,疗效好,患者易接受,但有继发出血的风险。较大的囊肿以手术治疗为主。尤其直径>4cm 的甲状腺囊肿,恶变率增高,手术方式以单纯甲状腺次全切除为妥。

七、预后

甲状腺囊肿是甲状腺的良性病变,行穿刺抽吸后无水乙醇灌注后,若有复发,可再次行穿吸灌注,若灌注 3 次后囊肿复发或囊肿增大明显,即行手术治疗。手术预后良好。偶尔有复发再手术治疗。

第五章 乳腺良性疾病

第一节 概述

乳腺良性疾病(benign breast disease)是一组异质性疾病,因其发病率高,影响妇女生活质量,且某些类型有癌变可能,故应予以重视。乳腺良性疾病的分型较多,目前乳腺良性疾病主要可概括为以下类别:①乳腺增生症;②类瘤疾病;③良性肿瘤;④其他。

(一)乳腺增生症(hyperplasia of breast)

乳腺是女性内分泌系统的靶器官之一,随着卵巢周期性变化,可以发生一系列组织学增生复旧改变,然而乳腺在多数情况下并不出现任何异常表现。但在一些中年妇女患者中,有些会有乳腺腺体增厚,并伴有不同程度的疼痛,从而到医院就诊。这使乳腺增生成为乳腺疾病中最为常见的疾病。乳腺增生症可有多种类型,主要包括:导管上皮增生、乳头状瘤病、小叶增生以及囊性增生等。对于不典型或重度不典型增生,目前认为是具有癌变倾向的癌前病变,应当加以警惕。对年轻而症状不重者,乳腺增生症的治疗主要是对症治疗,而对于不典型增生的患者应当加强定期检查,及时处理病变。

(二)类瘤疾病

1.浆细胞性乳腺炎(plasma cell mastitis)

浆细胞性乳腺炎又称乳腺导管扩张症(breast ductectasia),病因不明,目前认为是由于乳头畸形、既往乳腺感染等原因导致乳管狭窄、阻塞,使得分泌物潴留,形成导管周围炎,往往伴有浆细胞浸润,故称为浆细胞性乳腺炎。本病病情复杂,误诊率较高。当病人属亚急性期或慢性期时,可出现乳房肿块,质地硬、固定,还可伴有乳房局部皮肤内陷、腋窝淋巴结肿大等表现,易与乳腺癌混淆,容易误诊。治疗以外科手术为主。若病变处于急性期,首先以抗感染治疗为主,配合局部理疗,待炎症消退、肿块缩小后再行手术治疗。对肿块较大、与皮肤粘连或有多个窦道、瘘管形成,长治不愈者,可作单纯乳房切除。

2.肉芽肿性乳腺炎

是一种少见的、局限于乳腺小叶的良性肉芽肿性病变,又称肉芽肿性小叶性乳腺炎、哺乳后瘤样肉芽肿性乳腺炎、乳腺瘤样肉芽肿等。1972年由Kessler首先报道,国内1986年首先由马国华报道。本病虽属于良性疾病,但是由于缺乏对本病统一的认识,且该病与乳腺癌、PDM及乳腺结核等较难鉴别,容易误诊误治,给预后带来一定的不良影响。

3.乳腺脂肪坏死(fat necrosis of the breast)

乳腺脂肪坏死多是在乳腺局部受外伤后,引起脂肪坏死变性,形成较硬而不规则的局部肿块。本病多发生于中老年,病程较短,但极易与乳腺癌混淆,诊断较困难。对于病灶小、症状轻的患者可采用局部理疗及对症治疗。对于症状重且诊断不明的患者,应当及时手术并行病理学检查。

(三)乳腺良性肿瘤(benign tumor of breast)

乳腺良性肿瘤是青壮年女性最常见的乳腺肿瘤,几乎所有的腺上皮、间叶组织都可以发生。其中以乳腺纤维腺瘤最为多见,多以无痛性包块为主诉就诊。而导管内乳头状瘤往往以乳头溢液为主。此类疾病患者较多发生在青年妇女(<30 岁的患者约占 60%),可能与雌性激素水平较高有关。一般为单发,少数为多发,肿瘤生长缓慢,少数可增长较大,极少数可发生癌变(多为中老年)。此类疾病应及时手术切除并经病理组织学检查以明确诊断。

(四)其他

主要包括先天性乳房畸形和男性乳房发育症。

1.先天性乳房和胸壁畸形包括

乳头、乳晕复合体的畸形,副乳腺,不对称畸形,乳房形状畸形,胸壁的畸形(Poland 综合征、前胸壁发育不全)等。

2.男性乳房发育症(gynecomastism)

在青春期或老年期男性,因体内雌雄性激素比例失衡而引起乳腺发育。病人可有轻度乳腺胀痛,腺体盘状增厚,偶见乳头有分泌物。乳头、乳晕后方触诊可触及增厚腺体,部分伴有压痛。超声检查示:病变多为均质低回声,可伴少许点状血流。老年期男性乳房发育症需与男性乳腺癌鉴别,尽管前者发病率明显高于后者,但应当提高警惕,避免误诊,必要时可行病理检查。

第二节　乳腺先天性疾病与发育异常

一、先天性乳房畸形

先天性乳房畸形的记载可以追溯到很古老的时代。首先在圣经里有这样的描述:我们有这样一个小妹妹,她讨厌没有乳房,我们能为她做点什么?她该怎么开口讲这件事。在古希腊神话和艺术画中记载图上描绘月神与狩猎女神有多个乳房。

乳房是女性的性征标志,无论是外形还是心理上乳房在女性的生活中都占有非常重要的地位。任何大小和形状的改变都会难以被接受,会给女性特别是青春期女性带来负面影响。她们会因乳房小或缺失,表现为缺乏自信,感到羞愧、压抑,喜欢独居,同样在性关系和文化信仰方面都会产生负面影响。由于乳房的畸形,在将来的哺乳功能方面同样也会产生障碍。

先天性乳房和胸壁畸形的分类:

1.乳头、乳晕复合体的畸形

包括多乳头,乳头内陷。

2.副乳腺

3.不对称畸形

包括无乳房畸形,乳腺发育不全,乳腺萎缩。

4.乳房形状畸形

管状乳房畸形。

5.胸壁的畸形

Poland 综合征,前胸壁发育不全。

(一)乳头、乳晕复合体的畸形

1.多乳头畸形

多乳头畸形多发生于孕期的前三个月,当乳腺的边缘不能退化到正常时;同样,在泌尿系统和其他系统的发育异常时也会伴发。占总人口 1%~5% 会出现副乳头畸形,男女发生比较一致。副乳头一般都沿乳头垂直线生长,90%都在乳房下皱襞水平(见图 5-1)。它可以是单侧,也可双侧,在某些病例副乳头周围有乳晕。有证据表明,多乳头畸形可能有家族遗传性,可以同时伴有泌尿道的畸形、睾丸癌和肾癌。在匈牙利和以色列有至少两篇报道在儿童中发生肾的排泄系统发生阻塞性异常,分别为 23% 和 40%。但是,也有未发现两者联系的报道。因此,有泌尿专家提出,当出现多乳头畸形时,应检查是否有泌尿道畸形的发生。但是由于泌尿道畸形的表现明显,但发病率低,而多乳头畸形很常见,故临床实践中并没有采用该方案。

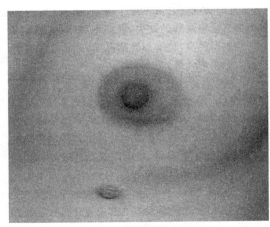

图 5-1　副乳头

2.乳头内陷

占总人口的 2%,50%的患者有家族史。胎儿在子宫内发育过程中,由于乳腺导管和纤维束的发育不良,引起乳头形成过短,造成乳头内陷的形成。乳头内陷可以发生于一侧,可以发生于双侧。由于乳头内陷,使乳头发育不良,从而影响部分妇女的哺乳。但亦有部分妇女在产前通过外提乳头等,使乳头外翻,可以进行哺乳。也有部分患者,由于乳头内陷,造成乳管堵塞,引起乳腺的反复感染。乳头内陷一般不需要特殊处理,一般要求患者在孕前外提乳头,尽量使乳头外翻,但多数效果不佳。部分患者亦因美学要求,或乳头内翻后引起反复感染,可以行乳头外翻整形术,但应告知患者将来不能哺乳,乳头感觉障碍,以及乳头坏死等风险(见图 5-2)。

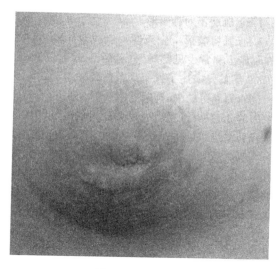

图 5-2 乳头内陷

（二）副乳腺

副乳腺畸形的发生率为 $1\%\sim2\%$，女性多见，且某些有家族遗传性。1/3 患者是双侧发生，多见于腋窝。副乳腺多于青春期和妊娠时，由于卵巢雌二醇和胎盘雌三醇激素水平的增高，开始生长，增大，一般没有症状，但在妊娠和月经前可以有不适感和疼痛，哺乳时还可以有乳汁流出。副乳腺像正常乳房一样可以有乳头，乳晕，妊娠后副乳腺可以缩小，严重者哺乳后仍可见腋窝明显隆起的副乳腺（见图 5-3）。副乳腺可以发生与正常乳房一样的乳腺疾病，包括乳腺癌、纤维腺瘤、乳腺增生乳腺炎等。对于副乳腺的外科切除治疗，一般不推荐。因为该手术可以引起腋窝切口瘢痕，上肢的运动受限，损伤肋间臂神经引起上臂内侧感觉异常、疼痛、血清肿、切口裂开、切除副乳腺不全等并发症。对于部分患者，可以采用吸脂术。

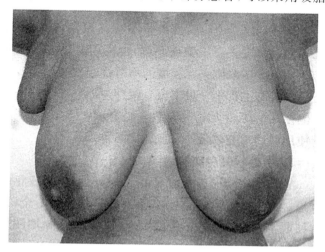

图 5-3 副乳

(三)乳房不对称畸形

1.无乳房畸形

先天性一侧或双侧乳房缺失是在临床上非常少见的畸形(见图 5-4)。Froriep 在 1839 年首先描述了这一现象。1882 年,Gilly 报道一例双侧乳房缺失,同时伴有尺骨缺失和手的尺侧缺失的 30 岁女性患者。有关先天性畸形伴双侧乳头和乳腺组织缺失的病例少见。Trier 的总结发现有右侧胸肌萎缩,右侧尺骨和尺侧手的缺失等,单侧乳房缺失比双侧更常见,并多见于女性。这种缺失病变发生是由于胚胎第六周乳腺发育不全所致。Tier 发现乳房缺失与腭裂,宽鞍鼻,胸肌,尺骨、手、足、腭,耳,生殖泌尿系统缺失有关。有时,也可呈现家族遗传性。这种畸形的治疗可以采用扩张器,假体乳房重建或采用自体背阔肌肌皮瓣乳房重建。

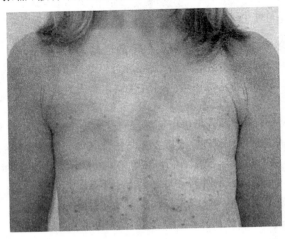

图 5-4　无乳房畸形(引自 Congenital abnormalities ofthe breast Womens Health(Lond Engl),2012)

2.乳腺发育不全,乳腺萎缩

乳腺发育不全,乳腺萎缩可发生于一侧或双侧,也可同时伴有胸肌的缺损。乳房双侧一定程度的不对称较常见;但是,还是以乳腺发育不全最突出。治疗主要通过小乳房一侧使用假体或大乳房侧缩乳固定术。近年,已开始使用脂肪填充术保持双侧乳房对称。

(四)管状乳房畸形

管状乳房畸形首先由 Rees 和 Aston 于 1976 年报道。形成管状乳房的基本原因是乳腺发育不全,这种通常在内下和外下象限发生。在形成乳晕周围的收缩性环的过程中,两层的乳腺带粘连引起了管状乳房的发生。这就造成疝样的腺体组织伸入到乳晕后间隙。这部分乳腺组织韧带松弛,缺乏阻力,因此引起乳晕过度肥大(见图 5-5)。

1.管状乳房畸形的分类(Groleau 等)

Ⅰ级:病变主要在下象限中份;

Ⅱ级:病变主要累及内下和外下两个象限;

Ⅲ级:病变主要累及全乳房。

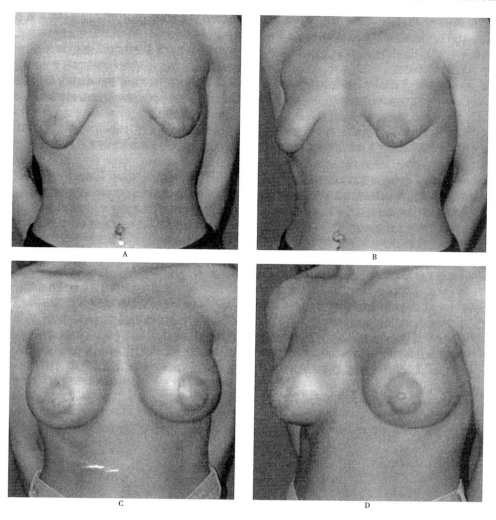

图 5-5　A,B 管状乳房畸形术前,

C,D 术后(引自 Congenital abnormalities of thebreast Womens Health(Lond Engl),2012)

2.管状乳房畸形的临床表现

管状乳房畸形常开始于青春期,因此往往会引起性心理问题。这种管状小乳房会严重的阻止这种女性接触社会。女孩对乳房感到羞愧的是怪异的乳房形状,而不是乳房大小本身。

常见的表现有它可发生于单侧,也可发生于双侧;可以有乳房皮肤的缺失,乳房不对称,乳腺发育不全,圆锥形乳房,狭窄形乳房基底,疝样乳头乳晕复合体,肥大的乳晕。

3.管状乳房畸形的处理

校正不正常的肥大乳晕和乳腺。正常的大小对促进女性正常的心理发育是一个重要的步骤,做一个校正手术即使是一个年轻女孩也是必要的。但是也应该强调外科干预对年轻患者应该尽量限制,对采用改变乳房体积和移位的外科手术应该尽量避免。

通常采用 Rees 的方法,切除肥大乳晕过多的皮肤,皮下分离乳腺,使乳腺基底部增宽。这种手术方式可以达到乳房形状有较好的美容效果,又没有改变腺体的完整性。

对已经发育好的乳腺,可以考虑切除肥大乳晕过多的皮肤和置入假体,以期有更好的美容效果;但是对于严重畸形的患者,由于没有足够的软组织覆盖,假体置入难以实施。采用 Muti 和 Ribeiro 的方法是恰当的:真皮层切除肥大乳晕过多的皮肤,充分皮下游离乳房下象限直到设计的新下皱襞;从乳晕开始达胸大肌分离乳腺,下部形成以下部腺体为基底的转移瓣,将该转移瓣折叠塑形放置于下部所形成的腔并固定于下皱襞。这种方法的缺点是由于中心部分已被游离瓣占据,再放置假体几乎不可能进行。

现在较流行的手术技术是,首先将扩张器放置于腺体后分,然后更换假体,将假体的 2/3 放置于胸大肌后分,下 1/3 以乳腺组织覆盖。这样可以扩展乳腺的基底部,与传统的方式即将假体完全放置于胸大肌后分相比,可以得到较好的美容效果。

脂肪填充术常被用于管状乳腺发育畸形的后期处理。多用于矫正术后乳腺边缘轮廓的修复,同时可以对不对称的小乳房体积进行补充。

(五)胸壁畸形

Poland 综合征

1.流行病学特点

1841 年,Alfred Poland 首先在 Guy 医院报道 1 例患者表现为肩胛带胸大小肌肉缺失和上肢畸形,同时还伴有外斜肌缺失和部分前锯肌的缺失。既后,又有多位学者报道类似的发现,同时还发现伴有乳头萎缩或乳头,肋软骨,肋骨 2、3、4 或 3、4、5 缺失,胸壁皮下组织萎缩和短并指(趾)畸形。这种临床发现要么全部要么部分表现。现在把一侧胸壁的萎缩,加上同侧上肢畸形统称为 Poland 综合征(见图 5-6),即是一侧肢体胚芽的第五周胚胎发育的第二个阶段的基因变异综合征,由于接近乳腺嵴的形成,因此这种畸形可能发生在乳腺,胸壁,胸肌,上肢和手。该综合征病发病率低,为 1:7000 到 1:1000000,多见于男性。该病的病因不清楚,没有家族遗传性,可能因胚胎发育的 46 天,锁骨下轴的发育异常,造成锁骨下血管及其分支的血液供应阻挡,从而影响胚胎结构的发育。

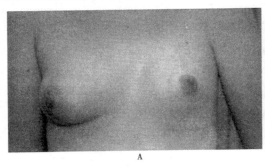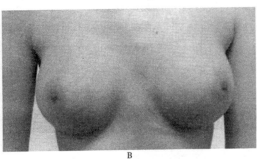

A.左侧胸大肌缺如,左乳萎缩(Poland 综合征);

B.术后表现(引自 Congenital abnormalities ofthe breast Womens Heahh(Lond Engl),2012)

图 5-6

2.临床表现

Poland 综合征的临床表现各异,几乎很少在一个患者都表现出来。一般是单侧发生,常常发生于右侧。表现为乳房、乳头萎缩或缺失,胸肌缺失,胸壁畸形,上肢畸形,较常见的畸形是乳房外形的不全伴部分下分胸肌的缺损畸形。对于女性,由于部分或完全缺失胸大肌,表现为腋前皱襞的消失;这种非自然的外观要想隐藏是非常困难的。文献报道发现该综合征与黑素沉着斑有关。因为乳腺和黑素细胞都是来源于外胚层。乳腺异常萎缩和高色素沉着可能均来自于此胚芽层。表现为一侧胸壁和(或)乳腺萎缩,伴有高色素沉着斑,没有恶变倾向,故患者一般不要求对高色素沉着斑治疗。

尽管在 Poland 综合征的患者,乳腺发育不良,但仍然有文献报道发生乳腺癌。对于这种患者,虽然有解剖变异,但前哨淋巴结活检技术仍然可以采用。还有并发白血病的报道。

3.治疗

由于这种疾病的表现各异,因此对这种病人的治疗往往会根据患者的不同表现采取不同的手术方式。多数患者对功能上的胸前肌肉缺乏和小乳房并不感到尴尬,只有一些严重的病例如胸廓或前肋缺失造成形态的畸形,表现为吸气时肺形成疝,呼气时胸壁形成深的凹陷腔,不论在形态和情感上都影响了患者的生活质量,才要求进行手术治疗。

手术目的包括以肌瓣覆盖的胸壁修复和乳房重建。常用的方法有假体,带蒂皮瓣和游离皮瓣,以及肌皮瓣都可以应用。

在制定手术方案中,Hurwitz 建议术前 CT 加三维重建对胸壁和乳房重建的手术方式选择有重要的帮助。对该病的外科治疗程序应包括以下几个方面:

(1)带游离背阔肌或外斜肌瓣的骨膜下移植片;

(2)白体分离肋骨移植物;

(3)带骨膜的分离肋骨移植物;

(4)异种骨移植物;

(5)取对侧胸壁肋骨移植物用于患侧,再用金属网片固定;

(6)用常规乳房假体和胸壁假体修复困难病例。

Schneider 等推荐采用一步法修复 Poland 综合征的患者。他们采用背阔肌肌皮瓣修复胸壁和乳房的缺失,较以前传统方法,有明显的优势,并发症更低,美容效果更好的优势。近年,开始将内镜技术应用于该手术。

二、巨乳症(乳房肥大症)

乳房的发育受下丘脑垂体卵巢轴的影响。它们的生理和病理变化,影响促性腺激素释放激素、尿促卵泡素、黄体生成素、雌激素孕激素的变化.从而影响乳腺的增生,激素水平的过高可诱发乳房肥大。乳房肥大的分类:①乳房早熟;②青春期乳房肥大;③药物性乳房肥大;④妊娠性乳房肥大。

(一)乳房早熟

乳房早熟是指 8 岁以下女孩在缺乏任何性成熟标志的情况下,乳房的单纯发育。关于其病因仍然存在争论。Wilkins 等推测乳房早熟与乳腺组织对雌二醇,雌酮的敏感性提高有关;也有研究认为与促黄体生成素和促卵泡雌激素的轻度增高有关,但也有研究未发现该现象,其下丘脑-垂体轴是正常的。对于该类患者,不需特殊处理,一般采取观察方法,检测其性激素水平至成年期,多数患儿激素水平可恢复正常水平。

(二)青春期乳房肥大

青春期乳房肥大是青年女性青春期发育后比较常见的表现。这种临床表现是由于这种女性乳房在青春期发育后,仍继续生长。多数为双侧,也有单侧报道。

1.病因

多数观点认为青春期乳房肥大是由于血浆雌酮或雌二醇水平增高所致,但是,通过各种催乳激素的检测,并没发现其与乳房肥大有关。有推论认为由于靶器官组织如导管上皮,胶原和基质有雌激素受体存在,对催乳激素如雌激素,孕激素高度敏感,继而促进乳房的发育。

2.治疗

由于乳腺肥大与激素的高敏感性有关。有学者推荐使用抗雌激素药物去氢黄体酮和甲羟黄体酮治疗青春期乳房肥大,但效果不佳。亦有报道认为使用雌激素受体拮抗剂他莫昔芬可能更有效,但 Bromocriptine 用于治疗青春期乳房肥大,亦未成功。

目前的观点认为乳房缩小整形术是青春期乳房肥大治疗的主要手段。乳房缩小整形术的适应证主要依据体格检查乳房肥大者,患者对肥大的乳房感觉不适,下垂感明显,慢性背部疼痛,颈部僵硬,乳房下皱襞反复糜烂,同时结合患者个体对美学的要求决定是否有手术指征。

(1)手术前准备

1)术前常规乳房 X 线检查,超声检查,排除乳房肿瘤性病变;

2)整形外科医生与患者充分沟通,了解患者通过乳房缩小整形手术后,期望达到的效果,同时也要向患者介绍手术的目的,手术方式选择,手术后切口瘢痕的位置,需要多长时间恢复,手术中和手术后可能出现的风险和并发症,手术可能达到的预期效果等,使患者对本次乳房缩小整形手术有充分的理解。

3)对于正在服用抗凝剂的患者,要求至少停止服用 1 周以上。

(2)乳房缩小整形手术的方式:一个成功的乳房缩小整形手术应该包括以下几方面:①重新定位乳头乳晕复合体;②乳房皮肤、脂肪、腺体组织体积减小;③缩乳术后的乳房切口瘢痕应尽量小,隐蔽,形状稳定、持久。

乳房缩小整形术有多种方式.目前应用最多的是"T"切口的乳房缩小整形术和短垂直切口乳房缩小整形术。采用何种方式与乳房体积和乳房下垂的程度,以及整形外科医生对该项技术掌握的熟练程度密切相关。一般而言,乳房肥大中度以下,切除乳房组织体积不多,乳房下垂不严重者,可以选择短垂直切口乳房缩小整形术;如果乳房肥大中度以上,乳房下垂明显者,皮肤松弛者,或需切除上组织者,建议选用"T"切口的乳房缩小整形术。

1)短垂直切口乳房缩小整形术(Lejour 技术):

手术步骤:外科标记——皮下注射浸润——去表皮化——吸脂——切除部分腺体,形成新的乳房。

①外科标记:A.要求患者站立位,标记胸骨中线和乳房下皱襞;B.确定术后乳头的位置,一般据胸骨上凹 21~23cm。注意:一定避免术后新乳头位置过高,因此在设计新乳头位置时要相对保守;C.在乳房中份从乳房下皱襞垂直向下标记乳房中线;D.根据缩乳的大小,标记乳晕两侧垂直线,并在乳房下皱襞上 2cm 汇合;E.新的乳晕周径可依据公式计算:周径=2Ⅱr,并利用 Lejour 技术在新的乳晕周围标记一个像清真寺顶的半弧形并于两侧垂直线交叉;F.标记

包括乳头、乳晕的上蒂；②皮下乳房注射浸润：全身麻醉后.取半卧位,消毒铺巾,除带蒂乳头瓣外,注射含肾上腺素的生理盐水,以利于手术剥离和减少术中出血；③去表皮化：去表皮化包括乳头晕上方和下方 5～6Cm 范围；④吸脂术：主要针对那些脂肪多的病例,通过吸脂术,可以减少乳房体积,改善乳房外形,同时有利于蒂的包裹；⑤切除部分腺体,形成新的乳房：外科手术切除腺体包括乳房下分和乳房后分的组织,以达到双乳对称。

2)"T"切口的乳房缩小整形术：该手术有各种技术的带蒂保证乳头,乳晕复合体的血供,包括垂直双蒂,垂直单蒂,侧方单蒂等。垂直双蒂对乳房下垂,胸骨上凹与乳头距离大于 30cm 以上患者更适用。多数情况下,采用上方单蒂就可达到较好的美容效果。

（3）并发症

1)近期并发症：①血肿或血清肿：血肿形成的原因包括：术前使用抗凝剂,如阿司匹林(建议术前 1 周要停药),手术剥离范围宽,切除组织量大,手术止血不彻底引流安置不当,致引流不畅等。血肿的表现：主要的症状是疼痛,体征为双乳房不对称,肿胀,触痛,乳房瘀斑。时间超过 1 周者,多形成血清肿。血肿的处理：小血肿,在局部麻醉下,注射器抽吸。大的血肿,必须在手术室拆除缝线,清除血肿,止血,重新安置引流管引流。②切口裂开：发生率约为 10%～15%,切口裂开的原因包括：缺血,感染,皮肤张力过高,脂肪液化等。切口裂开的处理：创面换药,引流,如果是感染引起,全身和局部使用抗生素。创面小、浅,会在短期内愈合；如果创面大、深,可能换药时间长达数月。二期愈合后,瘢痕较大。③皮瓣缺血和坏死：主要与皮瓣的设计有关,手术时避免切口张力过大。如果关闭切口时,张力高,建议切除蒂部部分乳腺组织。通常外侧皮瓣由于供血距离远,更容易发生缺血。如果只是轻微的缺血,一般不需要特殊处理；皮肤的坏死多见于 T 型切口的三角部位和切口的边缘,因其张力大,距离供血最远。小的坏死,通过换药二期愈合,大的坏死则需要植皮处理。④急性蜂窝组织炎：感染致病菌多为肺炎链球菌和金黄色葡萄球菌,但也有院内感染所致的 G 阴性球菌或厌氧菌的感染。表现为红、肿、痛、发热、寒战等。如果有分泌物,应首先进行细菌培养,明确感染类型。在不能明确感染源时,使用一代或二代头孢菌素抗感染治疗。对于反复发生蜂窝组织炎患者,应注意是否有异物存在,不能通过临床体检发现者,建议做磁共振(MRI)检查,明确异物的部位,通过手术取出异物。⑤乳头乳晕复合体缺血,坏死：多数乳头乳晕复合体的缺血坏死是由于静脉回流障碍,静脉淤血造成,只有少数是由于动脉血供障碍所致。多数情况在术中就发现有静脉充血,这时应迅速松解,检查是否带蒂瓣扭转,是否蒂太厚,或是否有足够的空间容纳带蒂的瓣。通常静脉回流障碍表现为乳头乳晕复合体充血,暗红色的静脉血自切口边缘溢出,而动脉血供障碍,则表现为乳头乳晕复合体苍白,切口无出血,但这种在术中很难发现。如果发生手术后乳头乳晕复合体的坏死,就要仔细与患者沟通,告诉其可能需要的时间较长,需要多次换药,最后二期再次行乳头乳晕重建或采用文身的方式进行乳晕修复。

2)远期并发症：①脂肪坏死：脂肪坏死常由于某一区域缺血或手术所致。表现为乳房局部硬节或块状,可于手术后数周,数月后出现。范围小的可变软,不需特殊处理。对于质地硬或范围广者,建议做超声,乳腺 X 线检查或 MRI 检查,必要时做细针穿刺活检,以排除恶性病变,消除患者疑虑心理。如果患者焦虑严重要求切除者,应尽量选用原切口手术切除,范围大可能影响乳房外观,应在手术前告诉患者,以避免医疗纠纷的发生。②双侧乳房大小,形态不对称:事实上,对所有行乳房缩小整形手术患者术后都有不同程度的大小和形态不对称。如果是轻微的,绝大多数患者都能接受,因为多数乳房肥大患者,手术前就存在不同程度的双乳不对称,相比手术前肥大乳房带来的不便,手术后的一对大小适中的乳房,以及带来的愉快心理,即使有轻度大小,形态不对称,患者还是满意的。如果双侧乳房差异较大,会给患者带来烦恼,如果是大小不对称,多数可以通过吸脂或切除组织的方式解决。如果是形态不对称,需要用手术方式校正。③乳头乳晕不对称:乳头乳晕的不对称包括大小,形态,位置和凸度,以及颜色的不对称。常见的有乳头乳晕复合体被拉长或像水滴样,这在乳房缩小手术中并不少见,还可见乳晕变大,瘢痕呈星状,增大。这主要与手术切口的选择,缝合的方式以及上移乳头距离的多少等有关,一般这种情况必须等待水肿消退,术后6个月后再行处理。④乳头内陷:乳头内陷往往是由于乳头后方的组织太薄,不足以支撑乳头。处理的方法就是尽量保证乳头后分有足够的组织支撑。

(三)药物性乳房肥大

药物诱发的乳房肥大被报道与D青霉素胺有关,它发生于青春期或成熟的乳房。虽然病因清楚,但发病机制不清。Desai推测D青霉素胺影响性激素连接蛋白,从而使血循环中游离雌激素水平升高,但对患者的月经功能没有影响。

Cumming使用达那唑(具有弱孕激素、蛋白同化和抗孕激素作用)通过干扰乳腺实质的雌激素受体敏感性抑制乳腺的增长。Buckle还将该药用于男性乳房肥大的治疗。

(四)妊娠性乳房肥大

1.病因和流行病学

妊娠性乳房肥大是一个非常少见的疾病,高加索白人妇女发病多见。目前病因不清楚,可能与激素的水平异常,组织的敏感性增高,自身免疫,恶性肿瘤等有关。文献报道认为与激素的变化有关,认为妊娠时,体内产生大量雌激素,同时,肝脏代谢功能的异常对雌激素的灭活能力下降可能是妊娠期乳房肥大的原因。

2.临床表现

该病发生于妊娠开始的几个月,多为双侧发生,亦有单侧发生的报道。乳房的增大达正常的数倍,患者往往难以承受。乳房变硬,水肿,张力高,静脉怒张,可出现橘皮样变病征。由于乳房迅速增大,皮肤张力增高,造成血供不足,引起乳房皮肤溃疡,坏死,感染,和血肿发生。

3.治疗

妊娠性乳房肥大是一个自限性疾病,多数不需治疗,一般在分娩后,乳房会缩小到正常乳房大小。因此建议这部分患者佩戴合适的乳罩,保持皮肤清洁。对于有严重疼痛症状,皮肤严重感染,坏死,溃疡无法控制者,可以采用缩小乳房手术或双侧乳房切除,行Ⅱ期乳房重建术。

三、男性乳房发育症

(一)流行病学

人类乳腺发生是从胚胎第6周或体长达11.5mm时开始,先在躯干腹面两侧由外胚叶细胞增厚形成乳腺始基,然后转向腹侧,除在胸部继续发育外,他处萎缩消失。出生后2~10天内,受母体与胎盘激素的影响,乳腺可以出现增大,甚至有类似母亲的初乳样乳汁泌出,但2~3周内消失,乳腺转入静止状态,在性成熟以前,男女乳腺均保持此种静止状态。在性成熟开始时期,女性乳腺开始继续发育,男子乳腺终生保持婴儿时期的状态,如果男子乳房持续发育不退,体积较正常增大,甚至达到成年妇女的乳房体积,被称为男性乳房发育症(gynecomastia,GYN),又称男性乳腺增生症或男子女性型乳房。GYN 是男性乳房常见的病变之一,可发生于任何年龄组。Gunhan-Bilgen 报告 10 年来收治的 236 例男性乳房疾病,GYN 206 例,占 87.3%。新生儿 GYN 发病率 50% 以上,青春期约为 39%,也有高达 50%～70% 的报告,老年发生率较高,在 50～69 岁的住院男性中高达 72%。

(二)病因

GYN 可以分为生理性乳房肥大和病理性乳房肥大,其中,生理性乳房肥大可以细分为新生儿乳房肥大、青春期乳房肥大和老年乳房发育症,它的病因不明,多数人认为与内分泌的不平衡、雌/雄激素比例失调,以及乳腺组织对雌激素的高度敏感有关。病理性乳房肥大多是因为睾丸、肾上腺皮质、脑垂体、肝脏、肾脏等部位的病变引起内分泌激素的失调或与激素有关的改变有关。但是,临床上大多数患者并无明确病因,被认为是特发性疾病。

(三)临床表现及分级标准

乳房增大为其特点。根据不同的病因,发育的乳房可以呈单侧增大、双侧对称性或不对称性增大。GYN 的分级标准最常用的为 Simon's 分级标准,Ⅰ级,轻度乳房增大,没有多余皮肤(见图 5-7A);ⅡA 级,中等程度的乳房增大,没有多余皮肤(见图 5-7B);ⅡB 级,中等程度的乳房增大,伴有多余皮肤(见图 5-7C);Ⅲ级,显著的乳房增大伴明显的多余皮肤,类似成年女性乳房(见图 5-7D)。根据此分类法,外科医生可以在术前决定手术应采取何种切口,以及术中切除乳腺后是否切除多余皮肤。对Ⅰ和ⅡA 类患者去除乳腺组织后,无须切除皮肤。对ⅡB 类患者,如果患者年轻且皮肤回缩性较好,在去除乳腺组织和脂肪组织后无须切除多余的皮肤;反之,如果患者年龄较大且皮肤回缩性较差,在去除乳腺组织和脂肪组织后就需要切除一定量的皮肤。对Ⅲ类患者在去除乳腺组织和脂肪组织后,需切除一定量的皮肤以保证患者术后胸部外形恢复良好。此外,按乳腺组织中乳腺实质与脂肪组织的比例分类,GYN 可分为以下三种:①增大的乳房以乳腺实质的增殖为主;②增大的乳房以脂肪组织的增殖为主,多见于肥胖的男性减肥后出现的乳房增大;③增大的乳房中乳腺实质和脂肪组织均有增殖。根据此分类法,外科医生可以在术前决定患者需要采取何种手术方式。以乳腺实质增殖为主的 GYN 需要采用锐性切除的方法去除乳腺实质,再辅以吸脂术改善胸部外形;增大的乳房以脂肪组织增殖为主的,可采用吸脂加锐性切除的方法治疗,也可以单纯用吸脂的方法治疗。乳腺实质和脂肪组织均有增殖的 GYN 需要同时采用吸脂法和锐性切除的方法。因为单纯靠术前查体,难以准确区分乳腺实质和脂肪组织的确切比例,所以必须结合病史综合考虑,方可决定采取何种手术方式。

(四)治疗

对男性乳房发育症的治疗,首先要查明原因,对症治疗。部分患者不经治疗,增大的乳房可以自行消退,如特发性男性乳房发育、青春期男性乳房肥大,无须特殊处理。由药物引起者,只要停药也可以随之消退。

1.病因治疗

如已明确诊断,可除掉病因。营养缺乏引起者,可行补充营养的治疗。肝病引起的或各种内分泌紊乱所致者,可针对各种病因进行治疗。对肿瘤性男性乳房发育者,有效的肿瘤治疗才是关键。

2.激素治疗

对于睾丸功能低下者可试用睾酮治疗,肌内注射丙酸睾酮,每周2~3次,每次25~50mg,或甲睾酮舌下含用,每次10~15mg,每天2~3次。但是,激素治疗对于乳房明显增大者不易使其乳房恢复原状。多数学者认为此疗法效果不肯定,而且易引起不良反应,主要是因为雄性激素在体内能够转化为雌激素,导致治疗失败,故不主张长期以此药为主的治疗。雌激素拮抗剂,如他莫昔芬对多数男性乳房肥大者有明显疗效,可以应用10mg,每日1~2次。

3.男性乳房发育症的手术治疗

(1)手术指征:多数患者通过性激素相关的药物治疗可以得到一定程度缓解,部分病例由于乳房较大、病期较长、药物治疗疗效不明显,以及肿大的乳房对患者造成了严重的心理负担,此类患者需要手术治疗。对于男性乳房发育症的手术指征,蔡景龙等总结为:①乳腺直径>4cm,持续24个月不消退者;②有症状者;③可疑恶性变者;④药物治疗无效者;⑤影响美观或病人恐惧癌症要求手术者。在我们的临床工作中发现,虽然多数青春期生理性男性乳房发育可自行消退,但部分患者随着病程的延长,增生腺体可被纤维组织和玻璃样变所替代,即使病因去除或予以性激素相关药物治疗后发育乳房也不能完全消退,此类患者需要手术治疗。

(2)传统手术方法:锐性切除法的切口多选择在乳晕内、乳晕周围、腋窝等瘢痕小而隐蔽的部位。但该法在手术后易出现皮下血肿、积液、乳头坏死及乳头感觉障碍等并发症。手术切口的部位或方式包括:①放射状切口:在乳晕上以乳头为中心作放射状切口。②经腋窝切口:在腋顶作一长约2cm的横行切口。此两种切口仅适合于乳房较小且无皮肤松弛的患者。③乳晕内半环形切口:在乳晕内设计乳头上方或乳头下方的半环形切口,具有暴露好、瘢痕小、可以去除多余皮肤等优点。④晕周(晕内)环形切口:在乳晕内或其周围作环形切口,用"剥苹果核"技术(applecoring technique)切除乳腺组织,仅在乳晕下保留一圆形乳腺组织,使乳头与胸壁相连,用剪刀同心圆修整多余的皮肤,重建乳房和胸壁外形。这种切口显露较好,去除乳腺组织彻底,较少发生乳头坏死等并发症,手术后瘢痕较小。⑤乳房双环形切口:乳房双环形切口线内环位于乳晕内,以乳头为中心作直径2.0~3.0cm的环形切口;外环在乳晕外乳房皮肤上,与内环平行,内环和外环之间的距离根据乳房的大小而定,一般1~5cm。乳头乳晕真皮乳腺蒂位于乳头外上部,宽度为乳晕周径的1/3~1/2,呈扇形,双环之间的部分应去表皮。术中除保留内环内的乳头、乳晕皮肤和0.8~1.0cm厚的乳头乳晕外上真皮乳腺蒂外,彻底切除乳腺组织,止血后在外环切口上对称性做多个小"V"形切口,对边缝合,或荷包缝合外环,缩小外环,并与内环缝合,重建新乳晕的边缘。该方法手术切除乳腺组织彻底,术后瘢痕小,乳头乳晕的血运和感觉保存好,胸部外形恢复好,适合于中重度的GYN患者。Coskun等报告,Simon I级患者采用较低的半环形晕周切口,Simon II级患者部分采用上述切口,部分采用改良扩大的晕周切口,有较少的并发症和较好的美容效果。Persichetti等采用晕周环形切口,乳头乳晕上方真皮乳腺蒂,去除过多的乳腺组织后,用2-0的尼龙线环形荷包缝合拉紧外环使之与内环等大,内外环之间用5-0的尼龙线间断缝合,对中重度GYN恢复了良好的胸部外形。Peters等报告应用双蒂技术治疗青春期GYN,无乳头乳晕坏死,效果较好。姚建民等采用乳晕下缘小切口分叶切除术治疗 GYN，外观美学效果好，但不适合乳房巨大的患者。

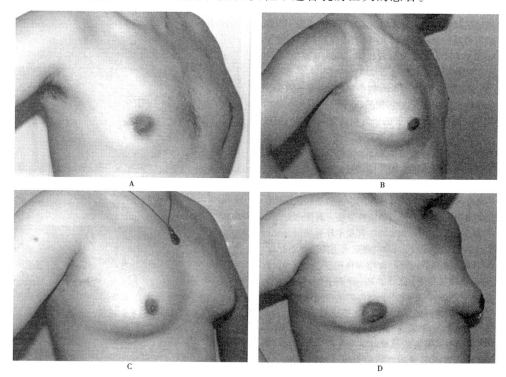

A.Ⅰ级轻度乳房增大，没有多余皮肤；B.ⅡA 级—中等程度的乳房增大，没有多余皮肤；

C.ⅡB 级—中等程度的乳房增大，伴有多余皮肤；D.Ⅲ级—显著的乳房增大伴明显的多余皮肤，类似成年女性乳房

图 5-7　Simon's 分级

　　除了传统的手术切除方法以外，目前，有部分学者采用内镜辅助治疗 GYN，Ohyama 等报告内镜辅助经腋窝切口移除腺体组织治疗 GYN，适合于大多数需外科治疗的患者。此外，超声辅助吸脂技术也被用于治疗大多数的 GYN。Rosenberg 提出，单纯使用两种不同管径的吸管抽吸治疗 GYN，具体操作为：在乳晕边缘作 0.5cm 的小切口，先用一内径为 7mm 的吸管吸除乳腺周围的脂肪组织，然后从原切口伸入内径约 2.4mm 的吸管吸除乳腺组织。但抽吸法能否去除乳腺实质尚存有争议。Reed 等认为抽吸法对于以脂肪组织增殖为主的患者可达到治疗目的，主张单独使用抽吸法治疗此类 GYN。Walgenbach 等报道了乳腺组织的超声波辅助吸脂术治疗 GYN，对腺体无破坏性作用。抽吸加锐性切除法是近年来国外比较流行的治疗方法。具体的方法有吸脂加偏心圆切口和吸脂加乳晕半环形切口乳腺组织切除法。但事实上，单纯吸脂术去除腺体不充分，术后复发率 35%，同时合用腺体锐性切除后，复发率明显降至 10% 以下。Bauer 等提出对巨大的 GYN（Simon Ⅲ级）采用吸脂和简单切除聚焦整形的方法，获得较好效果。Colonna 等比较了腺体切除、吸脂术和吸脂术联合腺体切除三种方法，认为联合方法最有效，美容效果最好。有作者认为采用先吸脂后小切口切除乳腺实质的方法，与肿胀局麻下锐性切除法相比，并不减少手术损伤。

　　（3）腔镜手术治疗：男性乳腺发育的标准手术为乳腺单纯切除术，该术式通常会在乳房表面遗留较为明显的瘢痕，严重影响美观；另外，如果考虑美观因素行乳晕切口，该切口势必破坏

部分乳头乳晕周围血管网,影响乳头乳晕血供,增加乳头乳晕坏死概率。由于以上缺陷,使得部分患者担心手术效果甚至拒绝手术,这种矛盾的心理状况,对患者的身心势必造成严重的伤害。因此,设计一种微创且美容效果满意的手术方式对于男性乳腺发育症具有重要意义。腔镜下的乳房皮下腺体切除在溶脂吸脂的基础上建立操作空间,可应用于各种程度的男性乳房,切除腺体的同时可避免乳房表面的切口瘢痕,有良好的美容效果(见图5-8,2-9)。

1)手术指征:对男性乳房发育症病例行腔镜下乳房皮下腺体切除手术选择标准是:①术前彩超检查发现乳房内有明确的腺体成分;②乳房最大直径>5cm,Simon's分级ⅡB级以上,持续1年以上者;③术前检查未发现引起乳房发育的直接体切除术后,仅在胸侧壁和腋窝留下较小的疤痕原因,或行抗雌激素药物及其他药物治疗3个月以上无明显疗效;④乳房表面无手术或外伤引起的较大瘢痕。

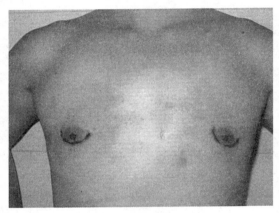

图 5-8　男性乳房发育ⅡA级采用常规开刀方法术后在胸前留下明显瘢痕

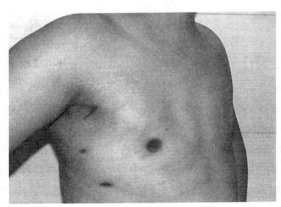

图 5-9　男性乳房发育Ⅲ级采用腔镜手术行皮下腺

2)腔镜乳房皮下腺体切除术的麻醉及术前准备:术前准备无特殊要求,由于全腔镜下的乳房皮下切除需要用充气法建立操作空间,充气压力需要在8mmHg以上才能形成足够的气压以维持空间需要,局麻下多数患者不能耐受。在进行良性肿瘤的切除过程中对切除腔隙的充气观察表明,多数患者在局麻下不能耐受7mmHg以上的气压。因此全麻是腔镜下乳房皮下腺体切除最合适的麻醉方式。患者取仰卧位,患侧上肢外展,肩关节及肘关节各分别屈曲约

90°,并固定在头架上(见图 5-10),调整手术台使手术侧抬高 15°～20°,可根据术中情况适当调整手术台倾斜度以利操作。

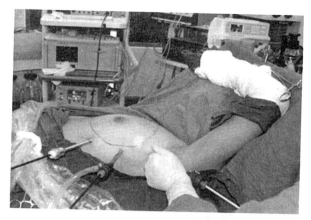

图 5-10　患者取仰卧位,患侧上肢外展,肩关节及肘关节各分别屈曲约 90°,并固定在头架上

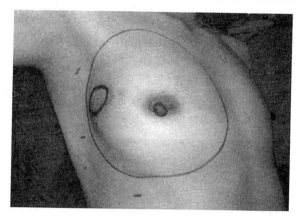

图 5-11　用记号笔标记乳房的边界以及手术入路,标出 Trocar 进入的位置

　　溶脂吸脂是乳房腔镜手术最重要的环节,充分的溶脂吸脂是建立足够的操作空间,完成手术的根本条件。手术开始前先用记号笔标记乳房的边界以及手术入路,标出 Trocar 进入的位置(见图 5-11)。在腋窝、平乳头水平的外侧边缘及乳房外下分别取 0.5cm 的切口 3 个,切口距乳房边缘约 2cm,经此切口采用粗长穿刺针在乳房皮下及乳房后间隙均匀注入溶脂液 500～800ml(见图 5-12),良性疾病可适当按摩乳房,使溶脂液充分扩散,均匀分布。10～20min 后用带侧孔的金属吸引管(也可直接用刮宫用吸头)经乳房边缘外侧切口插入,接中心负压(压力为 0.03～0.08MPa),在乳房皮下和乳房后间隙充分吸脂(见图 5-13),皮下吸脂时要注意在乳房皮下和乳房后间隙吸脂时吸引头侧孔尽量朝向侧面或腺体方向,避免朝向皮肤和胸大肌表面,避免猛力或暴力吸刮,溶脂时间不足或过长均不利于充分抽吸脂肪。吸脂完成后可于腔镜下检查空间建立情况,如发现吸脂不够充分特别是在 Trocar 进入径路上空间建立不充分,可重复吸脂操作,直至达到形成满意的操作空间。充分的溶脂、吸脂可简化手术操作。溶脂不充分时会增加手术难度,延长手术时间。但是,过分的吸脂会导致术后胸壁塌陷,不利于美观,所以,在有利于操作的前提下,尽量保留脂肪也是必须的,手术医生要在两者之间寻求平衡。

　　溶脂液配制:灭菌蒸馏水 250ml＋注射用生理盐水 250ml＋2％利多卡因 20ml＋0.1％肾上腺素 1ml,按以上比例配成溶脂液。

　　3)腔镜乳房皮下腺体切除术的手术步骤:经前述切口分别置入 3 个 5mm Trocar,充入CO_2,建立操作空间,维持充气压力在 8～10mmHg。腋窝 Trocar 为腔镜观察孔,其他两个为操作孔(见图 5-14);切除外下部分腺体时为方便操作,可换乳房外下 Trocar 作为腔镜观察孔。经充分吸脂后腺体表面只有 Cooper 韧带和乳头后方的大乳管及腺体与皮肤和乳头相连(见图5-15),而乳腺后间隙只有 Cooper 韧带与胸大肌筋膜相连,另腺体边缘尚与周围筋膜有部分连接。

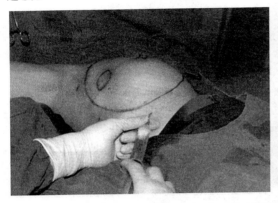

图 5-12　采用粗长穿刺针在乳房皮下及乳房后间隙均匀注入溶脂液

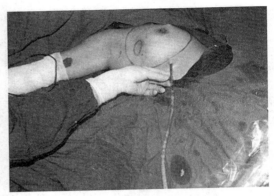

图 5-13　采用带有侧孔的金属吸头在乳房皮下和乳房后间隙吸脂

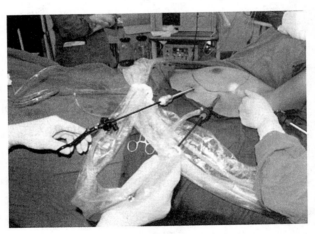

图 5-14　置入 Trocar,充入 CO_2,建立操作空间,维持充气压力在 8～10mmHg。腋窝 Trocar 为腔镜观察孔,其他两个为操作孔

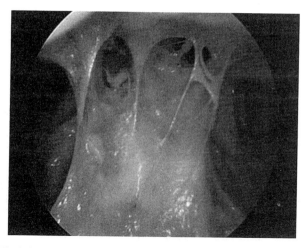

图 5-15　经充分吸脂后腺体表面只有 Cooper 韧带和乳头后方的大乳管及腺体与皮肤和乳头相连

　　手术时先将腔镜置入皮下间隙,进行腺体前方的操作,在腔镜监视下用电凝钩切断腺体与皮肤相连的 Cooper 韧带(见图 5-16);为避免破坏乳晕皮下的血管网,保护乳头乳晕血供,游离皮瓣到乳头乳晕后方时对于初学者可改用超声刀操作,并于乳晕处以粗线缝合一针,以该缝线垂直向上牵引乳头乳晕,以超声刀分次切断乳头后方与腺体连接的乳管及腺体,全部完成腺体与皮肤及乳头乳晕的游离;对于能熟练应用微创电钩操作技术的术者可采用电钩完成全部操作。完成皮下间隙的分离切割后,继续进行乳腺后间隙的解离,将腔镜置于乳房外下缘皮下间隙,找到吸脂时建立的后间隙入口,采用电凝钩先切断部分乳房外下缘腺体与边缘组织附着处的筋膜,扩大后间隙入口(见图 5-17),于腔镜监视下充分游离乳房后间隙,用电凝钩切断连接腺体后方与胸大肌筋膜的 Cooper 韧带及连接腺体边缘与周围筋膜的组织,直至完成全部腺体与周围组织之间的游离。术中如遇有较大血管时用电凝或超声刀止血。容易出血的部位主要是乳房内侧腺体边缘,尤其是第二肋间常有较大的肋间血管穿支,此处时采用电凝操作时需小心止血。

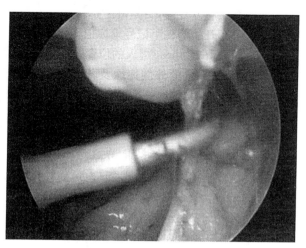

图 5-16　在腔镜监视下用电凝钩切断腺体与皮肤相连的 Cooper 韧带

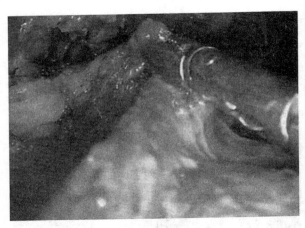

图 5-17　将腔镜置于乳房外下缘皮下间隙,找到吸脂时建立的后间隙入口,采用电凝钩扩大后间隙入口

切除腺体后延长腋窝切口取出腺体,在乳房残腔内皮下放置引流管一根自乳房外下切口引出并固定(见图 5-18)。对于原乳房体积较大者,因腺体切除后乳房皮肤较松弛易导致乳头偏移,术后应适当调整位置,适度包扎固定乳头以避免其偏离正常位置,并使两侧对称。敷料包扎应暴露乳头、乳晕,以利于术后观察乳头乳晕血供情况。

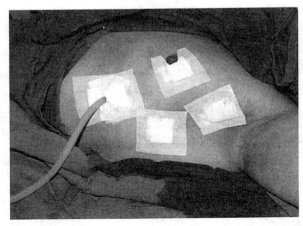

图 5-18　取出腺体后在乳房残腔内皮下放置引流管一根自乳房外下切口引出并固定,包扎伤口

总结腔镜乳房皮下腺体切除技术要点为:①在腋窝和腋中线后方较隐蔽处做切口为Trocar 入口,且要离开腺体边缘 1cm 以上,以方便进行外侧腺体边缘的游离;②3 个切口之间的距离应尽量取大一些,以避免腔镜手术器械术中的相互干扰;③建立良好操作空间是顺利完成手术的前提,因此必须通过充分的溶脂和吸脂以去除腺体表面和乳房后间隙的脂肪,且维持CO_2充气压力在 8~10mmHg,以获得良好的操作空间;④切断乳头乳晕下方的腺体及大导管时应谨慎处理,必要时采用超声刀分次操作以避免破坏乳晕皮下的血管网,保护乳头乳晕血供。

4)术后观察和处理:术后 24h 内密切观察病人生命指征;引流管持续负压吸引,保持引流管通畅,定期观察并记录引流物的性质和引流量,引流量每日<10ml 后拔除引流管。术后适当补液并维持水、电解质和酸碱代谢平衡,根据病情需要围术期适当给予抗生素及止血药。同

时注意术后不同时期双侧乳房正侧位照相并作为资料留存。

术后较常见的并发症包括：皮下气肿、高碳酸血症、术后出血、皮瓣和乳头、乳晕坏死、皮下积液、乳头功能障碍。当采用 CO_2 充气方式建立操作空间时，气腔压力过大可能造成手术区以外的皮下气肿，严重时皮下气肿可发展到颈部甚至发生纵隔气肿压迫静脉。动物实验和临床手术实践表明，皮下 CO_2 充气压力保持在 8～10mmHg 是安全的。手术时应随时注意充气压力以避免压力过高造成手术区以外的皮下气肿。良好的正压通气可保证体内过多的 CO_2 排出而不至于发生高碳酸血症。但目前乳腺腔镜手术仍需选择无严重心肺疾病、心肺功能正常病人，同时术中应常规监测，保持动脉血氧分压（PaO_2）及二氧化碳分压（$PaCO_2$）等血气指标在正常范围，避免出现高碳酸血症。

术后出血是任何外科手术较常见的并发症。但由于腔镜皮下腺体切除术前应用了含肾上腺素的低渗盐水进行溶脂，术中主要采用电凝或超声刀操作，术中腔镜的放大作用也可及时发现并处理出血，避免遗漏活动性出血点。因此腔镜手术的术中出血量一般均少于常规手术，并很少出现术后出血的并发症。术后注意观察引流情况，如术后引流管内持续有鲜红血液渗出，并影响患者的血压时，应果断手术止血，可在原切口打开，插入腔镜，反复冲洗清除积血，找到出血点妥善止血。术后少量的出血可通过引流管注射肾上腺素盐水、加压包扎以及止血等措施得到有效处理。西南医院乳腺中心在 2003～2009 年完成的 500 余例腔镜皮下腺体手术中仅有 1 例术后出现较多的出血行二次手术止血。

皮下全乳腺切除术后发生乳头、乳晕坏死常是因血运障碍引起。术中要特别注意保护真皮下血管网。因此对于良性疾病的腔镜皮下腺体切除时要尽量保留较厚的皮瓣，在处理乳头乳晕后方的大乳管时应避免用超声刀或电刀在高功率状态下长时间持续操作，以免引起乳头乳晕部位组织或血管网的热损伤。

单纯腔镜乳房皮下腺体切除后皮下积液少见，其发生与乳房体积过大，腺体切除后皮肤冗余形成皱褶，引流管无负压、堵塞或过早拔除，术野有小出血点持续出血等原因有关。当乳房体积过大，术后有皮肤冗余形成皱褶时，应于包扎时适当调整并固定皮肤位置，并可于皮下放置双引流管。彻底止血，术后确保引流管负压及通畅，选择适当时机拔引流管均可预防术后皮下积液。

（五）预后

本病虽可以由多种病因引起，但预后都较好，恶变较少。青春期男性乳房肥大随着青春期的进展会自行消退。老年性乳腺肥大在药物治疗后，一般在 1 年内消退，少数患者乳内留有小的硬结，有疑癌变者可行切除。继发性乳房肥大者，多在病因去除后消退。

第三节 乳腺炎症性疾病

一、乳腺感染性炎症

乳腺炎是指乳腺的急性化脓性感染，是产褥期的常见病，是引起产后发热的原因之一，最常见于哺乳妇女，尤其是初产妇。哺乳期的任何时间均可发生，以哺乳的开始阶段发病最为常见。患有乳腺炎会导致一系列局部和（或）全身症状，若治疗不及时或治疗不当危害性更大，乳腺脓肿就有可能穿破胸大肌筋膜前疏松结缔组织，形成乳房后脓肿；或乳汁自创口处溢出而形成乳漏；甚者可发生脓毒败血症。

（一）乳腺炎的病因

（1）多因排乳不畅、乳汁淤积，致病菌侵入乳管，进一步逆行侵犯乳腺小叶及淋巴管、乳腺周围结缔组织所致。可能的原因包括：①乳头过小或内陷，妨碍哺乳，孕妇产前未能及时矫正乳头内陷，婴儿吸乳时困难；②乳汁过多，排空不完全，产妇没有及时将乳房内多余乳汁排空；③乳管不通，乳管本身的炎症，肿瘤及外在压迫，胸罩脱落的纤维亦可堵塞乳管。

（2）细菌的侵入，乳头内陷时婴儿吸乳困难，易造成乳头周围的破损，是细菌沿淋巴管入侵造成感染的主要途径。另外婴儿经常含乳头而睡，也可使婴儿口腔内炎症直接侵入蔓延至乳管，继而扩散至乳腺间质引起化脓性感染。其致病菌以金黄色葡萄球菌为常见。

（二）乳腺炎的临床表现及分期

1.乳腺炎的临床表现

急性乳腺炎在开始时患侧乳房胀满、疼痛，哺乳时尤甚，乳汁分泌不畅，乳房结块或有或无，全身症状可不明显，或伴有全身不适，食欲欠佳，胸闷烦躁等。然后，局部乳房变硬，肿块逐渐增大（见图 5-19），此时可伴有明显的全身症状，如高热、寒战、全身无力、大便干燥等。常可在 4～5 日内形成脓肿，可出现乳房搏动性疼痛，局部皮肤红肿，透亮。成脓时肿块中央变软，按之有波动感。若为乳房深部脓肿，可出现全乳房肿胀、疼痛，高热，但局部皮肤红肿及波动不明显，需经穿刺方可明确诊断。有时脓肿可有数个，或先后不同时期形成，可穿破皮肤，或穿入乳管，使脓液从乳头溢出。破溃出脓后，脓液引流通畅，可肿消痛减而愈。若治疗不善，失时失当，脓肿就有可能穿破胸大肌筋膜前疏松结缔组织，形成乳房后脓肿；或乳汁自创口处溢出而形成乳漏；严重者可发生脓毒败血症。急性乳腺炎常伴有患侧腋窝淋巴结肿大，有触痛；白细胞总数和中性粒细胞数增加。

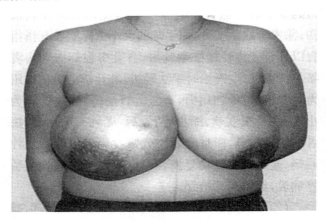

图 5-19　急性乳腺炎临床表现

2.临床将乳腺炎分为急性炎症期和脓肿形成期

两阶段特点如下：

（1）急性单纯乳腺炎初期主要是乳房的胀痛，局部皮温高、压痛，出现边界不清的硬结，皮肤红、肿、热、痛,可有患侧腋窝淋巴结肿大、压痛、全身发热等症状。辅助检查血常规见白细胞和(或)中性粒细胞计数升高。这种单纯性的乳腺炎若经过及时干预症状往往可以得到控制。

(2)脓肿形成期患者全身发热等症状进一步加重,局部组织发生坏死、液化,大小不等的感染灶相互融合形成脓肿。患侧乳房的肿胀疼痛加重,可出现跳痛;浅表脓肿可触及波动感,辅助检查血常规见白细胞和(或)中性粒细胞升高,乳腺B超检查可见脓肿形成,注射器穿刺抽吸待抽出脓液或涂片中发现白细胞来明确脓肿的诊断。亦有患者未能及时治疗,脓肿破溃后乳汁从疮口溢出,久治不愈形成乳漏,严重时可合并败血症。这种情况必须去医院进行抗感染治疗或脓肿切开引流。

(三)乳腺炎的早期治疗

早期乳腺炎,乳房有红、肿、热、痛但尚未形成脓肿时,可采取以下方法预防性治疗:

1.局部治疗

(1)手法排乳:急性哺乳期乳腺炎发生时乳汁淤积于整个乳房,尤其以肿块形成部位严重,而普通吸奶器只能吸空乳头、乳晕部位乳汁,对象限内淤积的乳汁及肿块无效,手法排乳可有效促进乳汁排出、促使肿块变软、缩小、消失,临床症状缓解迅速,且不必停止哺乳。具体方法:①术者洗净双手,患者清洗并可热敷患侧乳房5~10分钟;②患者取平卧位、暴露乳房,术者立于患乳一侧;③先轻挤乳头、乳晕,将挤出的少量乳汁涂抹于乳腺皮肤避免排乳时皮肤损伤;④术者双手交替,用手掌的大小鱼际肌及五指指腹以环行姿势轻揉按摩乳房,自乳房根部向乳头乳晕部按摩推拿,开始时手法轻柔,乳汁流出后稍加用力,肿块部位稍加用力,直至乳管通畅,肿块变软为止;⑤在肿块变软、缩小、消失后,无乳头破损、溃疡者应继续哺乳,而且哺乳时先吸吮患乳以保持乳汁通畅,避免炎症肿块复发,有乳头破损、溃疡者应暂停哺乳,给予局部治疗。

(2)局部TDP理疗等,可改善局部血液循环,减轻炎症反应。

2.全身治疗

(1)抗生素的应用:由于急性哺乳期乳腺炎致病菌多为金黄色葡萄球菌,故首选抗生素为青霉素。急性炎症期症状轻者可口服每次0.5g,3次/日,急性炎症期出现全身症状及脓肿形成期应静脉滴注每次800万~960万U,1次/日,并与解热镇痛等对症处理及支持治疗。

(2)中医中药:早期选用清热解毒、通乳和营的中药。方用:金银花10g,蒲公英30g,全瓜蒌15g,柴胡15g,黄芩15g,青皮15g,皂角刺10g,赤芍10g,丝瓜络10g。高热烦渴者加生石膏30g,知母15g;肿块明显者加夏枯草30g,郁金10g,泽泻10g,山甲6g;乳汁多且积滞胀痛者可加漏芦15g,路路通10g,三甲珠6g。外用可选芒硝250g分次湿热敷,金黄膏外敷等。

3.乳腺炎的外科治疗

(1)注意清洁:早期注意休息,暂停患者乳房哺乳,清洁乳头、乳晕,促使乳汁排出(用吸乳器或吸吮),凡需切开引流者应终止哺乳。

(2)使用药物回乳:停止患侧哺乳,以吸乳器吸出乳汁。可适当使用回乳药物:如炒麦芽、维生素B6片、己烯雌酚片或溴隐亭片等。

(3)使用抗生素:为防治严重感染及败血症,根据细菌培养及药敏结果选用抗生素治疗。哺乳期妇女是一类特殊人群,几乎所有药物都能够通过血浆乳汁屏障进入乳汁,因此应用抗菌药物时必须严格考虑对哺乳儿有无不良影响。

(4)热敷:局部热敷,或用鲜蒲公英、银花叶各 60 克洗净加醋或酒少许,捣烂外敷。用宽布带或乳罩托起乳房。

(5)口服止痛药物:对疼痛剧烈、痛觉耐受力低患者可在输注抗生素治疗同时给予对症镇痛处理,可以缓解患者紧张情绪,提高治疗依从性。

(6)切开排脓:已形成明确乳房脓肿者,应立即切开排脓,必要时放置外引流。切口应与乳头成放射方向,避开乳晕。乳腺后脓肿或乳房下侧深部脓肿,可在乳房下皱襞皮肤处作弧形切口或对口引流,以利脓液排出。

结合上述治疗方法,治疗过程中还应鼓励患者尽量保持良好的心态,以积极配合治疗,往往可以获得较高的治疗依从性,缩短总体治疗时间。

(四)乳腺炎的预防

预防急性哺乳期乳腺炎的发生应从妊娠后期开始,至整个哺乳期结束。

(1)妊娠后期应每周清洗乳房、乳头至少 2~3 次,保持乳头清洁。

(2)若有乳头内陷者,应提前向外牵拉,使之突出,情况严重者应在怀孕前行乳头、乳晕矫形手术。

(3)哺乳期应保持心情愉快,合理进食、适量营养,充足睡眠。

(4)哺乳应注意卫生,保持身体清洁,每次哺乳前后均应使用温热水洗净双手和乳房,尤其是乳头、乳晕,以免污染乳汁,防止细菌由乳头进入乳腺组织形成乳腺炎。

(5)按需哺乳,形成规律,养成正确的哺乳姿势和哺乳习惯。哺乳时应让婴儿将乳头及大部分乳晕含吮在口内,使之有效地吸吮,充分吸空双侧乳腺各叶内的乳汁。若乳汁有剩余,可用吸奶器吸空乳房以避免乳汁淤积,不要让婴儿含乳头睡觉,要预防和及时治疗婴儿口腔炎症。

(6)避免长时间婴儿含吮乳头,以免乳头皮肤发生破损、溃疡,若乳头已有破损、溃疡应暂停哺乳,并用吸奶器吸空乳汁,乳头可局部外涂红霉素软膏等治疗,创口愈合后继续哺乳。

(7)睡眠时应采用仰卧或侧卧位,怀抱婴儿及其他物品时均应避免压迫乳房以免损伤乳腺导管以致排乳不畅,乳汁淤积。

(8)佩戴合适胸罩,穿着松紧适度内衣。

二、乳腺炎症性疾病

乳腺炎症性疾病可是一种局部病变,也可是全身疾病的一种局部表现,常见的急性炎症较易诊断,某些少见炎症与炎性乳腺癌表现相似,表现为一种无痛的硬性肿块,有时容易造成误诊。目前乳腺炎症性疾病尚无规范的分类,为便于鉴别和治疗,通常分为哺乳期乳腺炎、非哺乳期乳腺炎、医疗相关性乳腺炎症、免疫功能低下患者乳腺炎症,特异性乳腺炎症和其他乳腺炎症。

(一)哺乳期乳腺炎

1.流行病学

哺乳期乳腺炎是由细菌感染所致的急性乳腺炎症,常在短期内形成脓肿,多由金葡球菌或链球菌从乳头破口或皲裂处侵入,也可直接侵入引起感染。多见于产后 2~6 周及 6 个月后的婴儿萌牙期,尤其是初产妇更为多见,故又称产褥期乳腺炎。75%产后开始哺乳,大约50%及25%哺乳时间达 6 个月和 12 个月,哺乳时间达 6 个月的哺乳期乳腺炎的发生概率为 15%～20%,其中53%发生在产后 4 周。国内报告发现初产妇的乳腺炎发生概率高于经产妇(98.8% vs 1.2%),哺乳期 1 个月内多见(32%),2.9%～15%哺乳期乳腺炎患者进展为乳腺脓肿。乳腺炎可能与乳头损伤、乳汁淤积、患者身体虚弱等有关。

2.病因

(1)致病菌:Goodman MA 等人报道哺乳期乳腺炎的致病菌主要是金黄色葡萄球菌,其中仅有 50%对青霉素敏感,而耐青霉素类金黄色葡萄球菌与乳腺脓肿有关。致病菌侵入主要有以下两种途径:

1)通过乳头破损或皲裂处侵入。婴儿吮吸乳头可能会导致乳头的皲裂、糜烂或细小溃疡,致病菌可经此侵入乳腺实质,形成感染病灶。

2)通过乳腺导管开口,上行到该导管附属的乳腺小叶区段,感染早期可能局限在该乳腺小叶区段,随着疾病进展扩散到邻近的乳腺小叶区段。

(2)乳汁淤积:乳头的内陷、皲裂,导管的先天性不通畅,产妇授乳经验不足等,使乳汁未能充分排空。乳汁是细菌理想的培养基,乳汁淤积为细菌的繁殖创造条件;哺乳期乳房实质较疏松,乳汁淤积致使管腔扩张,管内压力过大,细菌容易扩散至乳腺实质内形成乳腺炎。

(3)患者机体免疫力下降:产后机体免疫力下降为感染创造了条件,免疫力良好者,病变可以停留在轻度炎症或蜂窝织炎期,可以自行吸收;免疫力差者,易致感染扩散,形成脓肿,甚至脓毒血症。

3.临床表现

大部分患者有乳头损伤,皲裂或积乳等病史。早期表现为患侧乳房胀满,疼痛,哺乳时更甚,乳汁分泌不畅,局部可出现红、肿、热、痛,或伴有痛性乳房肿块,可伴有发热、寒战、全身无力等不适,白细胞增高等。感染严重者,炎性肿块继续增大,可有波动感,并可出现腋下淋巴结肿大、疼痛和压痛。不同部位的脓肿表现也不尽相同。浅表的脓肿常可穿破皮肤,形成溃烂或乳汁自创口处溢出而形成乳漏。深部的脓肿常无波动感,脓肿可深入到乳房后疏松结缔组织中,可穿向乳房和胸大肌间的脂肪,形成乳房后位脓肿,严重者可发生脓毒败血症。未给予引流的脓肿可以进入不同的腺叶间,穿破叶间结缔组织间隙,形成哑铃状脓肿或多发性脓肿。乳腺大导管受累者,可出现脓性乳汁或乳瘘。超声检查有液平段,穿刺抽出脓液。

经过抗生素治疗的患者,局部症状可被掩盖,或仅有乳房肿块而无典型的炎症表现。而乳腺脓肿好发于以下两个阶段:产后哺乳的第一个月,原因是哺乳经验不足,乳头经常被婴儿吮伤或乳头未能充分保持清洁,85%的哺乳期乳腺脓肿发生在这一时期;断奶期,这个时期乳房大部分胀满乳汁,而哺乳 6 个月后婴儿在长出牙齿增加乳头损伤的概率。

4.临床诊断

哺乳期乳腺炎的诊断主要靠临床表现,产后哺乳的女性如出现患侧乳房胀痛,压痛,局部红、肿、热、痛,或伴有可扪及痛性肿块,伴有不同程度的发热、乏力、头痛等全身性炎症反应表现,不难做出诊断。有波动的炎性肿块,用针刺获得脓性液体,即可明确诊断。超声检查对乳腺炎性肿块及脓肿形成的诊断很有价值,且具有定位作用。

哺乳期乳腺炎的病理改变为软组织急性化脓性炎症。化脓性乳腺炎早期切面界限不清楚,暗红、灰白相间,质地软,有炎性渗出物或脓性液体流出,晚期可形成界限相对清楚的脓肿。病变早期乳腺小叶结构存在,乳腺及导管内有乳汁淤积,大量中性粒细胞浸润,此时病变范围一般较局限,及时治疗后炎症消退,一般不留痕迹。病变发展,局部组织坏死,形成大小不一的化脓灶,并液化,乳腺小叶结构破坏,如果病变继续发展,小脓肿互相融合,形成乳腺脓肿。随着炎症的局限,组织细胞聚集,成纤维细胞及新生血管增生,最后形成纤维瘢痕。

5.鉴别诊断

(1)乳房内积乳性脓肿:也多发生在哺乳期的妇女,表现为局部疼痛与肿块,但无局部红、肿、搏动性疼痛,也无发热、白细胞增高等全身表现,镜下乳腺导管扩张、积乳,伴有炎性细胞浸润,而乳腺结构破坏不明显或比较局限。

(2)乳房皮肤丹毒:比较少见,有局部皮肤的红、肿、热、痛,但病变沿浅表淋巴管分布,界限较清楚,疼痛较轻,而全身毒血症表现较为明显,乳房内一般无疼痛性肿块。

(3)炎性乳癌:也好发于妊娠或哺乳期女性,而且两者有相似的临床表现,如两者均有乳房的红、肿、热、痛等炎症表现,但急性化脓性乳腺炎的乳腺实质内肿块明显,皮肤红肿相对较局限,皮肤颜色为鲜红。而炎性乳癌时皮肤改变广泛,往往累及整个乳房,其颜色为暗红或紫红色。显微镜下,炎症处乳腺导管上皮细胞增生、变性,会出现一定程度的不规则性,但与乳腺癌的肿瘤性导管还是容易鉴别。

(4)浆细胞性乳腺炎:急性期病变乳房局部也出现红、肿、热、痛,全身体温升高,腋窝淋巴结肿大疼痛等症状。显微镜下,浆细胞性乳腺炎以淋巴细胞、浆细胞的浸润为主,一般不形成化脓性病灶。但有一部分浆细胞性乳腺炎患者可同时合并细菌性感染,造成乳房的蜂窝组织炎及脓毒血症,全身症状较明显。

6.治疗

治疗原则:控制感染和排空乳汁。但早期蜂窝织炎和脓肿形成的治疗是不同的,早期蜂窝织炎不宜手术治疗,脓肿形成后如果仅行抗菌治疗可导致更多的乳腺组织破坏。

(1)早期蜂窝织炎阶段的治疗:呈蜂窝织炎表现而未形成乳腺脓肿之前,用抗菌药可获得良好的效果。主要致病菌为金黄色葡萄球菌,可尽早用合理的抗菌药而不必等细菌培养结果。如果青霉素或红霉素治疗无效时,可能要用耐青霉素酶的氟氯西林500mg口服每日4次或头孢类抗生素治疗。如果病情不能改善,应行乳腺超声检查证明有无乳腺脓肿形成。如果经抗菌治疗后乳腺肿块无改善和反复穿刺证明无脓肿形成,根据24小时后细菌培养结果选择合理的抗菌药继续治疗。经抗菌药治疗后可控制感染的不需要进一步治疗。

部分抗菌药可分泌至乳汁,四环素类抗生素、氨基糖苷类抗生素、磺胺类抗生素、甲硝唑等对婴儿有不良影响,尽量避免使用这些抗菌药;而青霉素、红霉素、头孢类抗生素对婴儿副作用较小,故认为是相对安全的。大部分早期蜂窝织炎经抗菌治疗后疾病可得到控制,但仍有少部分可发展为乳腺脓肿。

(2)脓肿形成阶段治疗:一般在发病48小时后脓肿形成,如此时当用抗菌药治疗,可能暂时控制症状,但并不能消除脓肿,可导致更多的乳腺组织破坏。使用抗菌药可延迟脓肿的治愈,经常反对使用抗菌药,可导致形成慢性、厚壁脓肿,这种类型脓肿很难治愈。乳晕下的脓肿、其他部位经抗菌治疗无效厌氧菌感染的脓肿可增加这种慢性顽固性脓肿的发生概率。

1）细针穿刺抽脓：一旦有脓肿形成，目前细针穿刺抽脓（经常是在超声引导下）已取代切开排脓成为一线治疗方案。继续使用抗生素预防全身感染和控制局部蜂窝织炎。用细针穿刺抽脓方法治疗可使约 80％ 患者治愈而不需要手术切开排脓。如细针穿刺抽脓无效时，可进一步在超声引导穿刺所有的脓腔。反复细针穿刺抽脓不愈者也可采用经皮留置导管引流。70％ 患者对切开排脓后乳房的美观不满意。对于直径大于 5cm 的脓肿及形成时间较长的脓肿，细针穿刺抽脓治疗效果不佳。

2）切开排脓：对于那些经反复细针穿刺抽脓治疗失败、脓肿形成时间较长且表皮有坏死的需要切开排脓。在脓肿中央、波动最明显处作切口，但乳房深部或乳房后脓肿可能无明显波动感。进入脓腔后，用手指探查，打通所有脓肿内的间隔，以保证引流通畅。如属乳房后脓肿，应将手指深入乳腺后间隙，轻轻推开，使脓液通畅引流必要时可作对口引流。所有脓肿切开后应放置引流物，每日换药。脓液应常规作培养与药物敏感试验。抗生素的选用原则同早期蜂窝织炎阶段的治疗。

（3）排空乳汁：对于治疗哺乳期乳腺炎，排空乳汁很重要。可用吸乳器吸尽乳汁。虽然细菌会随乳汁分泌出来，但基本对婴儿无害，可继续哺乳。回乳药物，溴隐亭每日 5mg 服用 5～7 天；如已烯雌酚 5mg，口服，每日 3 次，共 3～5 天；或苯甲酸雌二醇 2mg，肌注，每日 1 次，直到泌乳停止。回乳后不能再吸乳，否则回乳不全。

7.预防

哺乳期乳腺炎预防的主要措施是正确的哺乳方法，不能只吸乳头，避免乳汁淤积、保持乳头清洁、防止乳头损伤及细菌感染。在妊娠期及哺乳期要保持两侧乳头的清洁，如果有乳头内缩者，应将乳头轻轻挤出后清洗干净。养成定时哺乳的习惯，每次哺乳时应将乳汁吸净，不能吸净时可以用按摩挤出或用吸乳器吸出。如果乳头已有破损或皲裂时，应暂停哺乳，用吸乳器吸出乳汁，待伤口愈合后再行哺乳。

（二）非哺乳期乳腺炎

在现代的医院临床实践中，非哺乳期乳腺炎（nonlactational mastitis）患病率逐渐增高，甚至比哺乳期乳腺炎更为常见，但通常的调查哺乳腺期乳腺炎占乳腺感染的 80％，仍是最常见的。非哺乳期乳腺炎包括婴儿期、青春期、绝经期和老年期，以上每个时期均可发生乳腺炎症。婴儿期及青春期的乳腺炎常系体内激素的失衡所致，故多为无菌性炎症。本章节所述的非哺乳期乳腺炎则是指成人非哺乳期乳腺炎症，最常见的是导管周围乳腺炎（periductalmastitis，PDM）和肉芽肿性乳腺炎（granulomatousmastitis，GM）。

1.导管周围乳腺炎

导管周围乳腺炎是乳头下输乳管窦变形和扩张引起的一种非哺乳期非特异性炎症，临床上常表现为急性、亚急性和慢性炎症过程，并常复发和治疗困难。过去也称乳腺导管扩张症和浆细胞性乳腺炎。

（1）流行病学特点：PDM 并不多见，但也不罕见，占乳腺疾病的比例在国外为 0.3％～2.0％，国内为 1.9％～5.0％，占乳腺良性疾病的比例为 3.2％。PDM 的发病年龄见于性成熟后各个年龄段，国外报道发病高峰年龄为 40～49 岁，国内报道平均年龄为 34～46 岁，40 岁以下患者占 64%,国外报告 40 岁以上患者占 2/3,男性也有发病。

(2)病因和发病机制:PDM 的始动原因尚不十分清楚,引起乳腺导管堵塞和扩张的主要原因包括:①先天性乳头内陷畸形或发育不良;②哺乳障碍、乳汁潴留或哺乳困难、哺乳卫生条件不良及乳管损伤等;③细菌感染,尤其是厌氧菌、外伤及乳晕区手术等累及乳管;④导管退行性病变致肌上皮细胞退化而收缩无力、腺体萎缩退化导致分泌物滞留等;⑤自身免疫性疾病;⑥吸烟、束乳损伤乳腺导管等;⑦维生素 A 缺乏以及相关的激素平衡失调。国外报道 PDM 发病与吸烟有关,认为乳房内积聚的类脂过氧化物、可铁宁、烟酸等代谢物激起局限组织损伤,让厌氧菌在乳管内滋生而引起的化脓性感染典型表现。

PDM 的发病机制尚不十分明确,主要与导管扩张和间质炎症相关,通常认为 PDM 是输乳管窦扩张伴分泌物积聚,扩张向下一级乳管推进(导管扩张期),这一病理过程临床表现为非周期性乳腺疼痛、乳头回缩以及乳晕下硬结;积聚分泌物导致导管内膜溃疡,引起乳头溢血,导管内分泌物通过溃疡渗漏,引起化学性炎症反应(非细菌感染期),这一病理过程临床表现为乳晕下肿块,这一环境为细菌的生长繁殖提供了条件,厌氧细菌或需氧细菌侵袭造成继发细菌感染形成乳晕下脓肿,并向下一级导管扩散至末梢导管,可发展为慢性易复发的瘘管或窦道;后期病变导管壁增厚,纤维化透明变性,导管周围出现脂肪坏死及大量浆细胞浸润,故也称浆细胞性乳腺炎;也可有泡沫状组织细胞、多核巨细胞和上皮细胞浸润形成肉芽肿;最后炎症可导致管壁纤维化,纤维组织收缩,引起乳头内陷。

(3)临床症状:PDM 自发病到就诊时间 3 天至 24 年,中位数 4 个月,73% 在一年内就诊。PDM 的首发症状为乳房肿块/脓肿(67%~82%),乳头溢液(33%~57%),乳腺疼痛(13%),乳腺瘘或窦道(8%~9%);乳腺肿块伴乳痛 24%~45%,伴乳头溢液 15%~21%,伴乳头内陷 6%~25%,伴急性炎症 4%。

乳房肿块病变多位于乳晕 2cm 环以内,常合并乳头内陷。在某些病例中乳头溢液常为首发早期症状,且为唯一体征,乳头溢液为淡黄色浆液性和乳汁样,血性者较少。后期可出现肿块软化而成脓肿,可为"冷脓肿",久治不愈或反复发作形成通向乳管开口的瘘管,脓肿破溃或切开引流后形成窦道。

按临床过程 PDM 分为以下 3 期:①急性期,约 2 周,类似急性乳腺炎的表现,但一般无畏寒发热及血象的升高,一般抗生素治疗有效。②亚急性期,约 3 周,主要表现为局部肿块或硬结,红肿消退,一般抗生素治疗无效。③慢性期,肿块缩小,但仍持续存在,与皮肤粘连,呈橘皮样改变,或形成瘘管、窦道,经久不愈。可出现乳头回缩、内陷,一般抗生素治疗无效。

为便于分类治疗,可将 PDM 分为四型:①隐匿型:约 9.4%,以乳头溢液、乳房胀痛或轻微触痛为主要表现;②肿块型:约 74.0%,此型最常见,肿块多位于乳晕;③脓肿型:约 8.3%,慢性病变基础上继发急性感染形成脓肿(见图 5-20);④瘘管或窦道型:约 6.3%,脓肿自行破溃或切开引流后形成瘘管或窦道,经久不愈(见图 5-21)。

(4)辅助检查

1)血常规:多数白细胞计数正常,伴急性炎症时白细胞计数可升高。

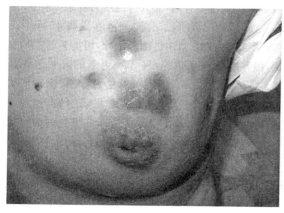

图 5-20　PDM 多发脓肿

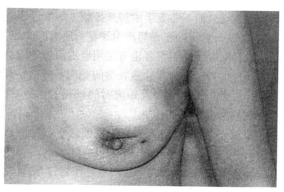

图 5-21　PDM 窦道形成

2）超声检查：PDM 的超声像图易与乳腺癌混淆。超声像图根据临床病理不同而表现得错综复杂，但仍与病理发展有密切关系。根据病变发展程度，PCM 超声图像分为四型：①低回声实质型：肿块表现为低回声，内部回声不均匀，边缘多毛糙不规则，可呈树枝状、哑铃状、梭形等，无明显包膜，但与周围正常腺体组织之间有一定的分界，彩色多普勒血流（CDFI）于包块内检出血流信号；②单纯导管扩张型：局部腺体层结构略显紊乱，但无明显团块回声，导管不同程度扩张，管腔内呈极低回声至无回声，CDFI 病灶内及周边无明显血流信号改变；③囊实混合型：肿块以低回声为主，可于实质性包块内或其旁出现液性小暗区，并可伴有强回声斑点，肿块后方可部分增强，部分衰减，CDFI 于实质部分内检出血流信号；④囊性型：表现为单个或多个大小不一的液性暗区，类似于蜂窝状，无规则聚集，后方回声增强，肿块无明显境界。

3）乳腺 X 线检查（mammography，MG）：PDM 的 MG 表现不尽一致，直接征象包括：①乳晕后区腺体密度不均匀增高，边界不清，其中夹杂有条状或蜂窝状、囊状透亮影，此征象具有特异性；②中央区腺体密度不均匀增高其中夹杂有条索状致密影，病变边界模糊；③假毛刺状肿块，病变均为乳晕后区。间接征象包括：乳晕周围皮肤增厚，乳头回缩内陷，相应部位血管增粗，同侧腋下淋巴结增大，伴小圆形中空钙化。以上伴随 X 线征象，可交替或同时出现。

4）乳管镜检查：主要用于伴有乳头溢液的 PDM 患者，排除导管内乳头状瘤和导管原位癌。PDM 的镜下表现为导管呈炎症改变伴絮状物或纤维架桥网状结构。详见乳管镜检查章节。

5）细菌学培养：对溢液或脓液可进行细菌学培养。应提取两份细菌学化验标本，一份是厌氧培养，而另一份是需氧培养；一般培养结果常出现无细菌生长情况，但急性炎症期可培养出金葡菌、链球菌和厌氧菌等。

6）细针抽吸细胞学检查：涂片中见到成熟的浆细胞增多，占各类细胞的 50% 以上，其次可见到淋巴细胞、中性粒细胞、嗜酸性粒细胞等。

目前尚无一种辅助检查有确诊价值，但有排除诊断的价值，最后确诊仍需病理检查确诊。

（5）诊断与鉴别诊断：PDM 的临床表现及辅助检查无特异性，故极易误诊误治，术前误诊率可高达 89%，术前误诊为乳腺癌者为 16%～33%，术前诊断的准确性（包括 PDM、浆细胞性乳腺炎和非哺乳期乳腺炎诊断名称)仅为 33%。所以,PDM 常需与肉芽肿性乳腺炎、乳腺癌、导管内乳头状瘤和乳腺结核等疾病鉴别,属一种排除性诊断。所幸的是,由于对本病的认识逐渐提高,其临床诊断率也不断提高。

PDM 的临床特点:①多发于 34～46 岁非哺乳期妇女,部分伴乳头内陷;②最多以乳晕下肿块/脓肿为首诊表现,急性期肿块较大,亚急性期及慢性期持续缩小形成硬结,为本病的特点;③乳头溢液可为首发早期症状,或唯一体征;④乳腺肿块可与皮肤粘连,但不与胸壁固定,可伴乳头回缩和局部皮肤橘皮样改变;⑤PDM 后期肿块软化形成脓肿,破溃或引流后排出脓液,常伴有奶酪样物排出,久治不愈或反复发作可形成通向乳头导管的瘘管或皮肤形成窦道;⑥同侧腋淋巴结可肿大,在早期可出现,其特点是质地较软,压痛明显,随病程进展可渐消退。病理学检查是 PDM 诊断的金标准,PDM 的早期病理表现为导管有不同程度的扩张,管腔内有大量含脂质的分泌物聚集,并有淋巴细胞浸润,脓肿时大量淋巴细胞、中性粒细胞浸润。后期病变可见导管壁增厚、纤维化,导管周围出现小灶性脂肪坏死,周围可见大量组织细胞、淋巴细胞和浆细胞浸润,尤以浆细胞显著(见图 5-22)。若泡沫状组织细胞、多核巨细胞和上皮细胞浸润可形成非干酪样坏死性肉芽肿(结核样肉芽肿),需与乳腺结核和肉芽肿性乳腺炎鉴别。诊断流程:乳腺肿块、脓肿、窦道,先行超声检查和(或)MG,选择血常规检查、细菌培养、风湿因子检查等,确诊行手术活检(空芯针穿刺活检、窦道钳取活检和手术切除活检等)。

PDM 的鉴别诊断:①肉芽肿性乳腺炎:GM 的临床表现与 PDM 相似,需组织活检鉴别。②乳腺癌:PDM 以肿块为表现时需与乳腺癌鉴别,临床表现和辅助检查均无特异性,需组织活检鉴别。PDM 呈非脓肿性炎症改变时与炎性乳腺表现相似,需组织活检鉴别。③导管内乳头状瘤:以黄色浆液性或浆液血性溢液为主要表现,乳管镜检查可见导管内隆起性病变。④乳腺结核:临床表现与 PDM 相似,但部分患者伴有潮热、盗汗、颧红、消瘦等全身表现,主要靠组织活检鉴别,病灶中见典型结核结节、干酪样坏死,结节不以小叶为中心。⑤其他少见疾病如肉芽肿性血管脂膜炎、乳腺脂肪坏死、结节病、Avenger 肉芽肿和巨细胞动脉炎等,均需组织活检鉴别。

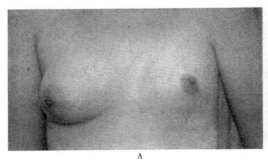 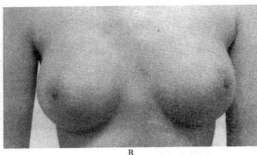

A.PDM 乳管扩张,炎细胞浸润;B.PDM 高倍浆细胞浸润

图 5-22

(6)治疗:根据 PDM 的临床分期和类型不同,各阶段的治疗方法亦不同。PDM 的治疗通常按分型进行处理,以外科手术治疗为主,是本病有效的治疗方法,但窦道型和脓肿型反复发作时治疗困难。

1）隐匿型：乳头溢液表现者首选 FDS 检查，排除其他病变后进行乳管冲洗治疗，经冲洗后非乳管内肿瘤引起的溢液 73.7% 停止，多数情况下不用特别治疗。

2）肿块型：手术是有效的治疗方法。5.5%～8.2% 的患者常因误诊为乳腺癌而行乳腺癌根治性手术或全乳切除术，或 FNA 查到癌细胞而行乳腺癌根治术。所以，本病一定要在术前有病理诊断情况下或术中冰冷切片检查监测下行手术治疗，以避免不必要的扩大手术。手术方法有：①乳管切除术：主要适用于乳晕下肿块及伴乳头溢液者，采用乳晕旁切口切除大导管及周围病变组织，有乳头溢液者需经溢液乳管开口注入亚甲蓝以引导手术切除范围，还常要切除乳头内乳管以免复发。②乳腺区段切除术：主要适用于周围型肿块，自乳头根部开始行大导管和病变区段切除。

3）脓肿型：急性炎症常有细菌感染，特别是厌氧菌感染，应用抗生素和其他抗感染治疗，甲硝唑类抗厌氧菌药物的效果较好。急性期（脓肿）采用穿刺抽脓，不宜切开引流，并用广谱抗生素＋甲硝唑 1～2 周。有条件时可在脓肿基底行空芯穿刺活检确诊是 PDM 还是 GM，并作细菌培养。炎症消退后有基础病变者需行手术治疗，否则容易复发。脓肿破溃或切开引流后可导致瘘管或窦道形成。

4）瘘管或窦道型：乳腺瘘管或窦道形成者，常用瘘管切除术。经久不愈的慢性瘘管或窦道，瘢痕组织多、影响愈合者，行瘘管及周围瘢痕组织彻底切除，一期缝合。多个严重乳腺瘘或窦道，并与乳房皮肤严重粘连，形成较大肿块者，可作单纯乳房切除，但要慎重选择。

PDM 的治疗最近有重要进展，陆续有学者从 PDM 的脓肿和窦道中培养出非结核分枝杆菌（NTM），如海分枝杆菌，偶然分枝杆菌，脓肿分枝杆菌等，揭示反复脓肿、窦道形成或切口长期不愈的 PDM 患者存在 NTM 感染可能。中华医学会关于 NTM 感染临床诊断指南中，肺外软组织感染窦道形成或切口长期不愈者，可临床诊断 NTM 感染，确诊 NTM 需行分枝杆菌培养，基于这类病变有 NTM 感染可能，一般细菌培养阴性，对有病理检查确诊的 PDM 脓肿型和窦道型患者，采用抗分枝杆菌药物如利福平（0.45/d）、异烟肼（0.3/d）和乙胺丁醇（0.75/d）或吡嗪酰胺（0.75/d）三联药物治疗 9～12 个月常有显著效果（见图 5-23），无基础病变者通常无须手术，而广泛病变者可避免全乳切除。

2.肉芽肿性乳腺炎

GM 是一种少见的、局限于乳腺小叶的良性肉芽肿性病变，又称肉芽肿性小叶性乳腺炎、哺乳后瘤样肉芽肿性乳腺炎、乳腺瘤样肉芽肿等。1972 年由 Kessler 首先报道，国内 1986 年首先由马国华报道。本病虽属于良性疾病，但是由于缺乏对本病统一的认识，且该病与乳腺癌、PDM 及乳腺结核等较难鉴别，容易误诊误治，给预后带来一定的不良影响。

大部分学者认为 GM 是一种独立性疾病，但有时与 PDM 存在重叠，鉴别点大致包括：GM 多位于乳腺外周区域，病变持续或复发，小叶旁炎症。临床上两者很多方面都是相同，病理上两者均可有结核样肉芽肿形成，但 GM 炎症的位置主要在小叶旁而不是导管周围。也有学者认为肉芽肿性乳腺炎是一种多样性疾病。

（1）流行病学特点：本病好发于已婚、哺乳妇女，发病年龄在 17～52 岁，而以 30～40 岁为多见，于回乳后短时期内发病，部分患者有外伤、感染或应用避孕药物史。

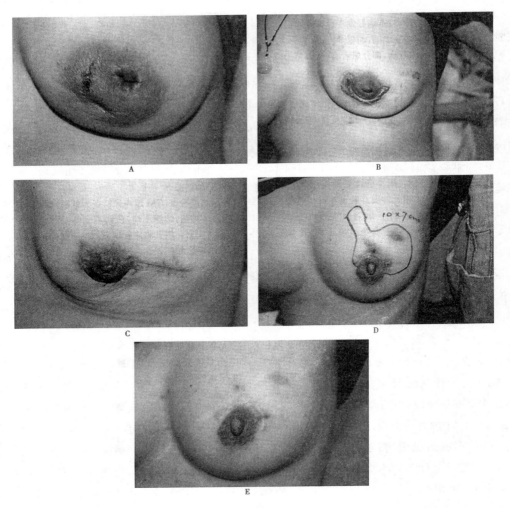

A.PDM 脓肿型治疗前；B.PDM 脓肿型三联治疗后好转；

C.PDM 脓肿型三联 治疗后行乳头矫正术后；D.PDM 窦道型治疗前；E.PDM 窦道型治疗后

图 5-23

（2）病因及发病机制：肉芽肿性乳腺炎的病因学至今尚不明确，一些报道显示可能与以下因素有关，包括局部自身免疫反应，乳汁超敏反应，以及口服避孕药等。

1）自身免疫反应：依据组织学变化类似于肉芽肿性甲状腺炎等自身免疫性疾病，提出此病属器官特异性自身免疫病。肉芽肿性乳腺炎可分为 IgG4 相关性和非 IgG4 相关性肉芽肿型小叶炎。免疫组织化学血清 IgG4 有助于 IgG4 相关性肉芽肿性小叶炎的诊断以及有助于避免过度治疗：比如过度切除。

2）棒状杆菌感染：临床病理回顾性研究发现肉芽肿性乳腺炎与棒状杆菌感染相关联。有学者曾在肉芽肿性乳腺炎的患者的乳腺肿块中分离出棒状杆菌。

3）炎性反应：局部感染、创伤以及各种理化刺激破坏导管及腺腔上皮，腺腔的分泌物、乳汁及角化上皮外溢于小叶间质，引起炎症反应，诱发肉芽肿形成。本病 PAS 染色显示腺泡及导管内可见阳性的均质状物质，推测这些物质可能引起局部炎症反应，导致肉芽肿的形成。

4)避孕药诱发:目前对于避孕药是否能引起本病尚存争议。有学者认为药物导致乳腺组织分泌旺盛,分泌物分解产生的化学物质进入周围间质,引起慢性肉芽肿反应。但发现仅有少数病例有口服避孕药史,且口服者并非完全引起乳腺肉芽肿反应,因此推测口服避孕药不是本病的主要致病因素。

(3)临床表现:病变常位于单侧,以乳腺外周部位特别是外上象限为多,肿块位于乳腺实质内,无痛或轻微痛,表面皮肤不红或微红,肿块质硬,边界不清,可与皮肤或周围组织粘连,伴同侧腋淋巴结肿大,但很少有恶寒、发热等全身症状;病程短,常见短期内增大迅速,治疗不当常反复发作,脓肿或窦道形成是常见并发症(见图5-24)。手术或微创活检后均可能形成窦道,随着治疗的深入窦道可闭合,但停药后可能复发。

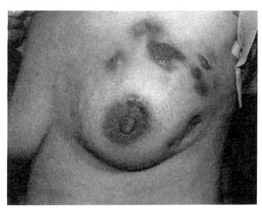

图 5-24　GM 多发窦道

(4)辅助检查

1)超声检查:GM 超声像特点为低回声肿块,内部回声不均匀,边缘不清,包膜不完整,后方回声衰减,血流丰富。因其临床表现酷似乳腺癌,极易造成误诊,有学者报道误诊为癌性肿块,甚至有时误行乳腺癌根治术。GM 的声像图表现可分为 3 种类型,其中主要是实块型,其次为混合型及管状型,这些特征的出现应引起超声医师的高度重视,考虑本病的可能。实块型的声像图最为常见,且极易误诊为乳腺癌;混合型较易误诊为乳腺炎,声像图可类似乳腺脓肿,但乳腺脓肿有较厚的壁,囊内可有沉积物回声,而 GM 无此图像;管状型的声像图需注意与PDM 的隐匿型相鉴别,超声像可表现为单个条索状暗区或多个条索状暗区无规则相连或聚集,后方回声一般无增强。

2)乳腺 X 线检查:GM 影像可为片状或结节状,不规则影,部分呈椭圆形。病灶表现为等密度或稍高于腺体密度,边缘多数不清,可有长毛刺或索条状影。有时与炎性乳腺癌的表现十分相似,鉴别困难。

3)磁共振检查(MRI):在区别乳腺炎症性疾病与乳腺恶性疾病中,MRI 成像时间信号强度弧线测量可以提供超声像和乳腺 X 线影像不能提供的发现,然而,组织活检仍然是唯一确切的诊断方法,当前 MRI 还不能确定炎性乳腺癌和乳腺炎。动态增强在拟诊乳腺炎的病例随访方面有一定价值,如果活检过后诊断仍不明确,MRI 仍有助于显示抗生素治疗效果以及共存或混杂的炎性乳腺癌。

4)细胞学及病理学检查:细胞学的特点是在大量炎症细胞,包括淋巴细胞、巨噬细胞和中性白细胞等背景的基础上,见多量类上皮细胞,类上皮样细胞核卵圆形或肾形,中等量胞浆,散在或聚集成肉芽肿和郎罕型或异物型多核巨细胞(见图5-25),而无坏死,浆细胞少见。但细胞学检查对本病诊断争论较大,多数学者对此持谨慎态度。病理学检查可见切面弥漫分布粟粒至黄豆大小的暗红色结节,部分结节中心可见小囊腔。镜下可见病变以乳腺小叶为中心,呈多灶性分布,小叶的末梢导管或腺泡大部分消失,并常见嗜中性粒细胞灶,即微脓肿。偶见小灶性坏死,但无干酪样坏死。抗酸染色不见结核杆菌,无明显的泡沫细胞、浆细胞及扩张的导管。

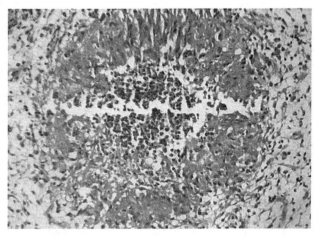

图 5-25　GM 镜下肉芽肿

(5)诊断与鉴别诊断:病理学检查是 GM 诊断的金标准,GM 病变以乳腺小叶为中心的肉芽肿性炎症;多核巨细胞、朗格汉斯巨细胞、嗜酸性粒细胞等浸润,形成结核样肉芽肿性结节,但未见于酪样坏死,被认为是自身免疫反应性疾病。后期部分病灶由于细胞免疫反应形成肉芽肿,然后肉芽肿结节中央出现坏死和脓肿形成。

本病误诊率高,临床表现缺乏特征性,酷似乳腺癌,且影像学检查无特异性,是一种排除性诊断疾病,主要与 PDM、乳腺癌、结节病和乳腺结核等疾病鉴别。

1)乳腺癌:肿块大多质地坚硬,边界不清,活动度差,可与皮肤及周围组织粘连固定,皮肤呈现"酒窝征"或"橘皮样"改变。多伴有腋窝淋巴结肿大,甚至融合固定。晚期癌性溃疡呈菜花样或边缘高起基底凹陷;细胞学检查常可发现癌细胞;组织病理学检查可明确诊断。

2)PDM:常见于有生育哺乳史的中年妇女,可有乳头发育不良、哺乳不畅或中断史。PDM常常以乳头溢液为初期表现,也有患者以肿块为始发症状。肿块常位于乳晕下,其长轴多与乳腺导管走行一致。多数肿块病史较长,变化缓慢,可持续静止在肿块期数月或数年,亦有突然增大或缩小者,但绝少有消失者。大部分患者局部会出现皮肤潮红,肿块软化、疼痛或隐痛,但化脓期无明显跳痛,破溃后脓液中常夹有粉刺样物,并形成通向输乳孔的瘘管,创口久不收敛或反复溃破,同侧腋下淋巴结可有肿大。确诊需组织活检,但应注意 PDM 也可有肉芽肿改变,并非有肉芽肿改变就是 GM。

3)结节病(sarcoidosis):结节病可发生在乳腺,与 GM 临床表现相似,但结节病是一种多系统多器官受累的肉芽肿性疾病,除侵犯乳腺外,常侵犯肺、双侧肺门淋巴结,临床上 90% 以上有肺的改变,其次是皮肤和眼的病变,浅表淋巴结、肝、脾、肾、骨髓(骨、关节)、神经系统、心脏等几乎全身每个器官均可受累。病理上见界限清楚的上皮样细胞结节且血管壁内有淋巴细胞浸润,无干酪样坏死,不见嗜中性白细胞浸润。本病为一种自限性疾病,大多预后良好,有自然缓解的趋势。

4)乳腺结核:是乳腺的一种慢性特异性感染,占乳房疾病的 1‰~2‰,好发于青年哺乳期后的妇女,以 20~40 岁多见。乳腺结核分为原发性和继发性。前者可由乳腺局部创口感染或乳头感染经乳腺导管扩散至乳腺小叶引起;后者是身体其他部位的结核病灶通过血行播散或邻近组织直接延至乳腺所致,原发灶多为肺或肠系膜淋巴结结核,经血行播散至乳腺,并潜伏存在,在人体抵抗力下降时发病。需组织活检确诊,可见典型结核结节及干酪样坏死,周围未见扩张的导管,且病变结节不以乳腺小叶为中心。

5)其他疾病:①乳腺放线菌病:通常表现为瘘管形成的复发性肿块,有时也可表现酷似炎性乳腺癌的乳房团块。标本的组织病理学检查可以做出诊断,在检查中可以看到特征性的硫磺颗粒菌落,持久的青霉素抗感染治疗是首选的治疗方法。②肉芽肿性血管脂膜炎:此病为淋巴细胞性血管炎和非坏死性肉芽肿,主要累及乳腺皮下组织,但不影响小叶或导管。③脂肪坏死性肉芽肿:老年妇女多见,病变不以小叶为中心,脂肪坏死周围有泡沫样组织细胞浸润。④感染性肉芽肿:感染灶中可找到病原菌,而肉芽肿性小叶性乳腺炎无病原菌。⑤狼疮性乳腺炎:一种罕见的系统性红斑狼疮并发症,以皮下脂肪炎症为特征,可表现为单个或多个皮下或深部乳腺肿块,临床表现似恶性。尽管狼疮性乳腺炎临床上很罕见,但组织学表现很显著。常见的中位年龄为 40 岁,年龄范围 18~70 岁。狼疮性乳腺炎的典型组织学表现包括浆细胞浸润的淋巴细胞性小叶脂膜炎和玻璃样脂肪坏死;淋巴细胞浸润可以是结节状、弥散性、小管周围型或和小叶周围型,生发中心易于确认;淋巴细胞性脉管炎常见,免疫组化显示 T、B 淋巴细胞混合存在,主要是 CD3$^+$,CD4$^+$,混合 CD20 阳性 B 淋巴细胞和多克隆浆细胞。

(6)治疗:GM 经病理检查确诊,细菌培养阴性,结核菌素试验阴性,可试用皮质类固醇治疗,可使肿块缩小,促进伤口愈合,缩短治疗过程,缩小手术范围。常用泼尼松或甲基泼尼松龙六周疗法:泼尼松 60mg/d 两周,以后每周减 10mg/d 至停药;或甲基泼尼松龙 20mg/d 两周,以后每周减 4mg/d 至停药;若显效慢可延长用药时间。约 38% 患者可能复发,长期随访是必要的,手术切除病灶也是必要的,可减少复发。若形成脓肿或窦道,应先使用抗生素治疗,但不一定有效;有报道使用氨甲蝶呤治疗也可获得较好疗效。部分病例具有自限性,不主张全乳切除。

3.医疗相关性乳腺炎症

非炎症性病变的乳腺手术通常是一类切口,但在整形外科手术中取得的乳腺组织标本进行严格的细菌培养,发现有 53% 的标本培养出表皮葡萄球菌及其他微生物,且不随活检距体表的深度而变化,常见的需氧菌还有:溶血性链球菌,乳杆菌属和肠球菌,培养出的厌氧菌有:痤疮丙酸杆菌,消化链球菌属,及梭状芽孢杆菌。这些活检组织中培养出的微生物与术后感染相关,这可以解释一些少见术后感染的原因,但不能解释常见的原因。乳腺术后感染并不少见,但感染起源和临床特征各有不同。

(1)乳房肿物切除术后和放疗后脓肿:乳房肿物切除术后和放疗后脓肿是常见的治疗并发

症。脓肿发生在治疗后 1~8 个月,中位发病时间为 5 个月。脓肿的发生与预防性应用抗生素、辅助放疗和外科医生无关,但与活检腔大、活检前感染、皮肤坏死和反复抽吸血清肿相关。多数可培养出金黄色葡萄球菌。术后脓肿见于行腋窝淋巴结清扫术的肿块切除术,也见于未行腋窝淋巴结清扫术者。所有脓肿均行脓肿引流和抗生素治疗,但美容效果受到影响。

(2)假体周围乳腺感染:假体周围感染是假体植入手术的并发症,发生率约 1%,皮下植入物的感染率高于胸肌后植入物。最常见的致病微生物是金黄色葡萄球菌,还有铜绿假单胞菌、表皮葡萄球菌和分枝杆菌;分枝杆菌特别与假体有关,但需特殊培养才能鉴定。乳腺假体周围感染临床表现较典型,主要表现为乳房压痛、水肿和疼痛。CT 检查和 MRI 可发现感染的假体。

假体周围感染在一期重建中同时与其他乳腺手术操作时较常见,需要特别注意无菌技术。一旦发生感染,通常要取出假体,在感染控制数月以后可再重新植入假体,但不能保证不会再感染,尤其是金黄色葡萄球菌感染时。部分外科医生推荐保留假体,行脓肿引流和抗生素保守治疗,但只适用于少数特殊情况,而且效果并不佳。

(3)遗留异物相关性感染:许多不同种类的外科遗留物是导致迟发脓肿的原因,乳腺手术的遗留物包括引流管片、充填物等,可待 35~40 年后出现脓肿,有时表现似乳腺癌硬块。

(4)新生儿乳腺炎:新生儿乳腺炎并不常见,多数女孩患病,出生后 12~28 天发病,平均 13 天;约一半表现为脓肿,85% 是由金葡菌引起,50% 可单用抗生素治愈,脓肿穿刺抽脓或切开引流均有效,很少复发。切口应避开乳头下方的乳芽,并避免切除组织,否则会造成继发性乳房缺失。

4.免疫功能低下患者乳腺炎症

免疫功能低下患者乳腺炎症主要见于 HIV 感染者和服用免疫抑制剂患者,在非洲马拉维有 27% HIV 阳性妇女在哺乳期间至少一侧乳房患亚临床乳腺炎,其中 30% 患者会发生金葡菌感染。结核杆菌也是 HIV 感染者患乳腺脓肿的常见致病菌,表现为普通感染性脓肿,甚至成为 HIV 感染的首发症状。服用免疫抑制剂药物的患者与上述患者发病机制相似,诺卡菌感染在免疫功能不全的患者中并不少见,所以在乳房脓肿中发现诺卡菌生长也并不奇怪。治疗方面,对乳腺脓肿患者,应给予合理抗生素和脓肿引流治疗。

5.特异性乳腺炎症

(1)乳腺结核:乳腺结核在临床上特别少见,临床表现复杂多样且缺乏特异性,各种检测方法也各有局限,极易造成误诊、误治,在国内其误诊率可达 57%~80%。

1)流行病学特点:乳腺结核主要发生于结核病仍然流行的非发达国家,如非洲国家和印度地区,我国边远及贫困地区也见不少病例报道。在世界范围内,乳腺结核患病率约占乳腺外科疾病的 0.1%~3%,西方发达国家 0.1%,而在非洲等结核病流行区,乳腺结核占所有乳腺疾病的 4%~6%。由于该病多为继发性,故患者多有结核接触史或感染史。女性为主要患病群体,男性患者也有少量报道。乳腺结核多发生于 20~40 岁的经产、多产及哺乳期女性,主要是由于其乳腺导管处于扩张状态,易被外界结核杆菌感染。

2)病因和发病机制:乳腺结核是结核分枝杆菌感染引起的慢性特异性感染性疾病。根据发病原因可分为原发性与继发性两种,乳腺结核多继发于肺结核、肠结核等部位的结核病灶,故若在其他部位发现结核感染,则认为乳腺结核为继发性病变,感染途径包括直接扩散、血行播散和淋巴途径传播(顺行或逆行),主要经淋巴途径传播;原发性乳腺结核相对更为少见,多是由于结核杆菌通过乳腺皮肤破溃处或乳腺导管开口处入侵形成,目前多认为与免疫功能低下有关。

3)临床表现:乳腺结核的临床表现复杂多样,在疾病发展不同阶段也各有差异。患者多有乳房疼痛肿胀,局灶化脓感染和窦道;有结核病史者会出现体重下降、长期低热、盗汗等表现,体检发现乳头凹陷、乳房局部化脓灶、乳腺可触及多发小结节、腋窝触及肿大淋巴结等。乳腺结核60%表现为乳房孤立性肿块,26%表现为乳腺肿块合并腋窝淋巴结肿大,8%为乳腺弥漫性肿胀及腋窝淋巴结肿大,4%表现为乳腺脓肿,2%表现为乳腺肿块和窦道。64%的患者有结核病史。

根据临床与病理,乳腺结核可分为以下三种类型:结节型、弥散型与硬化型。三种类型的临床表现均与乳腺癌鉴别困难。结节型病变表现为乳房疼痛性肿块,逐渐累及皮肤并形成窦道和溃疡;弥散型病变表现为多处病变融合而成的多个脓肿病灶,并形成干酪样坏死、皮肤溃疡并腋窝淋巴结肿大;硬化型病变中纤维化比干酪样变性更常见,乳头内陷常为硬化型病变的最终发展结果。

4)辅助检查:①免疫学:结核菌素皮肤试验作为结核的常规检测方法,也可用于乳腺结核,其检测敏感度因试剂、使用方式及机体免疫状态不同而各异,且并非高度特异,因其与NTM、诺卡菌、棒状杆菌等有共同的细胞壁抗原。②乳腺超声检查:乳腺结核的临床表现无特异性,其超声声像图也因病变发展时期不同,表现类型不一,所以超声诊断特异性不高,易误诊为乳腺癌。声像图表现分为五型:实质肿块型——表现为低回声或强回声区,边界尚清,似见部分包膜回声;脓肿型——显示肿块边界尚清,内为强弱不等的密积光点及暗区,探头加压时可见光点漂浮,后方效应增强;混合型——示实质部分呈低回声,肿块内见大小不一的不规则暗区,有部分包膜,后方回声增强;弥漫型——整个乳房呈弥漫型肿块状改变,明显增大,超声示回声低,可见小暗区及强光团强光点;溃疡窦道型——表现为乳腺内混合性回声肿块并向皮下突破,瘘口向外开放,挤压时可见干酪样物流出。③MG:乳腺结核的MG虽有一定特征表现,但误诊率较高。根据临床分型不同,MG表现也各有不同:结节型——其病灶为致密圆形或椭圆形肿块影,单发或多发,边界不清,与恶性肿瘤难以鉴别;弥散型——病灶常为多个边缘模糊病灶影相连或融合成片,乳腺皮肤影弥漫性增厚,与炎性癌非常相似,同侧腋窝常可见肿大淋巴结影;硬化型——病灶纤维化引起病灶处腺体密度均质增加,从而导致患侧密度高于健侧;同时纤维化继发Cooper's韧带回缩及乳头内陷征象。④CT检查:CT检查对鉴别原发性与继发性乳腺结核有指导意义,并可更广泛地显示胸壁、胸膜及肺部的相关性病变。⑤细菌学:组织或脓液中找到结核菌是确诊乳腺结核的主要依据。但细菌学诊断阳性率较低,临床医生需注意对疑似病例进行有计划的细菌学研究,抗酸染色阳性可见于结核分枝杆菌和NTM,且有乳腺癌并发乳腺结核的情况发生,故抗酸染色阳性并不能确诊。⑥病理学检查:病理学检查确诊是非常必要的,甚至在多数情况下,病理学检查更有价值。空芯针穿刺活检,若乳腺标本病理检查显示坏死性肉芽肿并伴有下列至少1项,乳腺结核便可确诊:发现干酪样坏死;组织学检测抗酸杆菌阳性;抗酸杆菌涂片或培养阳性;结核菌素试验阳性或在其他器官发现结核灶。

5）诊断与鉴别诊断：乳腺结核的临床表现复杂多样，且缺乏特异性，诊断应以临床表现结合流行病学资料、影像学、细菌学、病理学与免疫学诊断等检查方法，确诊需病理检查。在临床和影像学检查中，乳腺结核与乳腺癌、乳腺纤维腺瘤及各种急、慢性乳腺炎相似，应予以鉴别。在病理学检查时，乳腺结核也表现为肉芽肿性炎性病变，需与肉芽肿性乳腺炎、PDM、肉瘤状病、韦格纳肉芽肿病和放线菌病等其他类型感染相鉴别。特别需要注意的是，乳腺结核也可能与乳腺癌并存。

6）治疗：应遵循抗结核化疗药物的治疗原则。乳腺结核的控制需要长时间的抗结核化疗药物治疗，采用联合用药（异烟肼、利福平、乙胺丁醇或吡嗪酰胺或链霉素等），降低疾病复发率，建议治疗疗程为12个月，绝大多数可获得完全缓解。手术治疗要慎重，特别是全乳切除，仅在患者对抗结核药物治疗反应较差时，可采用保守的外科治疗。

（2）乳腺梅毒感染：乳腺梅毒非常罕见，乳腺曾被认为是生殖器外下疳的常见部位，表现为乳头下疳，三期梅毒累及乳腺时表现为弥散性纤维化反应，给予抗梅毒治疗后肿块消失。目前，乳腺梅毒虽是罕见疾病，但临床有类似病史者应考虑到早期下疳的可能性，早期治疗非常重要。

（3）乳腺放线菌病和布鲁氏菌病：放线菌病偶发于乳腺，乳腺放线菌病与其他部位放线菌病的临床表现相同，均以硬结、窦道形成和硫磺色颗粒分泌为特征。乳腺放线菌病通常合并其他部位的放线菌病，有时乳腺为首发部位或仅为乳腺发病。乳腺布鲁氏菌病罕见，但布鲁氏菌病可引起乳腺脓肿和肉芽肿性乳腺炎，需注意鉴别。

（4）乳腺真菌感染：哺乳期间乳头疼痛应考虑到与鹅口疮感染相关，假丝酵母菌较常见于未曾哺乳的女性，复杂乳房成形术也可发生真菌感染，乳房下皱襞，尤其在下垂乳房也是假丝酵母菌感染的常发部位，其他真菌感染的更罕见。酵母菌病相对多见，可以通过细针抽吸细胞学得出诊断，通常表现为疑似乳腺癌的乳房肿块，其他真菌感染也会有同样临床表现。适当的抗真菌治疗可取得良好治疗效果，但部分病例仍需手术治疗。

（5）乳腺寄生虫病：乳腺寄生虫病临床上很少见，其中以乳腺丝虫病相对多见。乳腺寄生虫病表现多为乳腺肿块，由于对其认识不足，临床上常被误诊甚至误治。在诊断其他常见乳腺炎性病变时，应注意鉴别，询问病史时，应特别注意疫情接触史。

第四节　乳腺增生性疾病

乳腺增生症是女性最常见乳房疾病，在专科门诊就诊的乳腺疾病病人中，乳腺增生症占80％以上，是明显影响女性健康的疾病。但是，目前关于乳腺增生症的诊断、治疗和监测还存在很多未解决的问题，相关研究滞后的矛盾突出。诸如，①在我国该病的发病率如此之高，而病因尚不十分明确。与节育、生育、哺乳等的关系不清楚，相关女性激素变化情况缺乏大规模流行病学调查；②临床诊断标准不明确。临床表现为一组以乳房疼痛、乳腺张力增高、乳腺局限性增厚、结节等改变为主的综合征，但发病年龄跨度很大，不同年龄组的发病原因和发病特点有无区别不清楚；③相应的临床病理过程研究较少。在病理学上该病有多种相关的组织形态学改变,临床症状、体征与这些组织形态学改变的相对应关系不清楚;④缺少辅助检查的诊断标准。如 X 线、超声等常规检查的特征性表现及其临床意义尚未达成共识;⑤已有明确的资料表明乳腺增生症上皮不典型增生属癌前病变,与部分乳腺癌发生相关,对其发生癌变的特点和规律认识不清,缺少大规模的研究。目前临床上缺乏监测疾病进展的有效方法,可能造成病人的心理恐慌;⑥针对该病的治疗方法很多,没有明确的治疗指导方案和治愈标准,治疗方法及疗效判断缺乏共识。临床上同时存在重视不够和治疗过度情况;⑦2003 年 WHO 关于乳腺肿瘤组织学分类中对乳腺增生症的分类有明显的变化,如何用以指导临床诊断、治疗和监测尚无完善的方法。在我国综合医院中,乳腺疾病属于外科诊疗范围,但乳腺增生症绝大多数病人不需要外科手术治疗,面对如此大量的病人,哪些病人需要临床干预,哪些病人可能存在癌变风险需要密切随访等尚不明确,是造成该病诊疗无序的原因。有鉴于此,本病应该引起临床医生高度的重视,开展相应基础和临床研究,并适时制定出适合我国病人情况的相关标准和规范。

一、乳腺增生症的定义和命名

乳腺增生症是指妇女内分泌功能失调所致的乳腺上皮、间质增生和复旧不全引起的一组非炎症性非肿瘤性疾病。乳腺腺泡、导管和间质呈现不同程度的增生及退行性改变,由于性激素不平衡的长期作用,增生和复旧性变化可同时存在,在疾病的不同时期其组织学改变可能不同,临床表现亦有差别。由于对其本质、病理变化、病理诊断标准、临床转归及其与乳腺癌的关系等尚有诸多问题不明确或未能达成共识,因此本病的命名较多,国外多称之为乳腺纤维囊性病(Fibrocystic disease FCD)或乳腺囊性增生病(Breast cystic hyperplastic disease)。1981 年世界卫生组织国际肿瘤组织学分类中沿用乳腺结构不良症(mammary dysplasia)这一名称,并注明与纤维性囊性乳腺病为等义词。国内阚秀等病理学者推荐采用乳腺增生症(hyperplastic disease ofbreast),认为这一名称既反映了该病的本质,也符合基本病理变化,同时也提示了与乳腺癌发生的某些关系。指出该病是内分泌功能紊乱引起的乳腺小叶或导管的瘤样增生性病变,本质与前列腺增生症相同,后者已统一名称为前列腺增生症,因此建议将该病也正式命名为"乳腺增生症"。此外,阚秀等提出,中国妇女患此病者囊肿出现率极低,较欧美妇女为少。在近万例乳腺增生症材料中,出现肉眼囊肿不过 3%,显微镜下囊肿不过 20%,以囊肿为主要病变表现的乳腺增生症不过 9%。显然反复强调"囊肿"或"囊性"这一变化,并不适宜中国妇女。但我国普通高等教育"十五"国家级规划教材《外科学＞第六版中所载本病,为方便国际间交流,仍采用"乳腺囊性增生病"的命名。

2003 年版 WHO 乳腺肿瘤组织学分类中,在"乳腺良性增生与 DIN 分级"章节中回避了1981 年版中的"纤维囊性乳腺病"及"乳腺结构不良"名称,仅将乳腺良性上皮增生性病变分成为:小叶内瘤,导管内增生性病变,导管内乳头状肿瘤,良性上皮增生(包括各型腺病及各型腺瘤)和肌上皮增生性病变等。同时将乳腺小叶原位癌及导管内癌划作癌前病变范围内。重点强调这一组织学改变与乳腺癌的关系,是一值得注意的明显变化。可反映出该分类的注意力主要集中在对可能发生癌变病人的筛选方面,目前已经明确这一组良性乳腺疾病的组织形态学变化是通过乳腺上皮增生和不典型增生过程癌变的,因此,该分类希望在组织学分类上能够体现乳腺良性疾病与乳腺癌发生之间的联系。但在临床工作实践中发现,该分类法在临床疾病命名、指导临床诊断和治疗等方面尚不够和谐。如我们不能把一个有乳房疼痛、腺体增厚的门诊病人诊断为"导管内增生性病变"或"良性上皮增生";乳腺 X 线检查或超声检查等常用乳腺疾病检查方法也不能根据其影像学特征做出类似诊断。对如此大量的病人目前不可能,也没有必要一一活检做出病理组织学诊断。而且,如前所述,这些组织学诊断尚难以指导临床治疗实践。因此,应该认识到,2003 年版 WHO 乳腺肿瘤组织学分类中的"乳腺良性增生与 DIN 分级"章节是在乳腺肿瘤组织学分类背景下的一种有特定含义的补充分类,与非肿瘤疾病的临床命名并不矛盾,也不应因此而排斥临床和病理学对该类疾病的必要命名和分类的进一步研究。

显然,如果把这一组具有发病原因(尽管病因尚不完全明确)、有特定临床症状和体征、有相应组织学改变的情况称为某种"疾病",应该有统一的疾病命名,便于临床诊断和治疗工作的开展和进一步的研究,也有利于与 WHO 乳腺肿瘤组织学分类相衔接。因此,我们赞同使用"乳腺增生病"(hyperplastic disease of breast)的命名,该名称能体现绝大多数病人的临床表现,且 2003 年版 WHO 乳腺肿瘤组织学分类中的"乳腺良性增生与 DIN 分级"章节所述的组织学分类除"导管内乳头状肿瘤"外均可是该疾病不同发展阶段的组织学改变形式。在临床上"导管内乳头状肿瘤"是以乳头溢液和乳房包块为主要临床表现、病理形态学有特定特征的疾病,一直以来在乳腺疾病的临床命名上均作为一种特指的疾病,在目前国内外临床医生亦均把"乳腺增生病"和"导管内乳头状肿瘤"作为两种不同的疾病看待。只是在乳腺上皮经不典型增生癌变这一过程上具有共同性。因此在临床疾病命名上应将两者分开。

二、乳腺增生症的病因和病理生理

正常妇女乳腺的发育及变化受性激素调节,其腺体和间质随女性周期(月经周期)的性激素变化而重复增生和复旧过程。在卵泡期,雌激素作用使乳腺腺体的末端导管和腺泡上皮细胞增生,DNA 合成及有丝分裂增加,间质细胞增生、水分潴留;在黄体期,雌激素和孕激素共同作用,促进正常乳腺小叶中导管、腺泡结构生成,同时孕激素调节和拮抗部分雌激素的作用,抑制细胞的有丝分裂、减轻间质反应,通过抵消醛固酮在远端肾单位的作用,促进肾脏的水、盐排出;黄体期末,腺泡上皮细胞高度分化,在基础水平催乳素的作用下,腺小叶可生成和分泌小量液体;在月经期,由于下丘脑-垂体-卵巢轴的反馈抑制作用,性激素分泌降低,伴随着月经期开始,乳腺导管—腺泡结构由于失去激素支持而复旧。如此循环往复,维持着乳腺的正常结构和功能。

国外已有临床研究显示,在育龄妇女各种原因引起的卵巢分泌功能失调,导致在月经周期中雌激素占优势,孕激素绝对或相对不足,或黄体期缩短,乳腺组织长期处于雌激素优势的作用,使之过度增生和复旧过程不完全,造成乳腺正常结构紊乱即导致本病发生。病人可在卵泡期血浆雌二醇含量明显高于正常,在黄体期血浆黄体酮浓度降低,雌激素正常或增高而黄体期黄体酮浓度低于正常,可减低至正常的 1/3 或出现黄体期缩短。部分病人可伴有月经紊乱或既往曾患有卵巢、子宫疾病。第三军医大学西南医院单组样本临床研究亦证实本病症状明显时确有女性内分泌激素不平衡,雌激素优势明显、孕激素相对不足或黄体期缩短等,临床常见表现为月经紊乱、不规则或月经期缩短等。但尚缺乏大样本或随机对照研究证实。在绝经期后,卵巢分泌激素锐减,乳腺小叶腺泡结构萎缩,代之以脂肪和结缔组织,仅较大的导管保留。

此时病人的雌激素可来源于脂肪组织、肝脏、肌肉和大量再生器官的组织,将卵巢和肾上腺上皮细胞生成的雄烯二醇转化为雌醇。另外绝经后应用雌激素替代治疗亦是导致本病的原因之一,而因缺乏孕激素的协调作用,易导致乳腺导管上皮细胞增生。

三、乳腺增生症的发病过程与病理组织学改变

乳腺增生病在疾病的不同时期其病变特征不同,使病理组织学改变形态多样。其基本病理过程为:

(一)初期

首先引起上皮下基质反应,结缔组织水肿、成纤维细胞增生,在典型病例黄体末期乳房实质体积可增加 15％,病人出现月经前期乳房胀痛。继之乳腺小叶内腺上皮细胞增生,导管分支增多,腺泡增生并可有分泌现象,有将此类形态学变化称为"乳腺小叶增生",如卵巢功能失调恢复,组织学改变可完全恢复正常。

(二)进展期

乳腺小叶增生进一步发展,小叶内导管和腺泡及纤维结缔组织呈中度或重度增生,腺小叶增大,甚至相互融合,致使小叶形态不规则、变形。部分腺小叶因纤维组织增生原有结构紊乱,部分区域导管增多、密集、受压,并有纤维组织增生,呈现腺瘤样改变,其间可有多少不等的淋巴细胞浸润。因此有称之为纤维性乳腺病、乳腺结构不良症或乳腺腺病伴腺瘤样结构形成等。

由于间质纤维化及导管上皮细胞增生,腺泡分泌物滞留导致末端导管、腺泡扩张,可形成大小不等的囊状改变,囊内液中含有蛋白质、葡萄糖、矿物质和胆固醇等。在囊肿形成过程中,可因无菌性炎症反应及囊内成分分解和降解导致囊肿内液体颜色变化,水分被逐渐吸收后内容物浓集成糜状,并有吞噬性细胞(巨噬细胞和吞噬脂类物质后形成的泡沫细胞)集聚,部分病人可见囊内容物钙化。称为囊性增生病或纤维囊性增生病。长期雌激素作用和分泌物滞留的刺激可致导管、腺泡上皮细胞增生、增生上皮细胞向管腔内生长呈乳头状、筛状或实性,部分可发生不典型增生或大汗腺样化生。

(三)慢性期

因纤维组织增生压迫血管,乳腺小叶呈退行性改变,导管—腺泡系统萎缩、硬化,间质透明变性,存留的导管或腺泡可扩张。常见纤维组织包绕的扩张导管内上皮细胞增生。

由于乳腺组织的增生和复旧过程失调,可在病灶中同时存在进行性和退行性变化,纤维组织增生、小叶增生、导管扩张、囊肿形成、上皮细胞增生和间质淋巴细胞浸润等可同时存在,呈现出组织学的多形性改变。

四、乳腺增生病与乳腺癌发生的关系研究进展

已有的临床、病理和流行病学研究表明,乳腺良性疾病癌变是乳腺癌发生的重要原因之一,其机制尚不清楚。乳腺上皮细胞在致癌剂作用下的癌变过程可能通过启动期、促进期和进展期等不同阶段,发生一次或多次突变,经历一系列变化的过程。其间可能有很多内、外因素促进或干扰癌发生的过程。其中很多机制仍有待进一步阐明。乳腺增生病是最常见的乳腺良性疾病之一,它与乳腺癌的关系一直为人们所重视。早在 20 世纪 60 年代以前就有很多学者通过对乳腺癌旁病变共存性研究和临床回顾性调查的结果,提出乳腺囊性增生病与乳腺癌相关。20 世纪 70 年代以后,大量的临床和流行病学研究以普通人群乳腺癌发生率为对照标准,

对活检明确的乳腺增生病病人经长期随访研究证实乳腺增生病与乳腺癌发生的关系。其中最重要的文献包括 Duppont 和 Page 等 1985 年在新英格兰医学杂志发表了超过 1 万例随访 17.5 年的结果。其结论明确提出：①下列病变癌变的机会甚少，如囊肿病、导管扩张、硬化腺病、硬化病及纤维腺瘤变等；②活检发现轻度上皮增生症及大汗腺化生，在 45 岁以下无明显意义；③乳腺不典型增生癌发生率较对照组增加 4.7 倍，如有乳腺癌家族史，乳腺癌发生率增加近 10 倍。证实了乳腺上皮增生和不典型增生与乳腺癌发生的关系。此后又进一步将活检明确的不同病理形态学病变妇女与同年龄未取乳腺活检妇女比较，以随访 10～20 年发展成乳腺浸润癌的比率作为危险度。把乳腺囊性增生病按组织学类型分为囊肿、大汗腺化生、腺病、硬化性腺病、炎症、钙化、导管内乳头状瘤和（或）上皮增生，经随访发现非增生性病变，如囊肿、大汗腺化生、腺病、硬化性腺病或炎症等与普通人群比较，乳腺癌发生危险并不增加；有乳腺导管上皮增生无不典型增生者包括一般性、中度增生或旺炽型增生，危险性轻度增加（发生乳腺癌的危险为对照组的 1.5～2 倍）；有上皮不典型增生者，包括导管不典型增生和小叶不典型增生，危险性中度增加（发生乳腺癌的危险为对照组的 4～5 倍）；而原位癌包括小叶原位癌和导管原位癌，发生浸润性癌的危险性高度增加（发生乳腺癌的危险为对照组的 8～10 倍）。明确了乳腺良性疾病癌变与不典型增生的关系，其发展过程为正常乳腺上皮细胞—一般性增生上皮细胞—不典型增生上皮细胞—原位癌—浸润性癌。经过反复研究论证 Page 等将乳腺增生性病变分为 4 类：非增生性病变、一般性上皮增生、上皮不典型增生和原位癌。用以指导临床治疗和随访监测。

国内很多学者也针对中国人的情况对乳腺增生病癌变开展研究。第三军医大学西南医院对 1976～1996 年间 614 例明显乳腺囊性增生病表现经反复药物治疗后增生性病灶消退不明显者进行手术活检，发现不同程度的不典型增生 135 例（22%），早期癌变 41 例（6.7%）。对原有上皮不典型增生者随访 2～10 年后又出现增生性包块而再手术 48 例，发现不典型增生程度加重 13 例、癌变 14 例。发现乳腺增生病局限性增厚不随月经周期改变同时经系统药物治疗不能改善者，40 岁以上出现乳腺增生病症状者不典型增生发生率明显增高。将乳腺增生病病理组织学变化分为小叶增生、导管扩张、硬化性腺病、大汗腺样化生、乳腺腺病伴腺瘤样结构形成、小叶内淋巴细胞浸润和导管或腺泡上皮细胞增生七种类型进行分析，仅上皮细胞增生尤其是不典型增生与乳腺癌发生有关，癌变均在Ⅲ级不典型增生的基础上发生，其他 6 种组织学类型中无不典型增生者与早期癌变间无明显关系。随访发现，从第一次手术发现有乳腺上皮不典型增生至再次发现乳房包块或局限性增厚而第二次手术病理证实乳腺上皮不典型增生程度加重为期 2～7 年，发现乳腺早期癌变间隔时间为 2～10 年。对乳腺导管上皮细胞不典型增生病变的细胞超微结构、受体状态、增殖特点、癌基因产物和肿瘤相关抗原表达的变化等几个方面初步研究提示：不典型增生在一定程度上可以代表癌变的起始和过渡阶段，乳腺上皮不典型增生向癌转变包括了一系列能够辨认的过程，从一般性增生经不典型增生到乳腺癌乳腺上皮细胞发生了一系列变化，包括细胞结构、功能及表型的各种改变。动物乳腺癌及癌前病变模型和临床研究显示乳腺增生病癌变的可能过程是：乳腺在疾病因素和性激素的共同作用下导管或腺泡上皮细胞增生，增生上皮细胞的雌激素受体含量增加。增生性上皮细胞的结构、功能和代谢特点均发生变化，发展成为不典型增生细胞。在促进因素作用下不典型增生逐渐加重最终可发生癌变。不典型增生向乳腺癌发展的过程中可能存在不同的演变过程,不典型增生进一步发展,部分发展成为乳腺癌并保留雌激素受体,成为激素依赖性乳腺癌;部分的发展过程中出现去分化而失去雌激素受体,发展为激素非依赖性乳腺癌。这些改变的基础是细胞核DNA含量的异常及基因改变导致某些癌基因和抑癌基因表达产物增加,其结果使部分异常细胞具有癌变倾向的表型变化不断积累,可能使其在内外促进因素的参与下最终发生癌变。对这些变化的进一步深入研究有助于阐明在部分乳腺癌发生过程中癌前阶段的一些变化规律及其机制。该系列研究得出初步结论是:乳腺癌前阶段上皮不典型增生细胞可检测到部分细胞生物学变化,部分癌前病变发展过程可监测。但是,目前尚未能发现乳腺癌发生过程的基因改变规律。乳腺良性疾病癌变的病因学的最终结果等待突破。乳腺癌的发生是一个复杂过程,临床研究和实验观察所见乳腺不典型增生细胞的细胞生物学和分子生物学改变的多样性反映了乳腺癌发生可能并非以单一的程序发展。为什么组织形态学相同的不典型增生病变经长期随访,仅部分发生癌变? 对其中的各种动态变化和体内、外因素影响的作用目前所知甚少。尚缺乏能用于所有乳腺癌前病变临床监测的可靠标志物,均值得进一步深入研究。乳腺癌前病变的治疗研究亦值得重视。

2003 年版 WHO 乳腺肿瘤分类为使国际间医学文献统计统一,刊出了肿瘤的国际疾病分类及医学系统命名形态学编码(Morphology code of theInternational Classification of Disease for Oncologyand the Systematized Nomenclature of Medicine),简称 ICD-O 编码。对肿瘤性病变 ICD-O 编码均标明生物学行为分级:ICD-O 的 0 级为良性;ICD-O 的 1 级为交界性或生物学性质未定;ICD-O 的 2 级为原位癌和上皮内瘤 3 级;ICD-O 的 3 级为恶性肿瘤。2003 年版 WHO 分类中将乳腺导管内增生性病变分成 4 型:①普通型导管增生;②平坦型上皮不典型性增生;③导管上皮不典型性增生;④导管原位癌。4 型病变中,除普通型外,将②～④型统称为导管上皮内瘤(Ductal Intraepithelial Neoplasia,简称 DIN)。普通型导管上皮增生 ICD-O 分级为 0 级;平坦型上皮非典型性增生为 DIN 1A 级(导管上皮内瘤 1A);导管上皮不典型性增生为 DIN 1B 级(导管上皮内瘤 1B);导管原位癌 1 级为 DIN 1C(导管上皮内瘤 1C);导管原位癌 2 级为 DIN 2(导管上皮内瘤 2);导管原位癌 3 级为 DIN 3(导管上皮内瘤 3)。新版分类同时明确规定,诊断 DIN-3 时,一定注明传统名称,即小叶原位癌(LCIS)或导管原位癌(DCIS)。而 2012 年第 4 版《WHO 乳腺肿瘤组织学分类》将乳腺肿瘤单独归为一本,不再与女性生殖道肿瘤合本,内容更为丰富。在新的版本中,在导管内增生性病变中,去除导管上皮内肿瘤(ductal intra epithelial neoplasia,DIN)的概念和导管内原位癌,增设柱状上皮病变(columnar cell lesions,CCL)这一新的分类。其中,CCL 包括 2003 年版本的平坦型上皮非典型性增生病变。这些规定和规范具有普遍指导意义,值得临床医生和病理医生重视。

五、临床表现

病人多为育龄女性,以 30～40 岁发病率较高。初期病变可表现在一个乳房,仅乳房外上象限受累,但常发展成多灶性,半数以上为双侧同时发病。其自然病史较长,一般为数月至数年以上。主要表现为乳房疼痛、压痛、腺体局限性增厚或形成包块。40%～60%伴有月经不规则、经期提前、痛经、月经过多或有卵巢囊肿。

(一) 乳房疼痛

多为胀痛或针刺样痛,重者可向腋下及患侧上肢放射,影响工作和生活。早期乳房疼痛是由于结缔组织水肿和分泌物潴留,增加了末端导管和腺泡的压力,刺激神经所致。在进展期,因乳腺小叶增生、囊肿形成及纤维化和硬化性病变挤压神经,在纤维囊性变周围炎性细胞反应刺激神经可产生针刺样疼痛,或因肥大细胞释放组胺等引起疼痛。同时乳房的敏感性增强,触摸、压迫等均可加重疼痛。病变后期疼痛的规律性消失。有 10% ~ 15% 的病人,尽管临床和乳腺 X 线摄片、B 型超声检查等证实有乳腺囊性增生病,但很少或无乳房疼痛,仅以乳房包块就诊,其原因尚不清楚。

(二) 乳房包块

可限于一侧或为双侧,常呈多发性。早期外上象限最常受累,主要表现为乳腺组织增厚,触诊乳腺腺体可呈条索状、斑片状、结节状或团块状等不同改变。部分病人乳房张力增加,整个或部分腺体呈大盘片状,腺体边缘清楚、表面呈细颗粒状或触之厚韧,压痛明显。在月经期后可伴随乳房疼痛的缓解而乳房包块缩小或消失。在进展期乳房可扪及边界不清的条索状或斑片状增厚腺体,部分呈弥散性结节状,大小不一,质韧可推动,与深部和皮肤无粘连。部分出现斑块状或囊性肿块,与乳腺组织无明显界线,而不易与乳腺癌或其他病理性肿块鉴别。

(三) 乳头溢液

部分乳腺囊性增生者有乳头溢液,多为双侧多个乳腺导管溢液,溢液可为水样、黄色浆液样、乳样或呈浑浊状,需与乳腺癌或乳腺导管内乳头状瘤所致的乳头溢液鉴别。后两者多表现为一侧乳腺单个乳管溢液,可伴有乳房包块。乳管镜检查、选择性乳腺导管造影和溢液脱落细胞学检查有助于鉴别诊断。

绝经期后乳腺腺体萎缩,逐渐被脂肪组织所代替,多数病人的症状、体征缓解。但部分病人原有的乳腺导管扩张、囊肿和上皮增生等变化未能消失。临床上,40% ~ 80% 的绝经期后病人因乳腺导管扩张、囊肿、包块或疼痛就诊,此时乳腺导管内上皮细胞增生和不典型增生的比例增加。

六、诊断方法评价

乳腺增生症的临床诊断尚不统一,虽然国内不同的学术组织曾制定过各种诊断标准,但缺乏广泛认同性和可操作性。目前,临床上一般将女性有明显乳房疼痛、乳房团块样增厚或伴有多导管乳头溢液者诊断为乳腺增生症。辅助检查是进一步明确诊断的手段,乳腺影像学诊断方法均可用于乳腺增生病的诊断,常用的乳腺影像检查方法包括彩色超声检查、乳腺 X 线钼靶摄片和选择性乳腺导管造影 X 线检查,对有乳头溢液者还可进行纤维乳管镜检查。乳腺增生病影像学等辅助诊断的目的包括:①明确病灶部位、性质和数量,为进一步检查和治疗作指示或参照。②评价治疗效果。③排除乳腺癌。乳腺超声检查通过显示增生病变区和其他部分的声像差异了解乳房内部变化,尤其对囊性病灶可清楚显示是其独特的优点。为了能够较好显示乳腺不同层次尤其是乳腺腺体内的细微变化,应使用超高频超声仪检查乳腺疾病。乳腺 X 线钼靶摄片通过对比乳腺组织局部密度和形态改变进行诊断,尤其便于显示乳腺内的微小钙化,但对致密型乳腺 X 线钼靶摄片的对比性较差。对有乳头溢液者,选择性乳腺导管造影 X 线检查和乳管镜检查常可做出病因诊断。选择性乳腺导管造影 X 线检查可显示单个乳腺导管树状结构改变以及导管周围情况,而乳管镜检查可直观检测乳腺导管内的真实情况。既往多用于单个导管的乳头溢液者的检查,但对乳腺增生症有多个导管溢液者乳管造影和乳管镜检查亦有一定诊断价值。其他乳腺辅助检查方法用于乳腺增生症的诊断意义尚不明确。因此,可以根据不同目的选择不同的辅助检查方法。通过不同诊断方法的联合检查综合分析,有利于明确病变的性质及程度,选择治疗和确定需要活检的病人。对乳腺增生症病理形态学诊断仍然是临床诊断的金标准。鉴于目前对乳腺增生症临床表现、影像改变与病理形态学的联系缺乏足够的认识,推荐扩大活检范围,开展相关临床研究,进一步提高对本病的认识和诊断水平。

七、治疗方法介绍与评价

(一)药物治疗

基于前述认识,临床上应针对不同情况对乳腺增生病患者给予有针对性的积极治疗,并密切监测随访,以预防和早期发现乳腺癌。常用药物包括以下几类:

1.激素类药物

(1)他莫昔芬:具有雌激素样活性,作为雌二醇的竞争剂竞争靶细胞的雌激素受体,从而使雌激素对靶细胞失去作用,而不影响血浆雌激素水平。实验观察发现对乳腺不典型增生细胞生长有抑制作用。临床上应用他莫昔芬对缓解乳腺增生病的症状较其他药物更显著。但因其对子宫等有雌激素受体的器官、组织均有影响,可引起月经紊乱和阴道分泌物增多,应在医生的指导和观察下使用。常用剂量为 10mg,日 2 次。

(2)溴隐亭:是半合成的麦角生物碱衍生物,有多巴胺活性。作用于下丘脑,增加催乳素抑制激素的分泌,抑制催乳素的合成和释放,并可直接作用于垂体前叶,解除催乳素对促性腺激素的作用而促使黄体生成激素的周期性释放等,故有将其用于治疗乳腺增生病。但本药副作用较大,常引起恶心、呕吐等胃肠道症状,严重者可发生直立性低血压。需用时应在专科医生指导下用药。不推荐作为一线治疗药物。

(3)雄性激素:既往有利用其对抗雌激素、抑制卵巢功能的作用治疗本病。口服有甲基睾酮,肌内注射有丙酸睾酮。但长期使用可引起女性内分泌紊乱、女性男性化和肝功能损害。因此不推荐该类药物用于治疗乳腺增生病。

2.中药类

用于治疗本病的中药成药包括功效为调节冲任、舒肝解郁、活血化瘀、软坚散结、疏经通络、散结止痛等作用的药物。根据病人具体情况选择使用可有一定疗效。

3.维生素类

维生素 A、B、C、E 能保护肝脏及改善肝功能,从而改善雌激素的代谢。另外维 A 酸是上皮细胞的生长和分化的诱导剂,试验研究证实对预防乳腺癌发生有一定作用。维生素 E 可防止重要细胞成分过氧化,防止毒性氧化产物生成,对维持上皮细胞的正常功能起重要作用。目前维生素类常用作乳腺增生病治疗的辅助药物。

4.其他药物

(1)天冬素片:原由鲜天冬中分析提取,后经人工合成,有效成分为天冬酰胺,临床验证对部分乳腺增生病有治疗作用。常用剂量:0.25g,日二次。

（2）碘制剂类：其作用是刺激垂体前叶，产生黄体生成激素以促进卵巢滤泡囊黄体素化，调节和降低雌激素水平。常用药物为 10％碘化钾 10ml，日三次，对乳房疼痛有较好疗效，但对口腔有刺激作用。

5.用药方法及应注意的问题

（1）联合用药：乳腺增生病的治疗一般首选中药，可根据病情特点选用单独用药或不同作用机制的药物联合治疗，辅以维生素类药物。应用他莫昔芬需掌握指征，一般用于雌激素水平过高，女性周期明显失调且其他药物治疗无效者，有严重乳腺增生用其他药物治疗增生性病变无改善者，病情反复发作且增生性病变逐渐加重者。因已有资料证实他莫昔芬有预防乳腺癌的作用，因此对 40 岁以上发病病人、有乳腺癌家族史和其他高危因素、已活检证实有乳腺上皮细胞不典型增生者应首选他莫昔芬，辅以其他药物。

（2）长期用药：由于本病发生的基础是激素分泌功能紊乱，而女性每月一个性周期（月经周期）。所使用的各种中西药以调整机体的周期性激素平衡为主要目的之一，希望能同时收到改善症状和组织学变化的效果。最终达到机体自身内分泌的平衡，防止增生性病变的发展。因此用药时间一般应以 2～3 个月为一个疗程，连续用药，待症状完全缓解、乳腺增生主要体征消失、辅助检查提示病变好转或消退方可停药。同时病人可因各种原因再度导致女性内分泌系统紊乱而疾病复发，因此所选治疗药物应具有疗效较好、副作用较少，可较长期和反复安全使用者。

（二）手术治疗

目前根据治疗目的不同，有三种手术。

1.空芯针活检术

如前所述，乳腺增生病导管上皮经一般性增生、不典型增生癌变是乳腺癌发生的原因之一。虽然本病实际癌变率不高，但因临床上不能根据症状和体征确定不典型增生和早期癌变，为了进一步提高对本病的认识，提高乳腺不典型增生和早期癌变的诊断，应注重空芯针活检诊断。已有研究证实，乳腺增生病局限性增厚不随月经周期改变同时经系统药物治疗不能改善者，40 岁以上出现乳腺增生病症状者，有乳腺癌家族史等易感因素者，辅助检查发现可疑病灶者等情况均是乳腺不典型增生和癌变的高危因素。对这些病人应行影像检查引导下的空芯针活检。空芯针活检方便、快捷，在超声或 X 线引导下空芯针活检对微小病灶诊断的准确性可明显提高。

2.包块切除术

对乳腺增生病有一般药物治疗无效或经治疗其他增生性病变已改善而有孤立的乳腺肿块不消失者，合并有单个乳腺导管的乳头溢液不能除外其他疾病者，更年期以后又出现症状和体征的单个病灶，超声或 X 线检查有瘤样病灶或不能除外癌变者应予病变区手术切除。对孤立性病灶的手术切除和病理检查有助于简化治疗程序，减少对早期乳腺癌的漏诊和误诊。

3.乳房切除术

对活检证实有多灶性Ⅱ级以上不典型增生者，伴有乳腺导管内乳头状瘤病者和发病早、症状明显、药物治疗效果欠佳同时证实有乳腺癌易感基因（BRCA1/2）突变者应行乳房切除术。目前，乳房切除术是预防此类高危癌前病变的有效方法。经腋窝人路行腔镜皮下乳腺切除加一期假体植入术可在切除病灶的同时恢复女性乳房完美形态,且胸部无切口。对于治疗乳腺癌前病变是一种较好选择。

（三）随访观察

对乳腺增生病人,尤其是有高危因素的病人,在积极治疗的同时应注重长期随访、定期复查。观察研究疾病复发和病情进展的原因。制定实用有效的方法监测病情变化,警惕乳腺癌发生。

第六章　乳腺恶性疾病

第一节　乳腺癌前病变

WHO 规定发展成恶性可能超过 20％的各种病变均属癌前病变,病理学上把某些在组织形态学上有一定程度异型或增生活跃,经随访有一部分发展成癌的乳腺增生性疾病称为乳腺癌前病变。乳腺癌前病变主要包括乳腺不典型增生和乳腺原位癌,确切的癌前病变,有演变为浸润癌的风险,一般认为不典型增生是癌变过程中一个必经阶段,这一过程是一谱带式的连续过程:正常一增生不典型增生一原位癌一浸润癌。但是,通过免疫组化及分子生物学等研究发现,并非所有导管内增生性病变都遵循这一线性发展模式。尽管乳腺癌前病变是良性病变,但属乳腺癌高风险人群,应予预防处理和密切随访。

一、乳腺不典型增生

乳腺不典型增生是一种病理诊断,并不是一种独立的临床乳腺疾病,常在乳腺良性病变活检(如腺病、导管内乳头状瘤和纤维腺瘤等)时获得诊断。乳腺不典型增生的病理学定义:不典型增生最基本的形态特点是增生与原位癌相类似,但却不足以诊断原位癌。具体表现:①细胞特征:细胞具有一致性,圆形或卵圆形,细胞界限清楚;②组织结构:细胞之间出现圆形或近乎圆形的规则空腔,或形成缺乏纤维血管轴心的微乳头,也可为僵直的细胞搭桥;③病变范围:a.至少累及两个或两个以上彼此分离的导管腔。b.病变范围超过 2mm。特别强调细胞排列极性在诊断中占有重要的地位,不典型增生时仍保持着部分或某种程度的极性排列。一些专家提出诊断 ADH 与低核级 DCIS 的量化标准,主张兼具上述细胞及构型特征的病变,仅累及 1 个或 1 个以上但不足 2 个小管管腔者为 ADH,充满 2 个或 2 个以上小管管腔者则为低核级 DCIS。也有主张兼具上述细胞及构型特征的病变,如仅累及单个小管的部分管腔或多个小管管腔,但其合计横切面的直径＜2mm 者为 ADH,＞2mm 者为低核级 DCIS。免疫组化鉴别瘤细胞:CK5/6(-)、CK34pE12(-)、CK8(＋)、E-cad-herin(＋)、ER(＋)(过表达,均质性)、cyclinDl(＋)、C-erbB-2(-)/(＋)罕见,P53(-)。肌上皮细胞:SMA(＋)、P63(＋)、calponin(＋)、CK5/6(＋).

过去根据其组织结构及细胞异型程度,将乳腺不典型增生分为轻、中、重度,现代已不强调。按照新版 WHO(2003)乳腺肿瘤组织学分类,以导管内增生性病变涵盖了传统的普通型导管增生(usualductal hyperplasia,UDH)、不典型导管增生(atypical ductal hyperplasia,ADH)、导管原位癌(ductalcarclnoma in situ,DCIS)和新增的平坦型不典型增生(flat epithelial atypia,FEA)(见图 6-1),以导管上皮内瘤变(ductal intraepithelial neoplasia,DIN)及其分级为同义词(见表 6-1)。这不仅解决了导管上皮增生诊断的一致性问题,也为避免导管上皮增生性病变的过度治疗提供了理论依据。为了便于临床处理和肿瘤编码,建议使用 DIN 命名的同时应注明相应的传统术语。乳腺不典型增生包括导管上皮不典型增生(ADH、FEA)和小叶不典型增生(ALH)。不典型增生的病理特征详见病理章节。

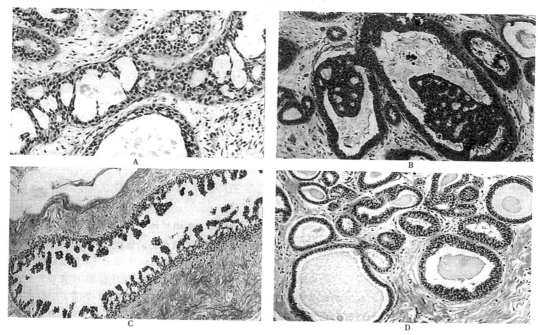

A.UDH 显微镜下表现;B.ADH 显微镜下表现;C.低级别 DCIS 显微镜下表现;D.FEA 显微镜下表现

图 6-1

表 6-1 导管内增生性病变分类

传统分类	导管上皮内瘤变(DIN)
普通型导管上皮增生	普通型导管上皮增生
扁平上皮不典型增生	DIN1A
导管上皮不典型增生	DIN1B
低级别导管原位癌	DIN1C
中级别导管原位癌	DIN2
高级别导管原位癌	DIN3

(一)流行病学特点与癌变风险

目前还没有不典型增生完整的流行病学发生率报告,一项 245 万妇女乳腺 X 线检查研究中,活检发现 ADH 为 4.3/10000,伴 ADH 的乳腺癌为 3.4/10000,不伴 ADH 的乳腺癌为 33.2/10000,绝经后激素治疗从 35% 降至 11%,ADH 发生率自高峰时的 5.5/10000,下降至 2005 年的 3.3/10000,绝经后激素治疗减少可降低 ADH 的发生率。在临床上,因临床症状而行乳腺活检的良性疾病中,ADH 只占约 4%,乳腺 X 线检查所示细砂样钙化是 ADH 最常见的表现,有 31% 的 ADH 在乳腺 X 线检查显示良性钙化。

从组织学上乳腺良性病变有非增生性病变、不伴不典型增生的增生性病变和伴不典型增生的增生性病变,这三类乳腺良性病变的乳腺癌相对风险是 1.56,非增生性病变的乳腺癌相对风险是 1.27,但增生性病变或伴不典型增生的增生性病变增加乳腺癌危险性,其中不伴不典型增生的增生性病变乳腺癌相对风险是 1.88,伴不典型增生的增生性病变相对风险达 4.24。

(二)临床表现

乳腺不典型增生没有特征性临床表现,其临床表现常常为原发疾病的表现,如乳腺癌、囊性增生病、导管内乳头状瘤和纤维腺瘤等。FEA 多因乳腺 X 线片显示微小钙化行活检而发现,一般无可触及肿块。常见于 35～50 岁女性,也可见于绝经后妇女。ADH 常见于 35～60 岁,临床上可以表现为腺体局限性增厚,肿块或病理性乳头溢液等。不典型小叶增生表现乳腺疼痛、压痛、肿块等,但症状不一定全部出现,更有患者无症状,仅在体检和活检中发现。

(三)辅助检查

1.乳腺超声检查

乳腺超声检查主要用于检查乳腺疾病,伴轻-中度不典型增生的乳腺疾病超声检查主要表现为乳腺局部结构紊乱,并回声不均的异常回声灶,大小不等,内未见明显颗粒样钙化;部分表现为不规则片状低回声灶,无明显肿块样结构,后方回声无衰减;部分呈现为大小不一、强弱不等混杂病灶,无明显肿块的轮廓。重度不典型增生超声表现为形态不规则、无明显边界的实性回声灶或结节,无包膜回声,后方回声轻微减弱,大部分内部回声均匀;部分内部回声呈不规则强回声;部分内部可见颗粒样钙化。

超声检查对于不典型增生与原位癌难以区分,但总的来说,乳腺不典型增生的超声图像均以局部结构紊乱、强弱不等混杂回声灶或不规则无边界片状低回声为特征,无明显肿块样结构。彩色多普勒主要根据血流信号进行诊断。轻中度不典型增生血流多为 Ⅰ～Ⅱ 级,重度不典型增生血流多为 Ⅱ～Ⅲ 级,但是一些较大的轻一中度不典型增生病灶因为血供增多,血流信号也可出现 Ⅲ 级,故我们不能单纯靠病灶血供的多少来判断其良恶性的倾向。血管阻力指数在重度不典型增生及原位癌中明显增高,是判断其良恶性倾向的特征之一。

2.乳腺 X 线检查(MG)

多数乳腺不典型增生患者 MG 可见模糊密度增高影,呈棉絮状或毛玻璃状,内含透亮的圆形整齐的囊肿影,部分可见沙粒状钙化影。目前认为在不典型增生阶段就已经存在血管增生和肿物营养不良,从而出现钙化,MG 时钙化灶有特征性图像(见图 6-2),对钙化的检出率明显较超声检查高。有研究发现确诊为不典型增生的病例中,63.9% 的患者 MG 时出现钙化率,提示钙化在不典型增生的诊断中具有重要的意义。MG 在诊断乳腺不典型增生中较超声具有明显的优势,尤其是年龄较大且腺体并不致密的患者。MG 联合乳腺彩色超声检查可提高诊断率。

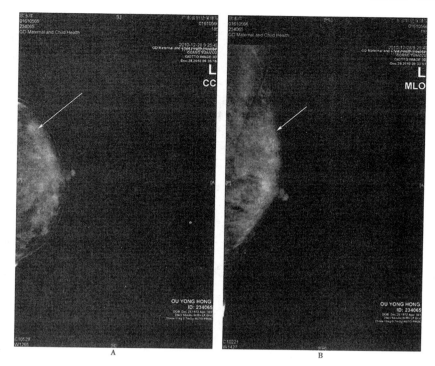

A.ADH 乳腺 X 线检查钙化灶(CCL)；B.ADH 乳腺 X 线检查钙化灶(MLO)

图 6-2

3.乳管镜检查

乳管镜检查可发现 MG 不能发现的导管内隆起性病变,如导管乳头状瘤,部分伴 ADH 或 DCIS,但 ADH 在镜下并无特征性表现。

4.磁共振成像(MRI)

MRI 具有敏感性较高,不受致密型乳房及手术瘢痕的影响。MRI 动态增强扫描在正常乳腺实质表现为轻度、缓慢渐进的信号增强;良性病变的曲线为缓慢上升型,无高峰;恶性病变为快进快出型,早期明显强化,中后期信号强度迅速下降。但不典型增生并无特征性 MRI 图像,主要是原发病图像。

(四)诊断与鉴别诊断

乳腺不典型增生主要通过空芯针穿刺活检(CNB)和手术活检诊断。CNB 每次可获得 5 条以上的组织条供病理诊断之用,但 CNB 也存在低估可能,尤其是当病理检查结果为不典型增生或原位癌,有可能是乳腺癌,所以当出现以下情况时需再次活检:①影像检查高度可疑,与病理检查结果不符;②病理检查结果为不典型增生或出现坏死;③病理检查结果为分叶肿瘤、小叶原位癌、导管内乳头状瘤。真空辅助微创活检(VAB)取材量大,可完整切除病灶,减少低估率,是比 CNB 更准确的微创活检方法,主要用于不能扪及的乳腺病灶。没有微创活检设备时可采用钢丝定位手术活检、超声定位或注入亚甲蓝定位手术活检。

乳腺不典型增生需与下列疾病进行病理学鉴别:

(1)乳腺导管上皮高度增生(亦称旺炽型增生):细胞核形态分布不规则,稍呈平行排列,细胞界限不清,互相重叠,合体样。核染色质细,分布均匀。导管内空腔大小形态不规则和不整齐。导管边上细胞排列成环状,这种形态称为开窗,导管内细胞可搭桥,细胞排列与桥平行,所形成的桥不像导管内癌那样的罗马桥。在肌上皮,可有大汗腺化生,泡沫细胞,一般无坏死。

(2)低级别的导管内癌:不典型导管增生和低级别导管内癌的鉴别主要由 Rosen 提出了两方面标准:①量的标准:必须在 2 个以上的分离导管内具有低级别导管内癌的全部特征时,才能诊断为导管内癌,否则应诊断为 ADH。Tavassoli 认为<2mm 的导管内癌也应划入 ADH。②质的标准:有普遍性增生和低级别导管内癌的两种细胞形态和结构特点。忽略低阶段导管内癌与不典型导管增生形态学上的差别可能导致过度诊断与治疗。分子基因学研究表明,两者形态学上的重叠也反应在分子水平,有学者质疑将这两种概念分开的正确性,建议使用"边缘乳腺疾病"概念,以减小过度治疗。

(3)小叶原位癌(LCIS):发生于终末导管一小叶单位,上皮细胞呈不规则增生,圆形一致;细胞质淡然,并占据腺泡腔,小叶单位扩张至少 50%。

总之,不典型增生与原位癌鉴别有以下几点特征:

(1)坏死:为两者鉴别的主要特征之一。不典型增生不应出现明确的坏死,有坏死则为原位癌。

(2)肌上皮细胞:肌上皮细胞的消失为诊断原位癌的另一重要特征,但是肌上皮细胞的存在不能否定原位癌。换言之,肌上皮细胞不能作为良、恶性诊断的绝对标准。

(3)次级腺腔(或称开窗样生长),与筛状生长的筛孔不同。不典型增生的次级腺腔腔隙较大,形状不规则,而原位癌筛状生长的筛孔表现为较规则的小圆形。

(4)细胞质内黏液空泡及空泡内嗜伊红小体:为小叶癌的重要特征,良性增生通常不会出现。

(5)增生细胞"水流样"(或鱼贯样)改变:是良性表现特征之一。恶性病变时,细胞平铺、杂乱、无极性。

(6)大汗腺化生是良性病变的表现,恶性病变则没有。

(7)其他:如核分裂,可作为鉴别良恶性的重要标准。

组织学鉴别一般性增生、不典型增生和原位癌实际上有一定的难度,结合分子生物学检测具有一定的辅助鉴别作用。

(1)ER:雌激素和雌激素受体(ER):从正常乳腺组织到普通增生、不典型增生至原位癌的演变过程中,ER 的表达水平逐渐增加。

(2)p53:p53 在乳腺导管单纯性增生中表达阳性,在不典型增生中随着轻、中、重度级别的升高,阳性表达率逐级下降。而 p53 蛋白随着轻、中、重度级别的升高阳性表达率逐渐升高。特别在重度不典型增生中可以检测到 p53 基因表达的缺失与突变。

(3)p16:p16 蛋白在乳腺导管单纯性增生和不典型增生组织中的表达率明显高于乳腺癌组织,差异有显著性,单纯性增生与不典型增生相比较差异无显著性。

(4)bcl-2:bcl-2 在乳腺导管单纯性增生中无表达,在不典型增生中随着轻、中、重度级别的升高,阳性表达率逐渐上升,其中重度不典型增生与轻、中度不典型增生和癌组织有显著差异。

(5)HER2：HER2 在乳腺正常上皮增生中呈阴性表达，随着上皮增生和异性程度的增加，该基因表达阳性率逐渐上升。

(6)PCNA：乳腺单纯性增生中表达阴性，随着乳腺不典型增生程度的增加，表达率逐渐增加，在乳腺癌中高度最高。

(7)cyclinD1：cyclinD1 在轻度不典型增生和中度不典型增生中呈阴性或少量阳性表达，主要在重度不典型增生中表达。中度不典型增生与重度不典型增生相比有显著差异。

(8)Claudin-1：Claudin-1 在普通型增生向不典型增生到乳腺癌的发展过程中，Claudin-1 的表达逐渐减弱并消失。用 Claudin-1 的表达可以鉴别乳腺增生和乳腺癌，但是不能区别普通型乳腺导管增生和非典型导管增生。Claudin 可作为诊断乳腺癌的一种标记物。

(9)端粒酶基因 hTR 和 hTRT：乳腺导管单纯性增生组织中 hTR、hTRTmRNA 呈弱性表达和阴性，在乳腺导管轻、中度不典型增生组织中 hTR、hTRTmRNA 呈弱性表达，在乳腺导管重度不典型增生组织中 hTR、hTRTmRNA 表达增强，在乳腺癌组织中 hTR、hTRTmRNA 呈较强阳性表达。

(10)CK34βE12：乳腺重度不典型增生与原位癌及浸润癌相比差异有显著性。

(11)p63：在单纯性增生中均阳性表达，随着不典型增生程度的增加，阳性表达率逐渐下降，重度不典型增生与原位癌、浸润癌表达差异有显著性。

(12)S-100 蛋白：随着不典型增生程度的增加，阳性表达率逐渐下降，但重度不典型增生与原位癌及浸润癌差别不显著。

(13)PARP-1：随着非典型程度的加重，PARP-1 的阳性表达率升高，且表达强度也逐级增高。可以根据 PARP-1 的检测结果判断病变向乳腺癌发展的风险性。PARP-1 抑制剂可能会对乳腺增生性疾病的治疗起到一定的作用。

(14)ki-67 抗原：Ki 抗原是一种反映细胞增殖活性的蛋白标记，研究表明在不典型增生组和乳腺癌组相比，无显著差异，两者皆高于单纯性增生组，表明 ki-67 是癌前病变活跃的早期生物标记。

(15)基底膜成分：基底膜成分Ⅳ型胶原、层黏蛋白、纤维连接蛋白等能反映乳腺不典型增生到癌变过程中血管生成的信息，并对血管内皮细胞增殖生长有促进作用。

(五)治疗与预防

乳腺不典型增生的治疗策略包括活检手术后密切随访，化学预防和全乳切除手术或加乳房重建术。

1.心理治疗

乳腺增生患者大多有脾气暴躁，精神紧张，工作压力大等表现，长期的持续可以引起不典型增生的发生。积极给予心理治疗，使病人消除紧张情绪，心情开朗，自我调节情绪转移对乳房的注意力，合理安排生活和工作。

2.手术治疗

当 CNB 发现不典型增生时，因为有可能低估，需手术切除病灶，手术目的是阻止病变进一步发展及病理确诊。手术方式依据病变范围行肿物切除术、区段切除和象限切除术，伴其他高风险者可行全乳切除术或加乳房重建术。

3.化学预防

他莫昔芬是美国 FDA 批准用于乳腺癌高危人群的化学预防制剂。其为雌激素受体拮抗剂，与体内雌激素竞争受体，从而阻滞雌激素刺激乳腺管及周围纤维组织过度增生，避免腺体叶间腺管末梢导管进一步增生变硬。每天两次服用他莫昔芬 10mg，持续 5 年，可以减少 50% 乳腺癌的发生。对于绝经后妇女依西美坦可预防 65% 的乳腺癌，其他一些化学预防药物正在研究中。对于大多数妇女来说，严密监测争取早期发现乳腺癌是一个好的策略，即每月一次乳房自我检查，每 4~6 月一次临床体检以及 40 岁起每 1~2 年一次的 MG。保持健康的生活习惯，不推荐绝经后乳腺不典型增生妇女使用雌激素替代治疗。

二、乳腺原位癌

乳腺原位癌是指一类上皮细胞异常增生但不超出基底膜的病变，按肿瘤生物学和病理形态学表现分为导管原位癌（ductal carcinoma in situ，DCIS）和小叶原位癌（lobular carcinoma in situ，LCIS）（见图 6-3）。两者均有可能发展为浸润癌，但 DCIS 远较 LCIS 多见，并且发展为浸润性癌的危险性高，达到 75%，故按癌症处理。而 LCIS 随访 20 年后，只有 18% 发展为同侧浸润癌，14% 发展为对侧浸润癌，因此多数学者认为应按癌前病变和高危人群处理。1932 年 Broders 提出原位癌的概念，认为已属于癌的范畴，但只有发展到穿透基底膜成为浸润性癌才有可能发生转移。而不少研究表明，原位癌中有相当部分始终保持"原位"而不进展为浸润性癌，以至于 2003 年 WHO 发表的乳腺肿瘤病理学分类中将原位癌列为"癌前病变"范畴。

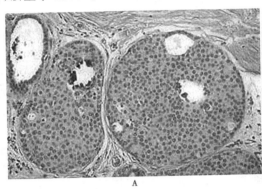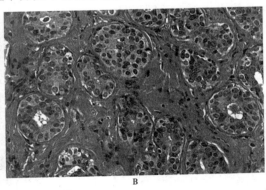

A.显微镜下 DCIS；B 显微镜下 LCIS

图 6-3

（一）乳腺导管原位癌

DCIS 也称导管内癌，是最为常见的非浸润癌，如果在镜下观察到坏死癌细胞则被称为粉刺型 DCIS，比非粉刺型 DCIS 恶性度高。由于缺乏足够的 DCIS 不予治疗的随访资料，目前对 DCIS 的自然病程知之甚少。对 DCIS 自然病程的研究主要是想分辨出哪种类型的病灶终将会发展为浸润性癌，以及这种浸润过程会在何时发生。研究表明，并非所有的 DCIS 都进展为浸润性癌，如果 DCIS 不予治疗 30 年随访后有 10%~50% 会发展为浸润性癌。一项超过 30 年的随访研究揭示仅接受活检的 28 例低度恶性 DCIS 患者（1950—1968）的自然病程，在 40 年内有 39% 会在同侧乳房的同一象限内发生浸润性乳腺癌，7 例发生在初次活检后的 10 年内,DCIS 可以在数十年内保持稳定。一份 1997 年的尸检报告表明 9%～15% 的妇女死亡时仍有未被检出的 DCIS,说明一部分 DCIS 不会发展为浸润癌,但是我们却无法鉴别出来。由于 DCIS 的治疗多为全乳房切除,所以也难以观察其自然发展过程。有一组被误诊为良性病变而仅行切除活检的 DCIS 中,30 年随访期间有 32% 发展为浸润性癌,且大多数浸润性癌发生在原切检部位附近。

1.病理分型

乳腺 DCIS 并不是一个单一的病症,更像是一组多样化病症,不同类型的 DCIS 可能通过病理特征、基因特点、临床表现和乳腺 X 线征象鉴别。不同类型 DCIS 的生物学特性和转归也不尽相同。传统病理分型将 DCIS 分为粉刺型和非粉刺型,非粉刺型包括微乳头型、乳头型、实体型和筛状型。粉刺型 DCIS,具有核分级高、多形性和中心腔性坏死等细胞学恶性表现,侵袭性较强,易发展为浸润性导管癌,也是保乳手术加放疗后局部复发的高危因素。粉刺型DCIS 术后约 3.1 年出现复发,而非粉刺型则为 6.5 年。微乳头型则病变广泛,容易多象限发病。这种分类方法不能很好地预测 DCIS 的生物学行为,尤其是保乳术后的局部复发风险。

目前 DCIS 的分型方法是基于核分级(高、中、低)、细胞极性(结构分化)及是否出现坏死,将其分为高级别、中级别和低级别 DCIS,不仅一定程度上体现 DCIS 的临床转归,而且与独特的遗传学变化相关。高级别 DCIS 倾向于 ER/PR 受体阴性,Her-2 阳性及复杂的核型,而低级别 DCIS 倾向于 ER/PR 受体阳性,Her-2 阴性及 16q 缺失。但仅靠这种分型方法仍不能完全预测所有 DCIS 病例的预后。也有采用基于肿瘤大小、切缘距离、核型、是否有粉刺型坏死和年龄指标的 Van Nuys 预测指数(VNPI)来帮助医生预测保乳手术后局部复发率,但也未能广泛应用。

目前一种根据 DCIS 生物学潜能和局部复发风险的新分型法被推荐使用,即根据组织病理学特征(核分级、坏死和激素受体状态)和分子学特征(Ki-67,p53,Her-2,CoX-2 和染色体异常)被分型为高、中、低侵袭性 DCIS,高侵袭性 DCIS 具有在 5～10 年内进展为浸润性癌的高度潜能及切除术后 24～26 个月出现局部复发的可能性增加,而低侵袭性 DCIS 很长一段时间内(15～20 年)进展为低分级浸润性癌之前局部复发的可能性较低。这种方法试图将 DCIS 重新分型,并更好地指导临床治疗,但尚需更多的研究证实。但尚无病理分型方法能区分何种类型 DCIS 一定发展为浸润癌。

2.流行病学特点

随着国际上基于 X 线检查(MG)的乳腺癌筛查广泛开展,DCIS 发生率逐年上升。美国DCIS 发生率从 1973-1975 年的 1.87/10 万上升至 2004 年的 32.5/10 万,2005 年美国 DCIS 已占乳腺癌新发病例的 20%～30%,DCIS 发生率的上升主要表现为非粉刺型 DCIS 发病的增加。由于我国缺乏基础数据收集系统和尚未普及基于 MG 的乳腺癌筛查,DCIS 的发病率尚不清楚。据前几年城市妇女乳腺癌检查的数据,我国 DCIS 的发生情况可能处于美国 70～80年代水平,有部分医疗机构乳腺中心的数据表明 1996-1998 年 DCIS 仅占同期乳腺癌的 0～4%,而 1999-2008 年随着开展乳腺癌机会筛查,DCIS 比例明显上升,至 2008 年升至 15%～18%,其中,54% 的患者是靠乳管内视镜检出,80% 的患者 MG 可提示 DCIS,在所有乳腺肿块的活检中 DCIS 占 7%～10%,发现 DCIS 病灶的平均大小和范围亦逐年减小,由触诊发现

60mm 减至 MG 发现 10mm 以下 DCIS,DCIS 患者年龄为 45～65 岁。

　　DCIS 的高危因素与乳腺浸润癌相同,如家族史、乳腺活检史、非足月怀孕史、妊娠及绝经年龄偏高、检查史,乳腺密度、身体肥胖指数(BMI)、激素替代疗法(HRT)和乳腺 X 线摄影筛查。不论是观察性研究还是随机性研究都支持 HRT 与浸润癌有关,但 HRT 与 DCIS 发病相关性存在争议,五个观察性研究和一个随机性研究认为 HRT 和 DCIS 发病有关,不过基于群体的研究认为曾用 HRT 与 DCIS 发病率无关。至于 MG,八项来自美国和其他国家基于群体的乳腺癌筛查随机研究中有七项研究支持 MG 增加了 DCIS 的检出率。有关 DCIS 的预防研究方面,NSABP-P1 和 IBIS 试验均证实 TAM 可预防高风险妇女的 DCIS 和浸润癌发生,美国 FDA 批准了 TAM 预防乳腺癌的适应证;目前的临床随机试验均显示雷洛昔芬仅能预防浸润癌的发生,不能预防 DCIS 的发生,但与 TAM 比较,雷洛昔芬用 4 年后其子宫内膜癌和血栓并发症分别下降了 36% 和 29%。

　　因为 DCIS 发展为浸润性癌的危险性高达正常人的 8～10 倍,所以提高 DCIS 的检出率是乳腺癌二级预防的关键,可以降低乳腺癌的死亡率和提高生存率。

　　3.临床表现

　　DCIS 一般表现为可触及的乳房肿块;或不随月经周期变化的乳腺局限性腺体增厚;在 MG 广泛用于临床和筛查以来,则不少是经 MG 发现簇状微小钙化而诊断。又因其病变位于导管内,部分病例会出现血性乳头溢液,有些患者则表现为佩吉特病。36% 的亚洲妇女 DCIS 无症状,64% 有症状,其中半数以上表现为肿块,中位直径 13mm,这与欧美国家妇女主要通过 MG 筛查发现钙化灶而诊断 DCIS 不尽相同。

　　4.辅助检查

　　(1)乳腺 X 线检查:随着 MG 技术的普及,90%DCIS 患者不能扪及肿块,是由 MG 发现特征性钙化而诊断,只有 10% 的患者可触摸到肿块,DCIS 占 MG 检出乳腺癌的 40%。DCIS 的钙化呈丛状分布,形态如细沙样、针尖样或短棒样(见图 6-4、图 6-5)。MG 应注意钙化灶的最大范围及其他部位是否存在肿瘤,以免影响治疗方法的选择,并且对侧乳腺也应 MG,因为 9% 的 DCIS 患者会合并对侧 DCIS。我国开展 MG 筛查较晚,发现 DCIS 时多表现为乳腺肿物(24%)、血性乳头溢液(52%),不随月经周期变化的乳腺局限性腺体增厚(28%),没有任何临床征象而在 MG 时偶然发现(8%)。目前,在我国由于多数地区诊断技术的不完善,加上我国女性乳腺癌发病高峰较美国早约 10 年,此时乳腺致密,影响了 DCIS 的检出率。所以,我国 DCIS 检出率还不高,但近年已逐步引起重视。

　　(2)乳管镜检查:乳管镜发现血性乳头溢液中 9% 是由 DCIS 引起,而 52% 的 DCIS 表现为血性乳头溢液,以血性溢液为表现的 DCIS,50% 在 MG 上无特征性表现。DCIS 在 FDS 下表现为多发性隆起性病变伴周围点状出血,管壁粗糙,或病变多色彩,也可表现为末梢乳管出血(见图 6-6)。

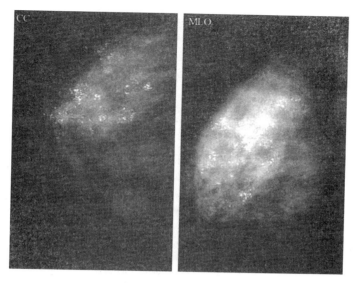

图 6-4　MG 显示 DCIS 广泛恶性钙化灶

（3）乳腺超声检查：DCIS 的超声声像图表现为位于导管内的不规则肿块,管状低回声信号（见图 6-7）,对其他各种软组织病变的诊断能力也高于钼靶片。另外,B 超检查由于采用了彩色多普勒技术而使其对乳腺癌的诊断价值有了明显提高,其影像特性不仅提高了识别肿块性病灶内部结构的准确性,其对病灶内部及周围血运信号的显示也可为乳腺良恶性病变的诊断提供重要依据。一般而言,超声检查在显示致密腺体内的病灶和病灶内外血运情况方面比 MG 更具优势,但在显示微小钙化灶方面,则 MG 明显为优。而 DCIS 在影像检查中,又恰恰多因微小钙化而被发现。因此,在目前各种对 DCIS 的影像检查方法中,仍以 MG 最具诊断价值。对致密型腺体或年轻患者,结合应用超声检查或 MRI,可提高检出率或诊断准确性。

（4）乳腺磁共振检查：MRI 因其独特的成像机制,对乳腺不仅可以分层分析,同时还具有较强的空间分辨率和时间分辨率,比其他方法能更清晰地显示肿瘤大小、边界和浸润程度,并对多中心和多病灶病变的敏感性较高,腺体致密与否对 MRI 也无影响。因此,常用于指导活检时确定病灶部位和在保乳手术前检查有无多灶或多中心癌灶及其范围。增强 MRI 诊断乳腺癌的特异性为 37%～98%,但敏感度极高,可达 94%～100%。因此,临床可适当选用 MRI 诊断 DCIS 的多中心或多灶性。MRI 对 DCIS 患者的多中心病灶检出的敏感性达 42%～94%,而 MG 的敏感性仅为 26%～46%,MRI 评估 DCIS 病灶范围的准确性也高于 MG,但在确定 DCIS 大小和范围方面,MRI 比 MG 更可能造成高估。MR 在评估双侧乳腺方面的优势在于可发现 2.6% 的对侧隐性乳腺癌。MRI 的这些发现可能助于术前对肿瘤范围和对侧乳腺癌的更好评估,为手术方式的选择提供依据。但 MRI 检查提示需要进行活检的病例中,72% 活检为良性病变,MRI 敏感性较高,但特异性相对较低,不可避免将导致临床上过度诊断,增加不必要的活检和患者焦虑情绪。

5.诊断

DCIS 的确诊依靠组织学活检,可扪及肿块可采用 CNB 或手术活检,不可扪及病灶则需影像学引导下定位穿刺活检。目前常用立体定位穿刺活检系统如 Mammotome 和 EnCor 微创乳腺活检系统,可在 MG 或超声引导下进行立体定位穿刺切除活检钙化灶或不可扪及肿块等病变,定位准确,获取的组织量较多,诊断准确率高,不容易低估(见图 6-8),也可在 MRI 引导下进行 MG 或超声检查不能发现病灶的活检。穿刺活检时最好在活检部位留下一些钙化点或放置标志物,以便 DCIS 确诊后,可以准确定位行局部根治性切除,如果钙化灶范围较小则可以在活检时彻底切除。

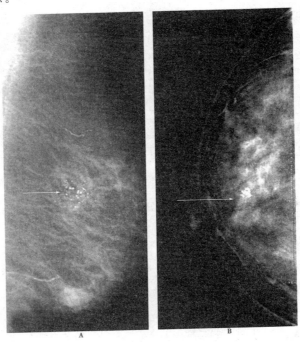

A.MG MLO 位显示 DCIS 簇状钙化灶;B.MG CC 位显示 DCIS 簇状钙化灶

图 6-5

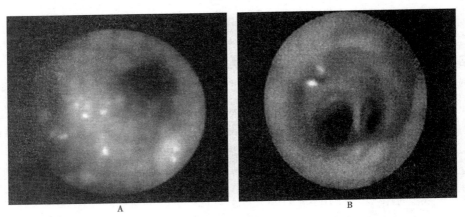

A.乳管镜下 DCIS 呈粉刺样隆起性病变;B.乳管镜下 DCIS 呈管壁粗糙出血表现

图 6-6

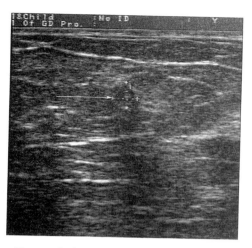

图 6-7　超声下 DCIS 呈不规则小肿块表现

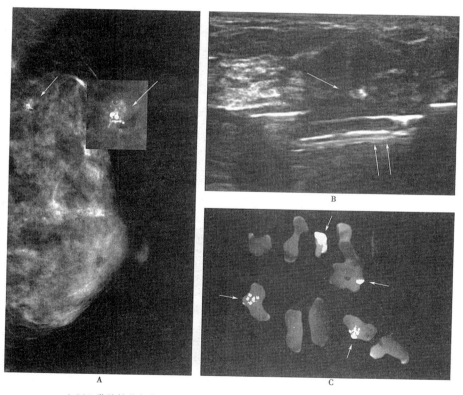

A.MG 乳腺簇状钙化灶；B.超声下钙化；C.微创切除标本 MG 显示钙化灶

图 6-8

　　立体定位穿刺微创活检越来越被广泛应用，但还不能完全取代手术活检，如果病灶位于皮下或腺体深部、钙化灶广泛或未紧密成簇、乳腺较小或患者不合作，均会增加准确定位及穿刺的难度，这时最好选择定位手术活检。约 $1\% \sim 20\%$ 的影像定位穿刺活检诊断为 DCIS 的患者，在病灶全切除术后证实为浸润性癌，造成低估，所以要对活检结果进行评估。对于不能扪及肿块，但又无立体定位穿刺微创活检条件的，可选择钢丝定位、染料注射或两者结合定位手术活检。所有切除的钙化灶标本需行 X 线检查以确定是否已切到明确病灶。

6.治疗与转归

1)外科治疗:全乳切除术是 DCIS 患者治疗的金标准,可用于所有 DCIS 患者,尤其是复发可能性大的患者,如乳腺存在两个或更多的原发病灶,恶性钙化点广泛,术中切缘反复阳性,活检后残余恶性钙化灶。DCIS 的组织学分型与肿瘤大小都不是做全乳切除的绝对指征。

随着放疗技术的进步,半数以上(50%~60%)的 DCIS 患者可以行保乳手术,保乳手术适用于病变局限并不超过 4cm,不伴有多中心或广泛恶性钙化点的 DCIS 患者,保乳手术后放疗可以减少 53% 的同侧局部复发危险,但对死亡率和对侧乳腺癌风险无影响。保证 1cm 以上的无瘤切缘可以降低同侧乳腺的复发,否则即使加用辅助放疗和 TAM 治疗,也不能降低其局部复发率。保乳术后加放疗的患者中只有 1% 死于乳腺癌,与全乳切除术相当,局部复发率为 12%,而不加放疗复发率为 27%,因而推荐 DCIS 保乳术后常规行放疗。保乳手术的局部复发率较全乳切除高,但对远期生存率影响较小。与单纯局部切除相比,无论全乳切除还是局部切除加放疗并不能提高患者的总体生存率。由于放疗费用高,耗时长,而且易发生心肺并症及乳腺纤维化等副作用,乳腺纤维化会影响乳腺复发灶的及时发现,可能延误诊断。对低级别和肿瘤体小的 DCIS,特别老年患者,因其局部复发风险低,经评估后可以考虑不加放疗。2)腋窝处理:理论上单纯 DCIS 并不会发生淋巴结转移,97%~99% 不做腋窝手术的 DCIS 患者会获得长期生存,原则上 DCIS 患者不常规行腋淋巴结清扫及 SLN 活检。但文献报告 DCIS 的前哨淋巴结(SN)转移率为 5%,认为 DCIS 患者应当做前哨淋巴结(Sentinal node biopsy,SNB)活检,不至于遗漏有淋巴结转移的患者,并且还切除了有转移风险的 SN。目前,对于 DCIS 患者是否需要做 SLN 活检存在争议,SN 并不影响绝大多数 DCIS 患者的重要预后(生存率、复发和生活质量)。在缺乏大型随机临床研究证实 DCIS 患者行 SNB 对预后有益前,临床上可考虑在术前 CNB 诊断为 DCIS 患者中,选择年龄较小、肿瘤或钙化灶范围较大(≥4cm)、高级别或粉刺型 DCIS、外上象限病灶和乳头溢血等患者行 SNB 活检似乎更为合理,以避免过度治疗。近期提出的淋巴结微转移和隐性转移对预后意义还不明确,尚不能用于指导临床治疗。

3)辅助治疗:DCIS 患者手术后不常规化疗。他莫昔芬(tamoxifen,TAM)是唯一的 FDA 批准用于减少 DCIS 局部复发及预防对侧 DCIS 和浸润性乳腺癌的药物(没有生存获益)。NSABP B-24 对 1804 位 DCIS 患者进行了随机前瞻性研究,所有患者行保乳手术加放疗后被随机分为服用 TAM 组和服用安慰剂组,经随访 74 个月,结果表明 TAM 使乳腺癌发病率降低 37%,其中浸润性癌降低 43%,非浸润性癌降低 31%,同侧乳腺癌发病率降低为 30%,对侧乳腺癌发病率降低为 52%。服用 TAM 可以减少 50 岁上、下 DCIS 患者同侧乳腺癌发病率达 22%、38%。TAM 对切缘阴性和阳性的 DCIS 患者均可以减少复发,但有少部分病例会失败,切缘阴性者复发率为 12.5%/年,阳性者为 17.4%/年,所以要强调彻底切除病灶的重要性。在瑞典乳腺癌研究小组与 NSABP 联合完成的实验证实,TAM 辅助治疗的最佳时间是 5 年。NSABP B-24 实验也发现了 TAM 的副作用,其中子宫内膜癌的发病率为 0.45%~1.53%/年,深静脉血栓发病率为 0.2%~1.0%/年,未报告有肺栓塞的发生。所以每一个患者都须全面衡量 TAM 治疗的利弊,有局部复发高危因素的妇女保乳术后服用 TAM 益处最多。目前还尚未明确 TAM 是否能抑制保乳术不加放疗的患者局部复发。

4)预后问题:美国国立外科辅助乳腺和大肠项目(NSABP)B-17 等多组前瞻性试验表明,DCIS 单纯局部切除后,5 年同侧乳腺复发率 8%~43%。复发者中约半数已进展为浸润性癌,正是这种进展为浸润性癌的危险是治疗 DCIS 的关键。SEER 从 ER 状态的角度对 DCIS 与浸润性癌的关系进行了分析,结果显示,DCIS 的 ER 状态与继发性浸润性癌有很高的一致性(83%),尤其在 ER 阳性的 DCIS 中,90%与 ER 阳性的浸润性癌相关,ER 阴性者也有 60%与 ER 阴性的浸润性癌相关。这些结果进一步证实了 DCIS 向浸润性癌发展的关系,并明确了 ER 状态在乳腺癌的发生发展过程中可能是一个相对早期和比较固定的事件。Allred 等应用显微分离技术研究 DCIS 与浸润性癌之间的基因差异,见仅有很少的主要基因表达在两者中有差异,而且发现在 DCIS 向浸润性癌进展的过程中,其基质改变和影响穿透基质膜的变化起着重要作用。

综合 DCIS 的临床转归及相关基础研究结果表明,与非粉刺型 DCIS 相比,粉刺型 DCIS 具有更为恶性的生物学特性,常表现为高的核分级和中心腔性坏死,侵袭性更强,更易进展为浸润性癌。现代分子生物学研究发现,HER-2 阳性和 ER 阴性 DCIS 表现更具侵袭性。

因为 DCIS 总体预后较好,10 年生存率可达 98%以上,而 10 年局部复发率为 lo%,浸润癌为 24%,DCIS 的远处转移率为 1%,但对总生存率无影响,DCIS 诊断后乳腺癌相关死亡率小于 2%。凶此,通常用局部复发的风险来评价 DCIS 的预后,既往回顾性临床研究结果显示,患者年龄小、出现血性乳头溢液、手术切缘阳性、病灶广泛、核分级高、出现肿块时及粉刺型 DCIS 容易复发。NSABP B-24 的前瞻性研究表明临床表现明显的 DC,IS 局部复发率大约是 MG 诊断出 DCIS 的两倍。手术切缘阳性患者乳腺复发率为 29%,而切缘阴性复发率则为 7%。复发因素研究发现,病灶与乳头的距离小于 40mm 或核分级为高/中级会增加乳腺的复发。由于存在以上差异,DCIS 患者行保乳手术加放疗的 10 年乳腺复发率为 6%~23%,生存率为 96%~100%。保乳手术加放疗后乳腺复发多为同侧,其中约 50%是浸润性癌,可能发生在其他象限,复发时间平均为 42 个月,非浸润癌复发时间平均为 18 个月。所有复发为非浸润性癌的患者和 75%复发为浸润性癌的患者在全乳切除术后会获得长期生存。复发患者的 8 年总生存率可达 92%。

关于发病年龄与 DCIS 保乳治疗后复发的关系,有研究观察到,年轻患者(小于 45 岁)病理容易出现不利的预后因素,如核分级高和中心坏死,并且乳腺比年老患者将要经历更长的病程,其保乳手术加放疗后局部复发率(25%)明显高于老年患者(10%),尤其是局部浸润癌复发较多。为了分析年龄对复发率的影响,NSABP B_24 将 DCIS 患者进行随机前瞻性研究,发现小于 50 岁 TAM 组和安慰剂组同侧乳腺复发率分别为 20.77%/年、33.3%/年,而大于等于 50 岁组分别为 10.19%/年、13.03%/年,证实年轻 DCIS 患者易于复发。

目前,国外倾向于用 VNPI 作为临床判断恶性程度及预后的可靠指标,用于对 DaS 进行评估以指导治疗的综合评价指数(见表 6-2),主要根据核级别和有无粉刺性坏死将 DCIS 患者分为三组:第 1 组为低核分级 DCIS 不伴粉刺样坏死;第 2 组为低核分级 DCIS 伴粉刺样坏死;第 3 组为高核分级 DCIS 伴/不伴粉刺样坏死。VNPI 将 DCIS 按肿瘤大小、手术切缘、病理学分类和年龄方面综合考虑.每方面评分由 1 分(最佳)至 3 分(最差),治疗方式见表 6-3。

表 6-2　VNPI

评分	1	2	3
肿瘤大小 mm	≤15mm	16～40mm	≥41mm
切缘情况	≥10mm	1～9mm	<1mm
核分级	VNPI 第 1 组	VNiPI 第 2 组	VNPI 第 3 组
年龄	>60	40～60	<40

5）导管原位癌伴微浸润处理：目前对于 DCIS 伴微浸润的治疗方式意见分歧，将 DCIS 伴微浸润按照病理分为：①Ⅰ型，指癌细胞呈单个病灶浸润到基底膜以外的间质，细胞数目 1～15 个；②Ⅱ型，指癌细胞成簇浸润到基底膜以外的间质，浸润面积不大于 10%。一项随访 DCIS 及伴微浸润患者 7 年的研究发现Ⅰ型的腋淋巴结和远处转移率、生存率与 DCIS 无差异，而Ⅱ型微浸润腋淋巴结和远处转移率明显较前两者升高，生存率下降，认为Ⅰ型的处理方式基本与 DCIS 相同，而Ⅱ型则倾向于按浸润癌治疗。

表 6-3　VNPI 指导下的 DCIS 治疗方式

评分	Rer-2 阳性率	治疗方式
4～6	10%	局部切除
7～9	31%	局部切除加放疗
10～12	66%	乳房切除术

（二）乳腺小叶原位癌

LCIS 是癌前病变，是发展为浸润性乳腺癌的高危因素，常因乳腺肿块、乳头溢液、钙化点等原因穿刺活检发现。80% 的 LCIS 发生在绝经前妇女，常表现为多中心，双侧乳腺发病明显高于 DCIS，15 年生存率为 100%。LCIS 病理特征是小叶内末梢导管或腺泡内充满增生的上皮细胞，细胞簇呈岛状分布，故又称为"小叶瘤（lobular ncoplasia）"，多发展为浸润性导管癌而不是小叶癌。NSABP-17 前瞻性研究对 182 名患者行单纯活检并随访 5 年，13 例患者发生同侧乳腺癌，其中包括 4 例浸润性癌，对侧乳腺癌发病者共 4 例，其中包括 2 例浸润性癌，所有同侧发生的乳腺癌均与 LCIS 为同一象限。另有研究对未经任何治疗的 LCIS 随访 20 年，发现累及同侧浸润癌为 18%，对侧浸润癌为 14%，这些癌中 40% 为浸润性小叶癌，60% 为浸润性导管癌。

目前 LCIS 的治疗是病灶切除，并服用 TAM 以减少浸润性乳腺癌的发生，定期做 MG 或 MRI 复查。CNB 诊断为 LCIS 的患者应当再做切开活检。以免遗漏浸润性小叶癌或导管癌。目前尚无证据表明 LCIS 预后与手术切缘状态有关。ICIS 的其他处理还包括患侧保乳手术加全乳放疗、患侧乳腺切除和对侧乳腺活检、双侧乳腺切除、单侧乳腺随访等。

乳腺癌合并 LCIS 时对同侧浸润癌复发有影响，未合并 LCIS 患者中有 5% 发生了同侧乳癌复发，而合并 LCIS 的患者中 15% 发生了同侧乳癌复发。10 年累计同侧乳癌复发率则分别为

6％和29％,合并 LCIS 的患者服用 TAM 后10年同侧乳癌复发率降为8％。从而总结出合并 LCIS 是部分保乳治疗患者同侧乳腺癌复发的高危因素,服用 TAM 可以降低这种局部复发危险。

第二节　乳腺癌

一、概述

乳腺癌是女性最常见的恶性肿瘤之一。全世界每年死于乳腺癌的病例为41.1万人,占女性全部癌症死亡病例的14％,居女性癌症死因的第1位,男女合计居全部癌症死亡的第5位。

(一)病因

乳腺癌的病因尚不清楚。乳腺是多种内分泌激素的靶器官,如雌激素、孕激素及泌乳素等。20岁前本病很少见,20岁以后发病率迅速上升,45~50岁较高,绝经后发病率迅速上升,可能与雌酮含量升高有关。良性乳腺疾病史、生活精神刺激、不哺乳、肿瘤家族史、月经周期长、初潮年龄早、初胎活产年龄大、足月产次少、未生育、营养过剩、肥胖、脂肪饮食与乳腺癌发病均有关。北美、北欧地区乳腺癌发病率为亚、非、拉美地区的4倍,低发地区居民移居至高发地区后,第二、三代移民的乳腺癌发病率逐渐升高,提示环境因素及生活方式与乳腺癌的发病有一定关系。

(二)病理类型

乳腺癌有多种分型方法,目前国内多采用以下病理分型。

1.非浸润性乳腺癌

包括小叶原位癌、导管原位癌。

2.浸润性乳腺癌

包括浸润性导管癌、乳头状癌、髓样癌、小管癌、腺样囊性癌、黏液腺癌、大汗腺样癌和鳞状细胞癌等。

3.特殊类型癌

包括分叶状肿瘤、Paget 病、炎性乳腺癌。

(三)转移途径

1.局部扩散

癌细胞沿导管或筋膜间隙蔓延,继而侵及 Cooper 韧带和皮肤。

2.淋巴转移

乳腺淋巴回流第一站为腋窝和胸骨旁淋巴结,第二站为锁骨上和纵隔淋巴结,乳腺癌细胞常可随淋巴回流转移到该淋巴结。临床上腋窝淋巴结转移率约为50％~60％,胸骨旁淋巴结转移率约为20％~30％,后者原发灶躲在乳房内侧和中央区。癌细胞也可通过逆行途径转移到对侧腋窝或腹股沟淋巴结。

3.血运转移

癌细胞可经淋巴途径进入静脉,也可直接侵入血液循环而致远处转移。最常见的远处转移依次为肺、骨和肝。

(四)临床表现

1.乳房肿块

患乳出现无痛性并呈进行性生长的肿块是最常见首发症状。多数患者以乳房无痛性肿块就诊。一般单侧乳房的单发肿块较常见,肿块绝大多数位于乳房外上象限。肿块大小形态不一,一般为不规则形,亦可见圆形、卵圆形等。肿块质地大多为实性,较硬,甚至为石样硬。但富含细胞的髓样癌及小叶癌常较软,黏液癌质地韧,囊性乳头状癌则呈囊状有波动感。肿块可活动,较晚期时活动度较差。

2.乳头改变

(1)乳头溢液:乳头溢液可为乳汁样,水样,血性,50岁以上患者的乳头血性溢液,乳腺癌可达64%。但乳腺癌以乳头溢液为唯一症状者少见,多数伴有乳腺肿块。

(2)乳头和乳晕改变:正常乳头双侧对称。癌灶侵及乳头或乳晕时,牵拉乳头,使乳头偏向肿瘤一侧,病变进一步发展可使乳头扁平、回缩、凹陷,直至完全回缩到乳晕下。Paget病的典型症状是乳头糜烂、结痂等湿疹样改变。

3.乳房皮肤改变

根据乳腺癌病期的早晚可出现不同的皮肤改变。肿瘤侵犯乳房悬韧带,或与皮肤粘连使皮肤外观凹陷,出现"酒窝征"、癌细胞堵塞皮下淋巴管,出现皮肤水肿,呈"橘皮样变"。肿瘤侵入皮内淋巴管,可在肿瘤周围形成卫星结节,如多数小结节成片分布,则出现"铠甲样变"。晚期癌患者皮肤与肿瘤粘连可出现完全固定甚至破溃,呈"菜花样"改变。局部皮肤颜色由淡红到深红,同时伴有皮肤水肿,触之感皮肤增厚、粗糙、皮温增高,则是炎性乳腺癌特征表现。

4.乳房轮廓改变

由于肿瘤浸润,可使乳房弧度发生变化,出现轻微外凸或凹陷。亦可见乳房抬高,令两侧乳头不在同一水平面上。

5.乳房疼痛

当乳腺癌发展到一定阶段时,可有不同程度的疼痛,表现为持续性或阵发性乳房刺痛、钝痛、或隐痛不适。

6.区域淋巴结肿大

乳腺癌细胞常可随淋巴回流转移到该引流区域淋巴结。临床上腋窝淋巴结转移最常见,肿大淋巴结质硬、无痛、可被推动,随着病情进展数目增多,并融合成团,甚至与皮肤或深部组织粘着,值得注意的是,隐匿性乳腺癌往往以腋下或锁骨上淋巴结肿大为首发症状,而乳房内原发病灶很小,临床难以扪及。

(五)诊断与鉴别诊断

1.诊断

详细询问病史及临床检查后,大多数可以得出正确诊断。但乳腺组织在不同年龄及月经周期中可出现多种变化,因而应注意体检方法及时机。另外不能忽视一些早期乳腺癌的体征,如局部乳腺腺体增厚、乳头溢液、乳头糜烂和局部皮肤内陷等。乳腺X线检查、超声显像检查、磁共振检查和CT检查均有助于乳腺癌的诊断,ECT有助于骨转移的诊断,正电子发射计算机体层成像(PET)检查：是全身扫描能早期发现淋巴结、骨和肺转移的重要方法。有助于乳腺癌的术前分期，制订治疗计划。对隐匿性乳腺癌病灶定位和良恶性鉴别有重要价值。细胞病理学诊断是乳腺癌的最终确诊手段。

2.鉴别诊断

(1)乳腺腺病：也就是乳腺增生从肿块的特点来看，乳腺腺病常同时或相继在两侧乳腺发现多个大小不等，界限不清的结节，可被推动。

(2)乳腺纤维腺瘤：多为单发，摸起来境界清楚，边缘整齐，表面光滑，且可活动。

(3)乳腺囊肿：是乳腺组织老化时形成的肿大的小叶，肿块是光滑的且可移动。

(4)导管内乳头状瘤：常在乳晕下或乳晕边缘摸到一圆形质地较软的肿物，直径一般在 0.3～1cm，多数伴有乳头溢液。

(5)乳腺导管扩张症：又名浆细胞性乳腺炎，常以肿块为首发症状，边缘不整，表面欠光滑，多位于乳晕深处，大小常在 3cm 以内。

(6)乳腺结核：初起时多为孤立结节，逐渐形成一个至数个肿块，边界不甚清楚，易与皮肤粘连。乳腺肿块中仅少数为癌，乳腺癌的肿块多为单发结节，边缘不规则，多数质地较硬，常与皮肤粘连。

(7)乳房恶性淋巴瘤：较少见，分为原发性和继发性。原发性属结外淋巴瘤，继发性为全身疾病的一部分。乳腺淋巴瘤好发在年轻女性，25%病变表现为双侧乳房弥漫性肿大。年老者，以单侧乳房受累多见，表现为边界清楚，质软的多个或单个肿块。X线不能确定性质，最终确诊以病理为准。

3.分期

完善的诊断除确定乳腺癌的病理类型外，还需记录疾病发展程度及范围，以便制定术后辅助治疗方案，比较治疗效果以及判断预后，因此需有统一的分期方法。分期方法很多，现多采用美国癌症联合委员会(AJCC)建议的乳腺癌 TNM 分期。

(六)治疗

手术治疗是乳腺癌的主要治疗方法之一，放疗、化疗，内分泌治疗及生物治疗等在乳腺癌治疗中也占有相当的地位。经典的乳腺癌 Halsted 根治术为癌瘤根治术概念的产生与发展奠定了基础；乳腺癌改良根治术的产生为癌瘤治疗的功能保存提供了新的研究思路；保留乳房的乳腺癌治疗使癌瘤治疗发生了划时代的革命，使癌瘤治疗从单一的解剖生物学模式向社会-心理-生物学模式转化，充分体现了医疗实践的人性化。乳腺癌外科治疗历经了根治术、扩大根治术、改良根治术、保留乳房手术四大历程，形成了当今扩大与缩小手术并存、治愈与生活质量兼顾的个体化规范。但合理的乳腺癌综合治疗策略并不是所有治疗方法简单的叠加。乳腺癌治疗策略的合理选择，除患者因素外，必须避免医者"各自为政"的陈旧观念。即外科、放疗科或内科医生各自仅注意自己治疗手段的适应证，而忽略治疗总体计划的合理设计及各疗法间的有机结合。作为一名乳腺肿瘤的临床工作者，无论身为肿瘤外科，放疗科或内科医生，在对每一例初治乳腺癌患者的治疗时，不仅能够完美地实施自己所掌握治疗手段，更重要的是能对其制订出合理的总体治疗策略。

二、流行病学、普查及预防

(一)流行病学

1.流行现状

2002 年全世界新发乳腺癌病例 115 万,占女性全部恶性肿瘤新发病例的 23%,其中一半以上的病例发生在北美洲与欧洲,北美洲 23 万(占女性癌症的 31.3%),欧洲约 36.1 万(占女性癌症的 27.3%)。全世界每年死于乳腺癌的病例为 41.1 万人,占女性全部癌亡病例的 14%,居女性癌症死因的第 1 位,男女合计居全部癌症死亡的第 5 位。由于发病率较高和预后相对较好,乳腺癌已成为当今世界上流行率最高的癌症,据估计全球在过去 5 年内确诊的病例中,仍然存活的现患病例高达 440 万(全世界男女合计的肺癌现患病例仅为 140 万),而美国的乳腺癌现患病例已经占全部妇女人口的 1.5%。

2002 年,中国女性乳腺癌世界人口年龄调整发病率为 18.7/10 万,世界人口年龄调整死亡率为 5.5/10 万。从发病率和死亡率来看,我国目前还是乳腺癌的低发国家。

2.时间趋势

在大多数国家,乳腺癌的发病率正在呈现上升趋势,而在原来发病率低的地区,其上升的幅度较大。1990 年后,全球发病率每年以大约 0.5% 的幅度在增加,依据这个增加的速度,到 2010 年全球乳腺癌新发病例将达到 140 万。我国是乳腺癌增长速度最快的国家,据收录在五大洲发病率中我国 7 个地区肿瘤登记资料,我国乳腺癌增加的幅度每年高达 3%～4%。与 2000 年相比,2005 年我国妇女各年龄组的乳腺癌发病率均有上升,其中 45～64 岁年龄段的发病率上升特别显著。国内外专家估算,我国 2000 年乳腺癌新发病例数为 12.1 万人,2005 年为 16.8 万人,2005 年与 2000 年相比,增加 38.5%,是女性癌症中增加最多的恶性肿瘤。我国乳腺癌增加幅度中的 11.0% 归因于人口的变化,其余的 27.5% 归因于危险因素。东亚地区国家的乳腺癌增加速度普遍较快,如果参照中国和东亚其他国家乳腺癌增长的幅度,在东亚地区以每年 3% 的增长率计算,到 2010 年全球乳腺癌新发病例将达到 150 万。

3.地区分布

全世界乳腺癌发病率有较大的地区差异,经济发达国家(日本除外)的乳腺癌发病率普遍较高,年龄标化发病率最高的是北美(99.4/10 万)。东欧、南美、南非和西亚的乳腺癌发病率虽处于中等水平,但仍是这些地区女性的最常见癌症。乳腺癌发病率较低的地区多数在非洲(除了南非)和亚洲,发病率最低的是中非(16.5/10 万),中非的发病率与北美相比相差 6 倍。在经济发达国家或地区,乳腺癌年龄调整相对生存率平均为 73%,在发展中国家或地区平均为 57%,西方国家的乳腺癌生存率较高,其中美国 1995—2000 年乳腺癌 5 年生存率高达 89%,其原因是有系统的筛查计划,得益于早期发现、早期诊断和早期治疗。由于富裕的发达国家的乳腺癌相对生存率较高,发展中国家的生存率较低,因而在世界范围内乳腺癌死亡率的差异远低于发病率的差异。非洲和太平洋岛屿的乳腺癌死亡率与欧洲没有太大的差别。

我国部分地区 1993—1997 年的肿瘤发病和死亡登记资料显示,乳腺癌发病率也有较大的地区差别,最明显的特征是城市的乳腺癌发病率显著高于农村地区,其中上海市的乳腺癌发病率是扶绥的 11.6 倍,死亡率是扶绥的 3.3 倍。与全世界各地区间的乳腺癌死亡率分布的差异相类似,我国各地区间的乳腺癌死亡率差异,也远低于发病率的差异。

4.人群分布

(1)年龄分布:各年龄组段乳腺癌发病率差异较大,其中发病专率最高的是 45～54 岁年龄组,在此年龄段之后,发病专率逐步下降。

(2)移民:从乳腺癌低发国家或地区移居到高发国家或地区的移民,特别是在年轻时即已移居的移民,其发病率和死亡率的上升十分明显。例如移居美国旧金山的华裔女性乳腺癌的发病率是上海妇女的 4 倍,其第二代的发病率接近当地居民的水平。墨西哥人移居美国后,其乳腺癌的死亡率是原籍妇女的 3.4 倍。移民的乳腺癌发病率和死亡率变化说明社会环境因素对乳腺癌的发生有较大影响。

(3)婚产情况:早在 1700 年 Ramazzini 就发现修女患乳腺癌的危险性超过一般人,提出乳腺癌与婚姻状况有关。1842 年 Stern 等的调查结论是,修女与一般妇女乳腺癌发病之比为 5∶1。Ernster 等综合美国第三次全国癌症调查(1969—1971 年)资料,发现乳腺癌发生率在单身妇女中最高。我国姚凤一(1980 年)报道,单身妇女患乳腺癌的机会是已婚妇女的 4 倍。其实,婚姻状况与乳腺癌发生之间的关系,实质上是生育状况与乳腺癌发生之间的关系。研究表明,婚后生育的妇女患乳腺癌的危险性比非生育妇女低,足月妊娠生育对乳腺癌的发生有保护作用。1970 年 MacMabon 等的研究认为,第一胎生育年龄早,对乳腺癌的发生有保护作用。但第一胎的生育年龄如果在 30 岁以后,其乳腺癌发生的相对危险性升高。我国 1979—1980 年的调查也证明了这一点。

(二)普查及预防

1.概述

目前,乳腺癌的预防研究多数集中在早期发现和化学预防两个方面。通过筛查或普查达到早期发现、早期诊断和早期治疗的目的,是提高乳腺癌生存率的有效方法。在世界范围内,乳腺癌的普查起步于 20 世纪 60 年代,欧美国家乳腺癌发病率高,但死亡率低,说明早期发现、早期诊断、早期治疗在降低乳腺癌的死亡率方面是有效的。

2.乳腺癌的普查

早在 20 世纪 60 年代,美国纽约市开始实施健康保险计划(health insuranceplan,HIP),该计划对 60,696 位年龄在 40～64 岁之间的女性进行乳腺癌普查。同时设有同等数目的对照组人群。经过 18 年的观察,结果显示与对照组相比,普查组的乳腺癌病死率降低了 23%,从而证明乳腺癌普查是降低乳腺癌病死率的行之有效的方法。更大的乳腺癌普查计划开始于 20 世纪 70 年代,美国国立癌症研究院(NCI)和美国癌症协会(ACS)组织了 29 个肿瘤中心,对 283222 例年龄在 35 岁以上的女性实施乳腺癌检测证实工程(breast cancer detection demonstration project,BCDDP)。结果发现 4275 例乳腺癌,乳腺癌病灶 4485 个,其中早期癌灶 3557 个,这些早期癌灶中有 42% 为临床隐匿性,仅靠乳腺 X 线摄影检出。与此同时,北美与欧洲的许多国家也相继开展了全国范围的乳腺癌普查计划或乳腺癌筛查工程。在加拿大,NBSS1 和 NSBB2 两项工程共对 44925 名女性进行了乳腺癌普查;在瑞典,有 3 项乳腺癌普查工程,受检人数为 97662 人;在爱丁堡,有 23226 名女性受检。上述资料显示,普查组发现的乳腺癌的死亡率比对照组减少 3%～32%。

20 世纪 80 年代,我国北京、天津较早开展了大规模的乳腺癌普查。到 20 世纪 90 年代,全国各地相继开展乳腺癌等癌症的普查,对发现早期乳腺癌及其他癌症和早期治疗起到了一定的作用。但普遍存在追求经济效益,普查方法不规范,普查技术落后,以及缺乏系统的普查计划和长期随访的资料。

乳腺癌普查的方法可以有多种,例如:乳房自查,临床乳腺检查,乳房 X 线摄影,乳腺超声检查,乳腺近红外线扫描检查,乳腺 CT 检查,乳腺磁共振检查,乳管内视镜检查和乳腺组织活检病理学检查等。但从简单易行、安全无创伤、经济有效等方面考虑,前 3 种方法是现实可行的方法,国外在乳腺癌普查研究方面用得最多的是乳房 X 线摄影。

(1)乳房自查:为了验证 BSE 对发现乳房小肿块和早期乳腺癌以及降低乳腺癌死亡率的作用,国内外已经进行了 2 个大规模随机对照试验。其中俄罗斯的研究发现自查组的良性和恶性肿瘤发现率显著高于对照组,但自查组乳房活检率是对照组的两倍;自查组早期癌占 23%,高于对照组的 17.6%,但差异无统计学意义;自查组中乳腺癌患者的 15 年生存率(53.2%)高于对照组(45.8%,P=0.05 105)。我国上海以纺织系统的 26.6 万名年龄在 30~64 岁的妇女为对象,进行了为期 14 年的 BSE 随机试验的队列研究,试验对象随机分为指导组和对照组(133085 名)。在指导组,最初先由医务人员做规范的 BSE 手法演示,随后的 4 年中,使用 BSE 录像带进行二次强化教育,并定期进行 BSE 指导和在医务人员监察下进行 BSE 操作。该研究进行 5 年,队列人群随访到 2000 年 7 月,乳腺癌患者的生存状况随访到 2001 年 12 月。结果指导组和对照组乳腺癌病例的肿块大小、TNM 分期和累积死亡率的差异均无统计学意义。两组早期病例的检出虽有差异,但无统计学意义。但是指导组比对照组有较多和较小的纤维腺瘤被检出(P<0.01)。上述的两项大规模随机对照试验均未显示 BSE 指导组与对照组相比乳腺癌死亡率显著降低的结果。由于 BSE 不能降低人群乳腺癌死亡率,反而导致乳房活检率增加,因此有人认为目前不宜推荐进行乳房自查(breastself-examination,BSE)。但是,从理论上讲,定期进行 BSE 应该是早期发现乳腺癌的有效方法之一,而通过早期发现达到早期诊断、早期治疗的目的,也应该能够提高乳腺癌的生存率和降低其死亡率。而大规模随机对照试验未显示乳腺癌死亡率降低的结果可能是因为存在其他因素的干扰。以上海的研究为例,从实验设计到 BSE 指导都很严谨,从方法学方面来看应该是无可挑剔的。但是在课题实施过程中,某些因素特别是社会因素的干扰是课题组所无法控制的。在上海这样的社会经济发达的大城市,对乳腺癌早期发现的社会化宣传教育普遍存在,包括对照组在内的广大妇女可以通过电视、广播、报纸、杂志获得乳房自查方法的指导,可以对该研究的人群(包括实验组和对照组)产生一种社会化的干预。此外,一些对照组工厂开展对职工的全身体检或妇科疾病普查普治都列有乳房检查这一项目。这些社会化宣传和普查无疑会缩小实验组与对照组之间的差异,使该研究不能反映出真实的干预效果。

乳房自我检查的前提条件首先是要教会广大妇女如何正确地检查自己的乳房,如何发现病灶,认识病灶。同时还要增强广大妇女的自我防癌意识,使其能够做到长期坚持乳房自我检查。但目前我国整个女性人群的自我保护意识仍较淡漠,对乳房自我检查方法的掌握率仍然很低。孙田杰等对 18~74 岁 928 名住院患者的女性陪护者进行乳房自检知识的了解情况、方法掌握和实施状况进行了调查。结果显示,女性对乳房自检知识的了解率为 55.5%,方法掌握率仅为 9.9%;虽然有 48.6%的女性实施乳房自检,但仅有 10.6%坚持每月实施。焦育娟等对护理系本科、专科三年级女大学生就乳腺癌知识了解情况、乳房自我检查的认知情况、乳房自我检查的现状进行了调查,结果显示本、专科护士生坚持做乳房自我检查的分别为2.08%和3.68%,能正确掌握乳房自我检查技术的仅分别为17.71%和21.47%。上述调查结果均说明要强化健康教育观念,提高妇女的健康保健意识,加强乳房自我检查技术的培训,广泛普及乳房自我检查技术,帮助妇女提高识别乳房肿块的能力,呼吁养成每月进行一次乳房自查的良好生活方式,以提高乳腺癌早期发现率。

(2)临床乳腺检查:临床乳腺检查(clinicalbreast examination,CBE)即通常所说的体检,是由专业医生对无自觉症状的妇女进行乳房检查。目前多数研究显示,CBE联合乳腺X线摄片是较好的乳腺癌普查的方法。在美国纽约市实施健康保险计划的初期,其中多数的乳腺癌是由CBE发现的。在该试验开展10年后乳腺癌病死率下降了29%。其结果与瑞典单独应用乳房X线检查的试验结果相似(病死率下降30%)。两种普查方法死亡率下降幅度相似的结果提示,仔细进行CBE是十分有效的。有研究显示,乳腺X线检查遗漏为CBE发现的乳腺癌的比例为5.5%~29.0%。在一组25岁以下年轻女性的研究报道中,23%的乳腺癌在X线片上并无阳性表现。从目前的研究来看,单用CBE作为普查发现早期乳腺癌的比例仍较低,很难降低乳腺癌的病死率。有人建议CBE应规范化以便发现更多的早期乳腺癌。

(3)乳房X线摄影:乳房X线检查是迄今为止发现乳腺早期肿瘤的最重要的有效手段,乳房X线普查可以检出临床隐匿乳腺癌和微小癌。Sickles等在300例经X线检查发现的临床"阴性"的乳腺癌病例中,28%为原位癌,7%肿瘤直径<5mm,仅有2%的肿瘤直径>20mm。一般认为,X线普查比临床早发现乳腺癌2.5~3.5年。普查对象的选择和检查的间隔时间:一般认为,40岁(有人认为35岁)以上的女性应进行定期的乳房X线普查。有几种特殊情况也应列入X线普查:①临床或自检发现乳腺有异常时,包括局部增厚、结节、乳头溢液等,或乳房较大,临床触诊不满意时。②30岁以上女性而有母系乳腺癌家族史时。③曾患乳腺良性病变或对侧乳腺癌患者。每次普查的时间间隔多长为合适,尚无统一意见。目前多数人认为1.5年较合适,对高危人群定为1年。早期乳腺癌的X线表现主要有结节影、微小钙化和局部乳腺结构紊乱。恶性结节影多呈分叶状、边缘模糊或毛刺状;恶性钙化多呈直径<0.015mm的沙粒样,簇状分布(>5个/cm3),或为长的小杆状钙化;乳腺结构紊乱指不对称的密度增高影。

3.化学预防

1992年,美国国家外科乳腺癌和大肠癌辅助计划(National Surgical AdjuvantBreast and Bowel Project,NSABP)以选择性雌激素受体调节剂他莫西芬(Tamoxifen,TAM)作为预防用药,在高风险妇女中进行了预防乳腺癌的研究(Breast Cancer Prevention Trial,BCPT)。其高风险的依据是:①≥60岁;②35~59岁,经Gail风险模型预测5年危险预测值≥1.66%;③有小叶原位癌史。研究对象共13388例,随机分为TAM干预组(20mg/d)及安慰剂组。随访69个月后,发现TAM组浸润性乳腺癌发生率下降49%(P<0.00001),非浸润性乳腺癌发生率下降50%(P<0.002),其中小叶原位癌患者发生浸润性癌的危险下降56%,不典型增生者下降86%;Gai15年危险值≥1.66%者下降50%,雌激素受体(ER)阳性乳腺癌发生率下降69%,但ER阴性者乳腺癌发生率无变化。TAM组子宫内膜癌发病率升高(危险比率2.53,95%CI:0.97~1.35),另外中风、流产、深静脉血栓也见增高。结论是TAM能降低高危妇女浸润性乳腺

癌和非浸润性乳腺癌的发病率。

TAM 一级预防乳腺癌的大规模研究还有意大利的 IRTT 以及国际多中心的 IBIS-1 随机双盲对照试验。前者以 5408 名子宫切除者为对象,中位随访期 81.2 个月。TAM 干预组(20mg/d)乳腺癌发生率显著低于安慰剂组(0.93% vs.4.9%,P<0.05),其中高风险妇女的 TAM 干预效果最佳(P=0.003)。后者(IBIS-1)以 7152 名 35~70 岁的高风险妇女为对象,中位随访 50 个月,TAM 干预组(20mg/d)乳腺癌发生率降低 32%(P=0.013),子宫内膜癌发生率未见显著增加,但血栓发生的风险(OR=2.5,95%CI:1.5~4.4)显著升高,手术后因各种原因引起的总死亡率也显著增加。这些研究结果均证实 TAM 具有预防乳腺癌的作用,因此美国 FDA 已经批准将 TAM 作为乳腺癌化学预防用药。

英国伦敦皇家马斯敦医院的 TAM 预防试验以 2471 名 30~70 岁有乳腺癌家族史的健康妇女为对象。中位随访期 70 个月,结果 TAM 组与安慰剂组乳腺癌的发病率无显著差异,但发现在试验过程中进行雌激素替代疗法的妇女乳腺癌的发病风险明显下降。这一研究结果与上述几项研究结果有差别,可能是选择的研究对象不同所致。

由于 TAM 有增加子宫内膜癌及深静脉血栓发生的风险,NSABP 又于 1999 年采用副作用较小的第二代选择性雌激素受体调节剂雷洛昔芬(Raloxifene),以 22000 名绝经后妇女或经 Gail 风险模型预测具有高风险的 35 岁及以上妇女为对象,开始了进一步比较 TAM 和雷洛昔芬在乳腺癌化学预防作用及其不良反应的研究。该项研究预期 5 年,估计不久将会有结果报道。雷洛昔芬对乳腺组织具有抗雌激素作用,对骨以及脂代谢则有阳性雌激素作用,故有可能预防绝经期后妇女的骨质疏松。临床前期以及早期试验显示其并不增加子宫内膜癌的发生。另一项历时 8 年的研究(multiple outcomes of raloxifene evaluation,More)结果已经显示,雷洛昔芬治疗组的原位癌及浸润性乳腺癌的发生率降低了 65%(P<0.001),骨折发生的风险也未增加。

此外,还有一些研究探讨了乳腺癌的三级预防作用,已显示较好前景。例如:Goss 等发现口服来曲唑(Letrozole)2.5mg 5 年,能延长已经治疗(包括口服 TAM 5 年)的雌激素依赖性乳腺癌患者的无瘤生存期(P≤0.001)。阿那曲唑(anastrozole)与 TAM 比较研究发现,在已经手术的绝经后乳腺癌患者中,阿那曲唑治疗组患者有更长的无瘤生存、更低的对侧乳腺癌以及子宫内膜癌(P=0.02)、静脉血栓事件(P=0.0006)、脑血管意外(P=0.0006)的发生率。

三、发病因素

(一)概述

乳腺癌的发病受社会、经济和精神心理因素的影响,体现生物—社会心理医学模式的多因素作用。乳腺癌发病的地区分布特征以及移民的乳腺癌发病率或死亡率变化均说明社会经济环境暴露是乳腺癌发生的主要原因,在发达国家,遗传因素包括主要的易感基因(BRCA1,BRCA2)可以解释 10% 的乳腺癌病例,但这些易感基因的分布频度太低,难以解释乳腺癌发病的世界性差异。方亚等对我国近年来有关乳腺癌危险因素的病例对照研究进行了 Meta 分析,结果显示目前我国与乳腺癌发病相关的主要因素依次为:良性乳腺疾病史、生活精神刺激、不哺乳、肿瘤家族史、月经周期、初潮年龄、产次、初产年龄、初婚年龄和体质等。

（二）生理生殖因素

1.月经

美国的一项有 2908 个病例和 3180 名对照的大样本病例对照研究发现,月经初潮年龄与乳腺癌的发生风险呈显著负相关,初潮年龄＞15 岁的妇女乳腺癌的发生风险比初潮年龄＜12 岁者低 23%;绝经前妇女的乳腺癌发生风险是绝经后妇女的 1.3 倍。绝经年龄＞55 岁者乳腺癌的发生风险是 45 岁以前绝经者的 1.22 倍;40 岁以前切除双侧卵巢的妇女其乳腺癌的发生风险与 50~54 岁自然绝经的妇女相比减少 45%。我国北京、天津、上海、重庆、武汉和广州六大城市的病例对照研究合并分析结果显示,初潮年龄晚是乳腺癌的保护性因素。

上海和江苏的研究显示月经初潮年龄早,增加乳腺癌发生的风险。沈阳的研究结果显示月经经期不规则、行经期长等是乳腺癌的危险因素,而月经初潮晚对乳腺癌有保护作用。月经是体内激素变化的反映,女性月经初潮早、行经期长、绝经迟都会提高女性体内的雌激素水平。上述结果提示,乳腺暴露于内源性雌激素作用的时间越长,乳腺癌的发生风险越大。目前,普遍认为初潮年龄早、初潮与初产间隔时间长、月经周期短、月经紊乱、有痛经、绝经晚等是乳腺癌的危险因素。

2.生育

初胎活产年龄大、足月产次少、未生育等是乳腺癌的危险因素,而初潮年龄大、活产数多、有哺乳史则是乳腺癌的保护性因素。第 1 胎生育在 35 岁以后的妇女与第 1 胎生育在 20 岁之前的妇女相比,乳腺癌的发生风险可增加 3 倍,这可能是因为第 1 次妊娠较早,可导致乳腺上皮发生一系列变化而较早地成熟,而成熟后的乳腺上皮细胞具有更强的抗突变能力。国内江苏的研究发现随着活产数的增加乳腺癌的危险性逐步降低,与活产数为 1 相比,活产数为 2、3 和≥4 的 OR 值分别为 0.58(95%CI:0.41~0.82)、0.51(95%CI:0.31~0.83)和 0.29(95%CI:0.16~0.49);而随首胎活产年龄的增加,乳腺癌的危险性增加,首胎活产年龄≥27 岁者患乳腺癌的危险性是≤22 岁的 2.43 倍;有活产者中,无哺乳史者乳腺癌发病风险升高(OR=1.99,95%CI:1.31~3.04)。河南新乡地区的研究也显示有哺乳史者的乳腺癌发病风险显著降低(OR=0.55,95%CI:0.31~0.97)。也有研究认为初次活产年龄大的妇女,发生雌激素受体 ER 阳性及 ER 阴性乳腺癌的风险均增加,多胎生育(≥2 胎)可增加 ER 阳性乳腺癌的发病风险,但可降低 ER 阴性乳腺癌的发病风险。

3.流产

早在 1957 年 Segi 等就报道人工流产可增加乳腺癌的发病风险。其后有多项研究结果显示,人工流产与增加乳腺癌的发病风险有关,研究者们认为早期终止妊娠可能使增殖的乳腺细胞因为性激素水平的突然降低而停留在增殖的某一阶段,使它们处于对致癌物质敏感性增高的状态。但是,也有大量研究认为人工流产与增加乳腺癌的发病风险无关。英国 2004 年发表的一项研究结果表明,无论是人工流产还是自然流产都不会增加女性患乳腺癌的风险。而我国 2006 年发表的两个病例对照研究结果均显示,有流产史显著增加乳腺癌的发病风险,其中江苏的研究显示有流产史者患乳腺癌的风险较无流产史者增加了 65%,并且危险性随流产数的增加而增加;沈阳的研究结果显示人工流产和自然流产均有统计学意义,OR 分别为 4.579 和 5.521(P 均＜0.05)。目前人工流产与乳腺癌发病风险关系的国内外研究结果尚不一致,还需要结合其他因素进一步地研究。

(三)激素

1.雌、孕激素

国内已经有多位学者综述了雌、孕激素与乳腺癌的关系。激素是调节机体发育、维持组织器官正常生理功能的重要物质。在疾病或某些原因引起内分泌失调的情况下,由于激素的不平衡,可使靶组织细胞异常增生、转化和癌变。乳腺是激素应答性器官,内源性和外源性雌、孕激素对乳腺的发育均有重要影响,目前已经公认体内激素是刺激正常和恶性乳腺上皮细胞增生的主要因素。前述的生理、生育因素与乳腺癌发病风险的关系实质上就是机体内源性激素的暴露与乳腺癌发病的关系。

对癌症发生起作用的激素主要是一些能够促进细胞生长的激素,包括雌激素、孕激素以及垂体产生的促性腺激素、促甲状腺激素、催乳素、雄激素等。目前虽无直接证据说明雌激素是引发乳腺癌的直接因素,但有间接证据支持雌激素对乳腺癌的发生有促进作用。例如:①初潮年龄早、绝经年龄晚、首次妊娠过晚等可能通过增加雌激素的累积暴露而增加乳腺癌的发病风险。②选择性雌激素受体调节剂(如雷洛昔芬)治疗雌激素受体阳性乳腺癌有效。③绝经前妇女卵巢切除可减少乳腺癌的发生率。④采用切除卵巢的方法治疗绝经前妇女乳腺癌有效。

雌激素作用于乳腺上皮细胞,可促进细胞 DNA 合成,诱发乳腺芽体成熟。在乳腺癌变发生发展过程中,雌激素可分别与不同的核受体结合,激活或抑制相关靶基因的转录和表达,导致正常细胞表型及生物学特性的改变,诱发肿瘤生成。雌激素也可通过与细胞膜上的受体结合,促进肿瘤细胞增殖并延长其生命周期。此外,雌激素的某些代谢产物具有基因毒性,可诱发基因突变,最终导致乳腺癌的发生。

孕激素通过与特异性受体结合,可调控乳腺组织的正常发育。而孕激素与乳腺癌变之间的关系尚难定论,以往的研究认为,雌激素促进乳腺肿瘤细胞增殖,而孕激素抑制乳腺细胞增殖。但最近的研究发现孕激素也可明显地抑制乳腺肿瘤细胞的凋亡。

LeMon 等提出乳腺癌发生的雌三醇(E3)比值假说,亦即尿中雌三醇浓度与雌酮(E1)和雌二醇(E2)之和的比值[E3/(E1+E2)]愈高则乳腺癌危险性愈低,即认为 E3 有抑癌作用,而 E1 和 E2 有促癌作用。此假说可以解释生育第一胎年龄早对乳腺癌有保护作用的流行病学现象;妇女在怀孕 7、8 和 9 个月时 E3 大量增加,[E3/(E1+E2)]比值增大,说明足月妊娠才有保护作用。进一步比较[E3/(E1+E2)]发现,亚洲的年轻妇女此值高于北美的年轻妇女,这一发现可以解释乳腺癌在北美高发、亚洲低发的现象。测定血中雌激素水平还可说明性激素与乳腺癌的关系。有人测定了乳腺癌患者与对照组的血浆性激素水平,发现绝经后妇女乳腺癌患者 E1 浓度显著高于对照组。还发现睾酮浓度在绝经前或绝经后乳腺癌患者中也均高于对照组。通过血清游离雌激素水平测定发现,发生乳腺癌的妇女在确诊前其血中游离 E2 水平显著高于对照组,提示乳腺癌的发生与雌激素长期对乳腺上皮刺激作用有关。

乳腺癌有激素依赖性和非激素依赖性之分。约 2/3 的乳腺癌具有多种激素受体,对一种或多种激素有依赖作用,其中雌激素受体阳性率最高。另 1/3 乳腺癌不含任何激素受体。应用激素受体测定法可提供病因线索、治疗对策和评价预后。

2.口服避孕药

Brinton 等的研究结果显示,在年龄小于 45 岁的妇女中,连续使用口服避孕药 6 个月或以上妇女的乳腺癌发病相对危险度为 1.3(95%CI:1.1～1.5),使用 10 年或以上者相对危险度增加到 2.2(95%CI:1.2～4.1),18 岁以前就口服避孕药且连续服用 10 年以上者的乳腺癌发病相对危险度 RR 为 3.1(95%CI:1.4～6.7)。McPherson 等的研究显示,在口服避孕药期间和停药 10 年内的发病风险稍有增加,在停药 10 年以后不增加发病风险,而在 20 岁以前就开始服用避孕药将增加乳腺癌的发病风险。但是,也有多项前瞻性研究结果显示口服避孕药几乎不增加妇女乳腺癌的发病风险。我国河南新乡地区的研究中,在单因素分析时显示服用避孕药显著增加乳腺癌的发病风险,而多因素分析结果显示发病风险虽有增加,但差异无统计学意义。上述研究结果提示,口服避孕药与乳腺癌发病风险的联系可能与性生活导致体内性激素水平的变化相关,而不一定是与口服避孕药有关。

3.激素替代疗法

激素替代治疗(HRT)有缓解绝经期症状、预防和治疗骨质疏松、减轻泌尿生殖道萎缩等作用。1997 年发表于 Lancet 上的包括 21 个国家的 51 个研究、52705 例乳腺癌病例和 188411名非癌症妇女的综合分析结果发现,现用 HRT 及近 1～4 年内用 HRT 者患乳腺癌的风险每年增加 2.3%,疗程≥5 年者相对危险度 RR 一 1.35。停用 HRT≥5 年者,患乳腺癌风险不增加。英国的一项百万妇女研究结果显示,单用雌激素替代治疗的妇女发生乳腺癌的相对危险性是 1.30(95% CI:1.21～1.40),相对危险性随着 HRT 使用时间的延长而增加。但是,也有不少研究结果显示,无论是现在使用还是过去使用雌激素替代治疗均不增加乳腺癌的发病风险,即使是长期使用,也未发现发病风险的增加。

雌、孕激素合用对乳腺癌发生的影响目前也没有定论,临床研究与实验研究的结果不太一致。实验研究提示黄体酮可使乳腺增生,与雌激素并用可增加乳腺细胞的分裂率。Santen 指出,生物学、流行病学和临床资料显示孕激素增加乳腺组织细胞的增生,说明并用孕激素比单用雌激素更能增加乳腺癌的发病风险;雌孕激素短期合用危险性很小,但长期使用危险性大。Shairer 于 2000 年报道,在大多数导管型浸润癌中,雌、孕激素合用所发生乳腺癌的危险性高于单用雌激素。但是,法国学者却认为孕激素对正常或恶性乳腺上皮细胞无不利影响。法国在激素替代治疗中是使用孕激素最多的国家,乳腺癌的发病率却低于美国,反而提示孕激素可能对乳腺有保护作用。

(四)乳腺良性疾病史

乳腺癌是在非典型增生基础上发生的,其发展过程为:正常乳腺组织→增生→非典型增生(轻、中重度)→原位癌→浸润癌。许多研究表明,乳腺良性疾病史是乳腺癌的最重要的危险因素,尤其是增生性乳腺疾病。曾患过良性乳腺病的妇女发生 ER 阳性及 ER 阴性乳腺癌的风险均增加,既往有乳腺良性病史的妇女其乳腺癌的发病风险是无良性病史者的 10 倍。乳腺有严重非典型上皮增生的妇女比没有这些病变的妇女患乳腺癌的风险高 4～5 倍,而有这些病变又有乳腺癌家族史(一级亲属患乳腺癌)的妇女将增加 9 倍,乳腺囊性增生病、纤维腺瘤、导管内乳头状瘤、硬化性腺病和中到重度的上皮增生都会增加乳腺癌的发病风险。我国六大城市的研究结果显示,乳腺及生殖系统疾病史是乳腺癌的高危因素。

(五)精神、心理因素

早在 600 多年前,我国中医学界金元四大家之一的"滋阴学派"创始人朱震亨(1281—1358年)在他所著的《丹溪心法》就描述了乳腺癌:"女子不得于夫,不得于舅姑,状怒郁闷,晰夕积累,脾气消阻,肝气横逆,随成隐核,大如棋子,不痛不痒,数十年后方为疮陷,名曰女尔岩,以其疮形嵌凹似岩穴,不可治矣。"明代杰出的外科学家陈实功(1555—1636 年)在 1617 年所著的《外科正宗》一书中对乳腺癌的描述为:"忧郁伤肝,思虑在脾,积想在心,所愿不得志者,致经络痞涩,聚结成核,初如豆大,渐若棋子,半年一年、二载三载,不痛不痒,渐渐而大,始生疼痛,日后渐如堆栗,或如复碗,紫色气秽,渐渐溃烂,深者如岩穴,凸者若泛莲,疼痛连心,出血则臭,其时五脏俱衰,遂成四大不救,名曰乳岩。"他们都观察到了精神因素与乳腺癌发生的关系,并对乳腺癌的自然发展与转归有了较为符合实际的认识。乳腺癌的发病是生物、心理和社会多因素综合作用的结果。工作失意、亲人去世、家庭不和或破裂、意外事故等引起长时间精神压抑的妇女患乳腺癌的相对危险性远高于正常妇女,经受精神创伤的妇女患乳腺癌的相对危险性也显著提高,我国六大城市的研究结果显示精神创伤、精神压抑显著增加乳腺癌的发生风险。王启俊的研究表明,女性乳腺癌与精神心理状态密切相关,在独身女子、留守女士、公关小姐、退休女工和一些中学教师中,患乳房疾病的较多,乳腺癌发病率也高。这些女性极易产生抑郁情绪,导致内环境失衡,免疫力下降,使淋巴细胞、巨噬细胞对体内突变细胞的监控能力和吞噬能力下降,容易发生癌肿。无论是多因素分析还是单因素分析,不良性格和精神创伤均是乳腺癌的危险因素。精神和心理的负面影响增加乳腺癌的危险性已被大多数文献所证实。

(六)生活方式因素

1.吸烟

国内外关于吸烟与乳腺癌关系的研究结果尚不一致。Brinton 等的包括 1547 例乳腺癌患者和 1930 名对照的大样本病例对照研究结果显示吸烟与乳腺癌的发病风险不相关。Calle 的一项队列研究结果显示,吸烟妇女患乳腺癌的危险性是不吸烟的 1.26 倍,并与吸烟的数量和年数之间呈明显的正相关趋势。国内的多数报道则认为被动吸烟能增加女性乳腺癌发生的风险。河南新乡的研究结果显示被动吸烟者乳腺癌的 OR 为 2.49(95%CI:1.65~3.77)。国内也有报道吸烟与乳腺癌无关,但有 20 年重度吸烟史的慢性乙酰化代谢者的乳腺癌发病风险是绝经后妇女的 4 倍。国外的一些报道没有将吸烟作为乳腺癌的主要危险因素或者不将吸烟列为危险因素,这与国内的大多数报道不一致,提示吸烟与乳腺癌发病之间的关系可能存在人种差异。

2.饮酒

酒精被认为是可能诱发乳腺癌的一种危险因素。美国的一项包括 7188 名 25~74 岁妇女、中位随访期 10 年的队列研究结果显示,与不饮酒者相比饮酒者发生乳腺癌的风险显著升高(OR=1.5,95%CI:1.1~2.2)。Harvey 等的研究则显示,30 岁以前开始饮酒的人其以后发生乳腺癌的风险显著上升。Steven 等的研究发现,饮酒每天超过 15g 者患乳腺癌的风险将增加 1 倍,超过 30g 的风险将增加 2 倍。Ellison 等的 Meta 分析发现,与不饮酒的人相比,每天饮酒的酒精量约 12g 时患乳腺癌的 OR=1.1,24g 时的 OR=1.21,36g 时的 OR=1.4,但即使超过 84~96g 时的 OR 值也不会超过 2。不同酒类之间的 OR 值没有显著性差异。Va-chon

等分析了酒精消费和家族史之间的交互作用,在每日饮酒的乳腺癌患者的一级亲属中的 OR 值是 2.45,在二级亲属中的 OR 值是 1.27,而仅仅嫁入乳腺癌患者家庭本身没有乳腺癌家族史的妇女的 OR=0.99。饮酒导致乳腺癌发病风险增加的直接原因可能是酒精可使抑癌基因 BRCA1 灭活,增加雌激素的反应。

3.饮食

流行病学调查和实验研究结果表明,饮食因素对乳腺癌的发生有较大影响。高脂肪、高动物蛋白和低纤维的饮食可显著增加乳腺癌的发病风险,而维生素 D、钙等一些营养素可降低乳腺癌的发病风险。

(1)高脂饮食:生态学研究发现不同国家或地区乳腺癌死亡率与脂肪消耗量呈正相关。研究人员对乳腺癌发生率高的美国居民的饮食构成与乳腺癌发生率低的中国居民饮食构成的对比分析发现,每人每日总脂肪消耗量,美国人是中国人的 2.5 倍。研究证明,肉类、煎蛋、黄油、奶酪、甜食和动物脂肪等可增加乳腺癌危险性,而绿色蔬菜、水果、鲜鱼、低脂奶制品则可减少乳腺癌的危险性。高纤维素饮食对乳腺癌有保护作用,并随着摄入量的增加,其保护作用越明显。国内六大城市的研究报道,十年前肉类、蛋类和奶类的摄取量高者,发生乳腺癌的风险显著升高,而经常摄取大豆类制品、葱蒜类食品的妇女患乳腺癌的危险性显著降低。移民流行病学调查显示,从饮食方式为低脂摄入国家移居至高脂摄入国家的移民,例如:从日本到美国的移民,其乳腺癌发病率明显升高,甚至与美国人的水平接近,提示高脂肪、高热量饮食是乳腺癌的危险因素。我国关于膳食脂肪与乳腺癌关系的 Meta 分析结果显示,高脂肪摄取与乳腺癌的发生显著相关(合并 OR =1.61,95%CI:1.35~1.93)。大样本的人群长期随访调查结果也表明,脂肪的摄入量与乳腺癌的发病率、死亡率及转移呈正相关。动物实验证实采用高脂肪食物喂小鼠,可使小鼠乳腺癌发病率增加,但膳食脂肪在乳腺癌发病过程中可能是促进因素而不是启动因素。高脂饮食促进乳腺癌发生的机制可能是体内脂肪堆积过多,特别是在乳腺组织聚集过多,可使雌激素分泌增加,刺激乳房增生,导致癌的发生。此外游离的脂肪酸可以与钙结合,使细胞内钙浓度降低、细胞结构和信号传导系统遭到破坏,导致或促进细胞的癌变。

(2)钙和维生素 D:钙是调节细胞功能的信号传导介质,与细胞的分裂、分化和细胞的生命周期调节关系密切。提高培养液中钙的浓度能缩短体外培养的乳腺细胞及其他上皮细胞的生存期,诱导细胞分化。某些抗肿瘤药物会引起肿瘤细胞内钙浓度持续升高,同时常伴有肿瘤细胞增殖受到抑制甚至发生凋亡。乳腺癌患者血清钙含量常随着期别的增加而显著降低,提示血清中钙的水平可能与乳腺癌的发生和发展有关,提高体内钙的水平,可能有助于乳腺癌的防治。

维生素 D 的活性形式 $1,25-(OH)_2VD_3$ 参与调节机体对钙的吸收和代谢,能促使细胞对钙的摄取。日光照射可促进机体合成 $1,25-(OH)_2VD_3$。乳腺癌发病率、死亡率与日照情况关系的生态学研究结果提供了维生素 D 与乳腺癌发病相关的证据。美国的东北部地区日照水平较低,乳腺癌发病率比夏威夷地区高出 40%,比西南部日照强度高的地区也高。美国不同纬度地区的绝经期妇女乳腺癌的死亡率也不同,北方地区乳腺癌的发病率和死亡率 2 倍于南方地区,而在纬度居中的地区,其乳腺癌的发病率和死亡率也居中。

要保持细胞内的钙水平在正常范围,既要有钙的充分供给,也要体内合成充足的 1,25-

$(OH)_2VD_3$。如果膳食中维生素 D 含量低,或者体内合成的 $1,25-(OH)_2VD_3$ 不足,都会导致钙的吸收减少,从而使细胞不能及时补充被游离的脂肪酸结合而损失的钙,间接促进血液中的脂类诱发乳腺癌。研究发现,提高钙和维生素 D 的摄入量,会减少乳腺癌和结肠癌的发生,甚至对高脂饮食的人也有作用。动物实验中发现,给予小鼠西方模式的膳食,小鼠乳腺、胰腺和前列腺导管上皮以及结肠上皮出现增生。如果增加钙和维生素 D 摄入,就能减轻上述病变。流行病学调查和人群干预研究也支持高脂膳食增加乳腺癌、结肠癌、前列腺癌和胰腺癌的发病风险,而增加钙和维生素 D 的摄入可逆转癌症的发生。提示低钙、低维生素 D 和高脂肪饮食在乳腺癌发生中既有独立作用,也有交互作用。

4.肥胖

一般认为体质量为乳腺癌的发病成正相关,尤其是绝经后肥胖。肥胖者乳腺癌的发生率是非肥胖者的 3.5 倍,因为脂肪堆积过多,雌激素的生成增加,多余的雌激素贮存于脂肪组织内,并不断释放进入血液,对乳腺组织产生刺激,易引起乳腺癌。另外,体质量指数(BMI)是国外用来研究肥胖与乳腺癌关系的常用指标。Tretli 的随访结果显示,在绝经前妇女中,高 BMI 不是危险因素,甚至可能是保护性因素,但在绝经后妇女中却是危险因素。脂肪是绝经后妇女性腺外具有生物活性雌激素的重要来源,绝经后年龄越大的妇女暴露在雌激素下的时间越长,由此患乳腺癌的机会也就越大。另外,高 BMI 指数与胰岛素和胰岛素生长因子的增加有关,而后者会增加患乳腺癌的危险性。

5.体力活动

许多队列研究和病例对照研究结果显示体力活动包括职业劳动(OPA)和休闲体育活动(LPA)可影响乳腺癌的发病风险。Sesso 等对宾夕法尼亚州大学的 1566 名女性校友追踪调查的结果显示,在绝经后妇女中,体力活动与乳腺癌发病风险呈负相关。芬兰的一项出生队列研究调查了 17986 例出生于 1906—1945 年间并于 1971—1995 年间发现乳腺癌的妇女的 OPA 情况,并将其 OPA 的强度分为 5 个等级,发现从事第 5 等级(最高强度)工作的妇女与从事 1~4 等级工作者相比,乳腺癌发生率明显下降,特别是在 25~39 岁年龄组其风险的降低更为显著。Wysak 等对 5398 例高校妇女进行的研究中发现,LPA 可使乳腺癌的风险下降 30%。Shoff 等对 4614 例乳腺癌患者和 5817 例对照者进行的病例对照研究发现,LPA 在预防乳腺癌作用中存在显著的剂量反应关系。Breslow 等对 6160 例妇女进行了为期 10 年的随访观察,按研究对象的 LPA 方式分为持续低强度组,间断中强度组和持续高强度组,结果发现持续高强度运动对于 50 岁以上的妇女具有明显的降低乳腺癌发病风险的作用,同时也发现 LPA 与肿瘤的发病风险有剂量反应关系。Audrain 等的研究也同样得到了运动能降低乳腺癌发病风险的结论,他们发现已婚的、年老的、职业妇女的主要运动方式为家务劳动和 OPA,而教育程度高的未婚妇女的运动方式为 LPA,但无论哪种运动都具有对乳腺癌发病的保护作用。

有人研究了不同年龄阶段运动与乳腺癌发病风险的关系。Adams-Campbell 等的一项针对黑人妇女的研究,在比较了从 21~69 岁不同年龄段的 704 例患者和 1408 位对照者的运动情况后发现,≥7h/周的运动较<1h/周的运动能明显降低各年龄段的乳腺癌发病风险,同时成年后愈早开始运动愈能全面(包括绝经前和绝经后)起到保护作用。Fredenrelch 等研究发

现,在不同年龄阶段参加运动对乳腺癌保护作用的程度有所不同,长期坚持运动以及在绝经期、更年期等后期进行运动能更好地降低乳腺癌的发病风险。Fredenreich 等的另一项病例对照研究结果显示,终生运动只对绝经期后的乳腺癌风险有保护作用,而与绝经期前的乳腺癌无联系。我国上海的一篇以全人群为基础的乳腺癌病例对照研究结果显示,仅青春期和仅常年期体育锻炼活动的保护作用 OR 值分别为 0.84(0.70～1.00)和 0.68(0.53～0.88),而两个年龄段均体育锻炼的妇女 OR 值为 0.47(0.36～0.62)。上海的另一项大样本病例对照研究结果也显示,较多的体力活动可降低中国妇女的乳腺癌发病风险,而成年后的体力活动是降低乳腺癌发生率的独立保护因素。Gilliland 等在对西班牙裔和非西班牙裔的妇女的研究中发现,运动对西班牙裔妇女无论在绝经前还是绝经后都具有降低乳腺癌风险的作用,而在非西班牙裔妇女中这种作用只体现在绝经后。提示运动对乳腺癌发病风险的影响可能具有种族差异。与上述研究相反,Lee 等的终生运动与绝经期患乳腺癌风险关系的研究结果显示,无论是终生运动还是不同年龄阶段进行运动都不能对乳腺癌起到保护作用。Lee 等的另一份报告发现运动仅对绝经期妇女而并非对所有妇女都有降低乳腺癌风险的作用,运动对具有雌激素和孕激素受体的乳腺癌发生没有保护作用。在 Lee 于 2003 年发表的关于体力活动与癌症预防的综述文章中指出:有相当清楚的证据证明,体力活动的妇女与不活动者相比,发生乳腺癌的风险大约可降低 20%～30%;为了降低乳腺癌的发生风险,每天需要 30～60min 中等强度到高强度的体力活动;体力活动与降低乳腺癌的发生风险之间可能存在剂量反应关系。体力活动对乳腺癌发病的影响可能是通过影响体内雌激素水平来实现的。内源性雌激素水平及其累积暴露水平在乳腺癌发病中所起的作用已引起广泛的重视,有人研究了 12 个月中等强度锻炼对缺少运动的绝经后妇女血清雌激素的影响,他们将研究对象随机分为锻炼干预组或对照组,干预组平均锻炼 171min/周,3 个月后,锻炼者血清雌酮、E2 和游离 E2 分别下降 3.8%、7.7% 和 8.2%,而对照组无变化或含量增高(P=0.03,0.07 和 0.02)。研究结果表明,绝经后妇女的体育锻炼可显著性降低血清雌激素水平。因此,体力活动与降低乳腺癌发病风险的关系可以用对雌激素的影响作部分的解释。此外,动物实验还发现雌二醇可加速小鼠肿瘤转移和引起自然免疫力的抑制。而适度运动不仅可降低雌激素水平,也可增强机体的免疫力,机体的免疫力改变可产生对乳腺癌的生物学效应。

(七)遗传因素

乳腺癌家族史 国内外许多研究证实,乳腺癌家族史是乳腺癌的重要危险因素,有乳腺癌家族史者患乳腺癌的风险显著升高,有一级亲属乳腺癌家族史的妇女患乳腺癌的风险更高。我国姚三巧等的调查结果显示有乳腺癌家族史者患乳腺癌的 OR 值为 9.56。Goldgar 等研究表明,与无乳腺癌家族史者相比,如果某个妇女一级亲属中有 1 人在 50 岁以后患乳腺癌,则她患乳腺癌的风险是 1.8 倍;如果有一位一级亲属在 50 岁以前患乳腺癌,则风险升高到 3.3 倍;如果有两位一级亲属患乳腺癌,则风险升高到 3.6 倍。如果有二级亲属患乳腺癌,则风险是 1.5 倍;亲属患病年龄越年轻,其乳腺癌的发生风险越高。上述研究结果说明乳腺癌的发生具有遗传易感性。

与其他恶性肿瘤一样,乳腺癌的发生、发展是一个多因素多步骤逐渐累积的过程,其中涉及多种环境因素和遗传因素包括癌基因、抑癌基因的相互作用。进一步深入地研究各种因素在乳腺癌发生和发展中的相互联系关系,对于阐述乳腺癌的发生机制以及制定乳腺癌的预防和控制措施具有重要的意义。

四、病理分类与表现

乳腺癌有多种分型方法,目前国内多采用以下病理分型。

非浸润性乳腺癌:包括小叶原位癌、导管原位癌。

浸润性乳腺癌:包括浸润性导管癌、乳头状癌、髓样癌、小管癌、腺样囊性癌、黏液腺癌、大汗腺样癌和鳞状细胞癌等。

(一)非浸润性乳腺癌

1.导管原位癌

2003 版 WHO 分类把导管原位癌(ductal carclnoma insitu,DCIS)定义为一种肿瘤性导管内病变,特征为上皮增生明显,轻度至重度的细胞异形。具有但并非不可避免的发展为浸润性乳腺癌的趋势,发展为浸润性乳腺癌的 RR 为 8～11,局部完全切除通常可治愈 DCIS。同义名称有导管内癌、导管上皮内肿瘤(DIN 1C 到 DIN 3)。DCIS 被认为是一种癌前病变(不可避免的或非不可避免的)。

(1)临床特征:DCIS 具有各种不同的临床表现。过去,DCIS 肉眼可见或可触及。今天,乳房 X 线检查异常是 DCIS 最常见的表现。DCIS 通常表现为簇状的微钙化。DCIS 也可表现为伴有或不伴有肿块的病理性的乳头溢液,或在为治疗或诊断其他的异常而进行的乳腺活检中偶然发现。DCIS 也可能表现为 Paget 病。今天,乳房 X 线检查异常是 DCIS 最常见的表现。DCIS 通常表现为簇状的微钙化。在 190 例 DCIS 女性的连续回顾性分析中,62% 的具有钙化,22% 的具有软组织改变,16% 的表现为无乳房 X 线异常发现。在很多乳房 X 线定位活检的报道中,DCIS 占发现的恶性肿瘤的一半或更多。Pandya 等比较了 1969-1985 年与 1986—1990 年治疗的 DCIS 病变的特征。这段时期内,有临床表现的 DCIS 从 81% 下降到 20%,而 3 级病变从 24% 上升到 33%。

(2)大体病理:病变大小/范围对于 DCIS 的治疗来说是个重要的因素。DCIS 范围的评估很复杂,最佳方法需要将乳腺钼靶摄片摄影、标本 X 线和组织切片相结合。大部分 DCIS 病变不可触及,乳腺钼靶摄片的检测结果评价是手术切除唯一的向导。因此,有关肿瘤大小的乳腺钼靶摄片检测结果与病理检查结果相结合,对指导手术范围是必需的。分化差的 DCIS 显示明显的连续性生长,而分化好的 DCIS 与之相反,可表现为非连续性(多灶性)分布。这些观察结果直接说明了手术标本边界评估的可靠性。在分化差的 DCIS 中,边界评估理论上比分化好的 DCIS 更为可靠。

(3)组织病理与分级:大多数现代分级方法单独采用细胞核分级或与坏死和(或)细胞极性联合应用。主要依据核不典型程度、管腔内坏死及核分裂与钙化等特征,通常将 DCIS 分成三级。前两项特征是分级方法的主要标准。当病变中存在一种级别以上的 DCIS 时,诊断应注意各种级别的 DCIS 所占的比例。

2003 版 WHO 分类中 DCIS 的分级标准将 DCIS 分为低、中及高级别三级,并建议病理医师在他们的报告中加上有关坏死、结构、增殖、边缘情况、大小和钙化等附加信息。外科病理诊断 DCIS 报告形式如下。主要病变特征:①核分级;②坏死;③结构方式。相关特征:①边界:

任何距离 DCIS 最近的边界的距离如果阳性,注意局部或周围侵犯;②大小(长度和宽度);③微钙化(尤其是在 DICS 里面或外面的);④联系形态学与标本的影像学和 X 线摄像学表现。

1)低级别 DCIS:低级别 DCIS 由小的单形性细胞组成,呈拱状、微乳头状、筛状或实体形等组织构型排列。细胞核大小一致,染色质均匀,核仁不明显,核分裂象罕见。管腔内偶可见脱落细胞,但不应有坏死和粉刺样组织。与其他 DCIS 变型相比,具有微乳头组织构型的 DCIS 伴有乳腺多个象限内分布。有学者认为单个导管横切面完全为特征性细胞及组织结构即可诊断,另有主张必须累及 2 个导管腔,或一个以上病变导管腔的直径 >2mm 才诊断。WHO 工作组提出低级别 DCIS 的最低诊断标准细胞学特征:①单调,单一的圆形细胞聚集;②轻微的核浆比例增加;③等距或高度有组织的核分布;④圆形核;⑤可见或不可见核染色过深,结构特征呈拱状,筛状,实性和(或)微乳头状。

2)中间级别 DCIS:中间级别 DCIS 通常由类似低级 DCIS 的细胞构成,形成实体、筛状或微乳头状等组织构型,但有些导管含有腔内坏死。另一些则显示有中间级别核,偶见核仁,染色质粗,坏死可有可无。可有无定形或板层状微小钙化(类似低级别 DCIS),或同时有低级别和高级别 DCIS 的微小钙化。

3)高级别 DCIS:高级别 DCIS 通常 >5mm,但即使病变 <1mm,却呈现典型的形态特征,也可以确诊。由排列成单层的高度不典型性细胞构成,呈微乳头状、筛状或实体状。具有高级别细胞核,明显多形性,分化差,外形及分布不规则,染色质粗凝块状,核仁明显。通常核分裂象多见(并非必须条件)。管腔内有特征性的伴有大量坏死碎屑的粉刺样坏死,其周围绕以大而多形性的肿瘤细胞。但腔内坏死也不是必不可少的,甚至可仅见单层高度间变的细胞平坦地衬覆管壁,常有无定形的微小钙化。

2.小叶原位癌

小叶非典型增生(atypicallobular hyperplasia,ALH)和小叶原位癌(Lobular carclnoma in situ,LCIS)是乳腺中并不常见的疾病。它们早在 60 年前已有记载,之后在文献中被进一步描述。然而,尽管过去这么长时间,一些问题和困惑依然存在,譬如:关于这些病变的最佳术语和分类,它们的生物学特性(风险因子 vs.浸润性癌前驱病变),诊断之后长期处理的最佳疗程等。

(1)临床表现:有特征意义的是 LCIS 在很大比例的患者中是多灶和双侧的。超过 50% 诊断为 LCIS 的患者在同侧乳房表现为多灶,大约 30% 患者伴有对侧乳房的 LCIS。如此多灶性的临床无法触及的病损正是设计后继处理方案时引起疑问和争论的原因之一。这些临床表现(多灶,双侧)和流行病学证据显示了在 LCIS 发展中有遗传学因素。

(2)组织病理学特征及分类:LCIS 由充满单一形态细胞的腺泡构成。这些细胞为小的、圆的、多边形或立方性细胞,伴有清楚稀薄的胞质边缘和高的核浆比例。细胞核形态一致,染色质纤细均匀分散。一个典型的细胞学特征是细胞内出现澄清的空泡,即通常所说的胞质内空腔或品红小体。在检查乳腺细针抽吸物时,这些细胞强烈提示小叶病变的存在(包括 ALH,LCIS 和 ILC)。但是,FNA 胞质内空腔或品红小体的存在并不意味着小叶癌的诊断。这些细胞黏附松散,间隔规律,充满并扩张腺泡;但整个小叶的结构仍然保持。腺状空腔少见,并且有丝分裂、钙化和坏死罕见。在新生细胞沿临近导管扩展时,在完整的上层上皮细胞和下层基底膜之间,常见到变形性骨炎样分布。

近期描述较多的一种疾病单元是多形性 LCIS(PLCIS)。这些细胞具有显著的多形性和明显增大、异位的核,以及核仁和嗜曙红(伊红)胞质;在部分病例表现为印戒细胞。与在典型类型中观察到的报道不同,PLCIS 中顶泌分化在形态学和免疫组化水平很常见。这些细胞常常比典型的 LCIS 黏附更差,小叶的中央坏死和钙化更为罕见。PLCIS 常与细胞学相似的浸润性多形性小叶癌并存。Sneige 等已描述了 B 型细胞核的大小达到一个淋巴细胞的 2 倍(A 型细胞为 1~1.5 倍),而典型的 PLCI 的细胞核为 4 倍大小,并且含有更多的突出的核仁。由于细胞形态、坏死及钙化的联合导致了与 DCIS 鉴别的困难,故对多形性亚型的认识是重要的。

用于这些病变的更进一步的分类体系被提议采用术语小叶内新生物(lobular intraepithelial neoplasia,LIN),根据形态标准和临床后果分为三个级别的亚型:LIN1、LIN2 和 LIN3,这个谱系中的最后一级 LIN3 表现为"PLCIS"。这个提议把继发的浸润性癌的风险和 LIN 级别的升高联系起来,尽管它已经被写入最新的 WHO 分类,但仍未获得公认,存在争议。由于研究技术的快速发展,尤其是分子病理学和高通量的分析方法,随着进一步的资料被总和,分类体系可能发生变化。因此,目前看起来介绍其他的过渡分类都可能不够谨慎。

(二)浸润性乳腺癌

浸润性乳腺癌由临床表现、X 线摄片特点、病理特征以及生物学潜能方面均有不同的一组异质性病变组成。浸润性乳腺癌最常见的组织学类型当属浸润性导管癌。

目前,对于浸润性乳腺癌的常规病理检查,已不仅仅是确诊和报告肿瘤组织学类型。虽然组织学类型本身可以提供重要的预后信息,但常规组织切片上可评估的其他形态学特征也具有预后价值。本章将讨论浸润性乳腺癌的各种组织学类型,这是因为在评估预后(预后因子)以及治疗反应(预测因子)方面,病理学特征是非常重要的。

1.侵袭性导管癌

众所周知,侵袭性导管癌代表着最大的一组浸润性乳腺癌。这类肿瘤常以单一的形式出现,少数混合其他组织学类型,在一组 1000 例浸润性导管癌的研究中,发现 28% 的浸润性导管癌混合其他类型。部分肿瘤主要由浸润性导管癌组成、伴有一个或多个其他组织学类型以构成次要成分,其分类尚存在疑问。

(1)临床表现:浸润性导管癌最常表现为可触及的肿物或钼靶片异常。偶见该病变表现为乳头佩吉特病。

(2)大体病理:浸润型导管癌典型肉眼表现像硬癌,质地坚硬,有时硬如岩石,其切面灰白色,带有光泽。这种结构和表现是由于肿瘤间质纤维化,而不是肿瘤细胞本身。某些浸润性导管癌主要由肿瘤细胞组成伴有少量的纤维间质反应。这种病变肉眼为黄褐色,并且柔软。大多数浸润性导管癌为星形状或毛刺状的不规则边缘,但也有一部分表现为圆形、推进式边缘,另外有些肿瘤大体边界清楚。

(3)组织病理:浸润型导管癌的生长方式、细胞特征、核分裂活动、间质纤维增生程度、导管原位癌成分的多少及类型在镜下表现为高度的异质性。在同一病例可见到组织学特征的多样性。肿瘤细胞排列成腺管状、巢状、条索状、各种大小的梁状,或者实性片状。某些病例有灶状坏死,也可有广泛性坏死。在细胞学上,肿瘤细胞从接近正常乳腺上皮细胞到明显的细胞多形性和核非典型性。核分裂活动从难以察觉到易见。有些病例间质纤维增生不明显或略有，而有些肿物显示突出的间质纤维化，肿瘤细胞仅为次要成分。一些浸润性导管癌没有可辨认的导管原位癌，而在另一些病例中，原位癌却是肿瘤的主要成分。镜下肿瘤边缘可呈浸润性生长、膨胀性生长、边界清楚或以各种情况混合出现。

2.浸润性小叶癌

浸润性小叶癌是浸润性乳腺癌的第二大常见类型。大多数资料显示，该肿瘤占浸润性乳腺癌的 5％～10％。已报道的浸润性小叶癌发病率范围从＜1％到高达 20％，这些差异可能与患者群体不同有关，但主要与不同的诊断标准相关。

与其他类型的浸润性乳腺癌相比，浸润性小叶癌以同侧乳腺多灶性为特征，且双侧乳腺发病较常见，尽管文献报道的双侧乳腺发病率范围很大（6％～47％）。两项浸润性小叶癌患者临床随访的近期研究显示，浸润性小叶癌对侧乳腺癌的发病率与浸润性导管癌相似。大多数病例中浸润性小叶癌与小叶原位癌同时存在。总体而言，约 70％～80％的浸润性小叶癌含有小叶原位癌病灶。

（1）临床表现：浸润性小叶癌的临床特征和浸润性导管癌相似，表现为可触及的肿块及钼靶片异常（即触及孤立、质硬的肿物，钼靶摄片显示为毛刺状肿物）。然而浸润性小叶癌的体检发现和钼靶片检查表现有时是不典型的。体检表现为大片乳腺组织增厚或硬化，边界不清，而钼靶片并无明显的肿物，仅表现密度不均匀，结构变形。另一些病例则钼靶片无异常，却可触及到肿物。事实上，体检和钼靶片常常低估了肿瘤的病变范围。

（2）大体病理：有些浸润性小叶癌表现为质地硬、沙砾感、灰白色的肿块，和浸润性导管癌难以鉴别。另一些病例肉眼表现无明显肿块，仅表现乳腺组织具有橡胶样硬度。还有些病例肉眼或触摸受累的乳腺组织均未发现明显异常，而只能在显微镜下查见癌细胞。

（3）组织病理：浸润性小叶癌有明显的细胞特征和肿瘤细胞浸润间质的排列方式。典型的特征为肿瘤细胞较小，形态一致，单个细胞间质排列呈线样结构。癌细胞常围绕乳腺导管呈靶样结构。肿瘤细胞浸润乳腺间质和脂肪组织，引起少量或无间质反应。这种情况在体检、钼靶片以及病理检查时很难发现。细胞核较小，大小较一致，常偏位，核分裂象少见。细胞质空泡状，呈印戒细胞表现。在经典的浸润性小叶癌中，具有印戒细胞形态的肿瘤细胞仅占肿瘤细胞的少数。许多浸润性小叶癌（包括小叶原位癌）组织学特征为细胞间失去粘连。这种表型至少与小叶原位癌和浸润性小叶癌内粘连分子 E-cadherin 表达丢失有关，这是由于许多病变编码该蛋白的基因突变，或 E-cadherin 基因染色体 16q22.1 部位上的杂合子丢失。这一点在浸润性小叶癌中有不同程度的变化，但这种特征性的 E-cadherin 蛋白表达可用于鉴别浸润性小叶癌与导管癌。

3.具有导管和小叶特征的浸润性癌

小部分浸润性乳腺癌既不能归类为导管癌，又不能归类为小叶癌。这类病变被 Azzopardi 所认识，定义为"依据大多数文献不易区分为浸润性导管癌和浸润性小叶癌"。依据他的经验，这种肿瘤约占浸润性乳腺癌的 4％。Sastre-Garan 等报道 11036 例乳腺癌中 2.2％的肿瘤具有这种不明确的组织学特征。根据我们的经验，以下原因导致浸润性癌难以确定为导管癌或者小叶癌。首先，有些癌显示出明显的浸润性导管癌或浸润性小叶癌成分，而且可见两种成分移行的病灶。尽管可把这种病变归属于"混合型",却忽略了其移行成分。第二,一些区域由具有浸润性小叶癌细胞学特征的细胞组成,却以更相似于浸润性导管癌的方式浸润间质。第三,一些区域的细胞学特征和浸润性导管癌相似,却以单个细胞线样排列方式侵犯间质。尽管该类病变部分表现为多形性变异型浸润型小叶癌,其他部分核异型的程度不足以做出上述诊断。最后,一些浸润性癌的细胞学以及结构特征具有浸润性导管和浸润性小叶癌的中间形态。事实上,近期有文献报道部分浸润性导管癌表现出类似于浸润性小叶癌的细胞基因改变,所以,病理学家难以将其归属于导管癌还是小叶癌就不足以为奇。

4.小管癌

小管癌是一种特殊类型癌,转移能力低、预后极好为其特点。小管癌的发病率依据组织学诊断标准和研究人群肿瘤检查方法不同而异。

(1)临床表现:小管癌患者的中位年龄为60岁年龄段的前期(23～89岁)。从前,大多数小管癌患者可触及肿块,而目前多数(60%～70%)表现为不可触及肿块的钼靶片异常。因其他原因切检而发现的小管癌并不少见。小管癌的钼靶片异常表现为肿块,很少伴有微小钙化。肿块可表现为不规则、圆形、卵圆形或分叶状。多数小管癌有毛刺状的边缘,在X线上和浸润性导管癌不易区别。

(2)大体病理:纯粹型小管癌体积小,多数病例平均直径小于1cm。钼靶片普查发现的小管癌显著小于可触及肿块者,纯粹型小管癌一般小于混合型小管癌。肉眼见小管癌为质硬的毛刺状的病灶,不易和浸润性导管癌鉴别。

(3)组织病理:小管癌以分化好的腺体或衬以单层上皮细胞,缺乏肌上皮细胞成分的小管增生为特征。这些小管常呈卵圆形,往往外形带有棱角,呈锥形末端,内腔开放,组成小管的细胞以低级别核为特征.极性朝向腔面,常显示胞质顶浆"分泌"现象。小管癌一般不会和浸润性导管癌的腺样结构混淆,后者细胞分化较差。小管癌间质通常纤维增生,有些病例伴有明显的弹力组织变性。目前,一般认为肿瘤中有90%以上这种特征性形态者才能归类为"纯粹型"小管癌,小于90%的通常分为"混合型"小管癌。然而,在已发表的文献中小管癌所占比例为75%～100%。小管癌各种生物学标记的表达一般反映了该肿瘤分化好,并且预后较好。70%～80%的小管癌雌激素受体阳性,60%～83%孕激素受体阳性。由于小管癌分化相当好,所以要注意和良性病变鉴别,如硬化性腺病、放射性瘢痕、复杂的硬化性病变、微腺腺病。在这些病例中,常需要免疫组化染色以做出正确诊断。

5.黏液癌

黏液癌(也称胶样癌)是另一种预后较好的特殊类型癌。黏液癌的发病率随着组织学标准不同而变化。大多数研究资料指出不到5%的浸润性乳腺癌有黏液成分,其中不到一半为纯粹型黏液癌。

(1)临床表现:黏液癌患者的中位年龄70岁(21～94岁),高于非特殊型乳腺癌。大多数黏液癌患者可触及肿块。未触及肿块的黏液癌患者中很多(30%～70%)表现为钼靶片异常。

钼靶片很难确定黏液癌及表现为分叶状的肿块,罕见钙化。钼靶片检查出隐匿的黏液癌并不少见,约4%～23%(17%)。超声检查显示,黏液癌具有明显的低回声肿块影。

(2)大体病理:黏液癌平均约3cm大小,文献报道的范围很广。在有些研究中,全部由黏液组成为特征,一般比混合型肿瘤体积小。黏液癌具有典型的肉眼表现,肿瘤边界清楚、质地较软、胶冻状以及常有光泽的切面。伴大量纤维间质的部分质地较硬。

(3)组织病理:黏液癌的特点是细胞外黏液,不同肿瘤细胞外黏液的成分不同。典型的肿瘤细胞呈小簇状、片状、或乳头状结构在黏液池内呈散开分布。肿瘤内至少90%的成分(或100%)为这种特征性组织学表现才能诊断为黏液癌。黏液型肿瘤混有其他的非黏液的组织学成分归类为"混合型"黏液癌。黏液癌的细胞数目多少不定,有些肿瘤有相当少的细胞。鉴别诊断包括黏液囊肿型肿瘤,该病以囊状扩张的导管伴有破裂使黏液外侵到间质为特征的良性病变。构成黏液癌的细胞通常为低到中等级别的核。许多研究发现胞质内存在嗜银颗粒,但还未发现明显的临床意义。黏液癌常伴发导管原位癌,呈乳头状、微乳头状、筛状甚至为蜂窝状结构。有些病例中,导管原位癌也可表现明显的细胞外黏液生成。

6.髓样癌

据报道,髓样癌占全部浸润性乳腺癌的5%～7%,但以我们的经验,其发生率少于此。一些研究资料表明这种类型乳腺癌有较好的预后,尽管有侵袭性组织学表现。对髓样癌的诊断标准以及其在病理学家之间诊断存在相当大的争议。因此这种类型癌的预后意义未能确定。

(1)临床表现:髓样癌患者比其他型乳腺癌年轻。发病中位年龄在60岁左右,年龄范围较广泛。多数髓样癌患者可触及肿块,通常在外上象限。有意义的是,有些髓样癌患者同时表现腋下淋巴结肿大,临床提示有转移,组织学检查淋巴结却为反应性增生。髓样癌罕见于男性。许多研究发现BRCA1基因突变和髓样癌及伴髓样癌特征的浸润性导管癌的发生相关。

在某些程度上,髓样癌钼靶片特征反映了其病理学特征,尽管不具有特异性。大多数病灶具有较清楚的界限,无钙化。部分病例边界不清。髓样癌比浸润性导管癌具有清楚的边界。超声波检查髓样癌界限清,呈分叶状,低回声。

(2)大体病理:髓样癌的大小与非特殊性乳腺癌相似。肉眼见界限清楚、质地柔软、灰白到棕褐色、切面向上隆起。在一些病例出现多个结节。不论肿瘤大小均可出现出血、坏死或囊性变,但是在较大的肿瘤中坏死更突出。

(3)组织病理:由Ridolfi等建议的三个髓样癌组织学诊断标准的分类系统虽然相似但又有明显的不同之处。尽管三个分类方案不同程度地强调各自的相关重要性和必须具备的特点,但对于下面的髓样癌特征达成共识:①超过75%以上的肿瘤细胞呈合体状生长;②丰富的淋巴细胞浸润;③光镜下分界清;④核分级为2级或3级;⑤缺少腺样分化。缺少这些特征的肿瘤称为"非典型髓样癌"或浸润性导管癌。Ridolfi分类系统具有非常严格的标准,Pedersen系统则要宽一些。最近世界卫生组织(WHO)提出以下髓样癌的诊断标准:细胞合体状生长(>75%);缺少腺样结构,显著的淋巴管、血管浸润;中-高级的核多形性和清楚的组织分界。不管分类系统的应用怎样,髓样癌常被过诊断。各组研究在评价各种分类系统可重复性或预后意义产生矛盾的结果,需以后进一步积累资料。

总之,尽管髓样癌患者预后比非特殊型乳腺癌患者较好,但病理学家确诊这组患者的可靠性和可重复性的能力难以令人满意。当临床医生遇到髓样癌诊断的病理报告时,基本上意识到这个诊断名词的限制性。由于诊断髓样癌有难度,因此在确定治疗方案,尤其是辅助化疗有关的方案时,不应仅依靠髓样癌有关预后资料所显示的结果。

7.浸润性筛状癌

浸润性筛状癌是一种分化好的癌,某些形态特征与小管癌相同,也有较好的预后。约5%～6%的浸润性乳腺癌存在部分浸润性筛状癌成分。

(1)临床表现:多数浸润性筛状癌患者年龄为60岁左右(19～86岁)。在一组近期的研究中,有一定比例的浸润性筛状癌在钼靶片中未能发现,其余的病变显示非特异的钼靶片征象,通常为毛刺状肿块,伴或不伴有钙化。

(2)大体病理:浸润性筛状癌无明显大体特征。

(3)组织病理:浸润性筛状癌以肿瘤细胞呈筛状排列浸润间质为特征,其筛状排列与导管原位癌筛状型相似。这类肿瘤常混合浸润性乳腺癌的其他组织学结构,特别是小管癌,约占17%～23%。Page等描述了"经典型"浸润性筛状癌,即肿瘤全部由浸润性筛状结构组成,或者由>50%的浸润性筛状结构成分和剩余部分为小管癌成分组成。伴有任何非小管癌成分的肿瘤被描述为"混合型"。大多浸润性筛状癌伴有导管原位癌,通常为筛状型。肿瘤较大,从经典型筛状癌3.1cm(1～14cm)到混合型4.1cm(2～9cm)。

8.浸润性乳头状癌

浸润性乳头状癌罕见,多数文献报道的乳腺乳头状癌包括了浸润和原位的乳头状病变。文献报道其发病率不到浸润性乳腺癌的1%～2%。

(1)临床表现:浸润性乳头状癌主要发生于绝经后患者。在非白人种妇女中有一定比例的浸润性乳腺癌患者表现腋淋巴结肿大,临床提示有转移的可能,但病理检查为良性反应性增生。

钼靶片显示浸润性乳腺癌以结节状密度为特征,结节形态可以多样,常为分叶状。这些病变在超声中常表现低回声。囊内乳头状癌,囊内乳头状癌伴浸润与浸润性乳头状癌之间是难以区别的。

(2)大体病理:Fisher等报道2/3的病例边界清楚。另一部分浸润性乳头状癌大体所见和非特殊型浸润性乳腺癌不易区别。

(3)组织病理:NSABP-B04研究回顾了1603例浸润性乳腺癌,38例具有乳头状特征,其中3例为纯粹型,几乎没有混合其他浸润性组织学类型。显微镜下浸润性乳头状癌分界清,显示纤细或粗短的乳头及灶状肿瘤增生的实性区。典型肿瘤细胞表现胞质嗜双色,而且有汗腺样特征,也显示类似于小管癌的胞质顶浆"分泌"。肿瘤细胞核为中等级别,多数为组织学2级。大多数病例肿瘤间质不丰富,偶有病例显示含有丰富的黏液。钙化虽在钼靶摄片不常看到,但组织学上常见,而且常出现于伴导管原位癌的病变。大约75%的病例含有导管原位癌成分,通常为乳头状特征,但并不全部都是。有些同时具有浸润和原位成分的病变中均有乳头状特征的病例中,难以确定每一种成分的相关比例。1/3的病例淋巴管侵犯。35例中8例(23%)镜下累及皮肤或乳头,但未发现乳头佩吉特病。

9.浸润性微乳头状癌

浸润性微乳头状癌是近年来被描述为与浸润性乳头状癌不同且预后相对较差的实体肿瘤。

(1)临床表现:浸润性微乳头状癌平均发病年龄为54～62岁(范围为36～92岁)。在一组研究中,9 例患者中 7 例(78%)表现可触及的肿块和 2 例检查时发现的钼靶片。和非特殊型癌一样,常发生于乳腺的外上象限。该类型癌没有特殊的钼靶摄片征象。

(2)大体病理:文献报告 9 例浸润性微乳头状癌中,7 例是孤立的,1 例是"多灶",2 例肉眼不明显。没有可鉴别的大体特征。一组研究显示中位大小为 1.5cm(0.8~3cm),第二组为 4.9cm。一份较近期 80 例的研究报道显示平均大小为 2cm(0.1~10cm),这些肿瘤的大小比非特殊型浸润性癌意义大。

(3)组织病理:多数浸润性微乳头状癌混合不同程度的非特殊型浸润性癌成分,或少数混合黏液癌。不像其他特殊型癌,无论肿瘤内含有微乳头成分是灶状还是弥漫分布其预后都是一样。病变以细胞团簇排列呈微乳头或管泡状悬浮在透明的腔隙内,或者在有些病例中细胞悬浮在黏液或浆液型液体中为特征,微乳头团簇不像"真正"的乳头,缺乏纤维脉管轴心。这些细胞团簇以"由内向外翻"方式排列,顶浆的极向朝向外。浸润性微乳头状癌总体上表现类似于卵巢浆液性乳头状癌,或者造成淋巴管/血管腔隙侵犯的假象。真正的淋巴管或血管内侵犯占 33%~67%,可以是广泛的侵犯。细胞学上,肿瘤细胞由低到中级核构成。多数肿瘤(67%~70%)伴有微乳头型和筛状型导管内癌成分。少数病例(30%)镜下可见钙化。

10.化生性癌

化生性癌是一组在形态上表现为异源性成分的浸润性乳腺癌,肿瘤性腺样上皮细胞转变成另一种细胞类型—非腺上皮细胞(如:鳞状细胞)或者间质细胞(如:梭形细胞、软骨、骨和肌样组织)。许多文献报道了各种化生性癌,并且这组各亚型肿瘤有不同的名称。然而,还没有统一的分类方案。最近的 WHO 分类建议把化生性癌分类为单纯上皮型及上皮和间质混合型。化生性癌是一种少见的病变,占不到所有乳腺癌的 5%。

(1)临床表现:关于发病年龄、发现肿瘤的方式及肿瘤在乳腺上的发生部位,化生性癌患者均与非特殊型浸润性癌相似。大多数患者表现为可触及的单个肿块,短期内生长较快。钼靶片表现无特殊性。多数边界较清楚,无钙化,有某些病例中表现良性征象,一些病例同时表现为部分边界清楚、部分呈毛刺状,这和既有化生成分又有浸润性上皮有关。还可观察到灶状骨化生病灶。

(2)大体病理:化生性癌的肉眼表现无典型特征,既可有清楚包膜,也可表现边界不清或不规则。囊性变不少见,特别是伴鳞状细胞化生的病变。一般来说,化生性癌和一般浸润性癌趋向于较大的肿物,在一组近期的研究中报道平均大小为 3.9cm(1.2~10cm)。

(3)组织病理:化生性癌在显微镜下表现为高度特征的组织学像,而且化生改变的类型或范围多变。多数文献报道把化生性癌分成两类:鳞状细胞分化和特征的异源成分分化,如软骨、骨、肌肉、脂肪组织、血管成分,甚至有黑色素细胞。AFIP(Armed Forced Institute of pathology)的研究者们把化生性癌分成 5 个亚型:鳞状细胞癌、梭形细胞癌、癌肉瘤、产生间质的癌和伴有破骨样巨细胞的化生性癌。

11.伴有内分泌分化的浸润性癌

某些浸润性乳腺癌在形态学、组织化学及免疫组化水平上显示内分泌分化。另外,在罕见的情况下,乳腺癌能够分泌引起临床症状的激素产物。

(1)临床表现:除了极为罕见的功能性内分泌肿瘤由激素产物和分泌物引起的相应临床表

现形式外,一般伴内分泌分化的癌没有独特的临床表现形式。大多数肿瘤见于女性,也可见于男性。有些亚型男性多于女性。多数研究显示这类肿瘤中位年龄和乳腺中发生部位与非特殊型浸润性癌相似,其中一组研究例外,肿瘤常位于乳晕下。

伴内分泌分化的浸润性癌独特的钼靶及超声特征尚未见报道。

(2)大体病理

伴内分泌分化的浸润性癌没有明显的肉眼特征,大多数研究报道的中位大小与非特殊型浸润性癌相似。

(3)组织病理

伴内分泌分化的癌为一组异质性的肿瘤。这与各组研究对"内分泌分化"的不同定义有关。多数报告涉及"嗜银细胞癌",其定义为当进行组织化学染色,如 Grimelius 染色时,肿瘤细胞质内显示明显的颗粒状物质(嗜银颗粒)。嗜银细胞癌占所有乳腺癌的 3.3% 到高达52%。这个广泛的范围可能与组织化学染色方法的不同,以及患者选择的不同有关。嗜银细胞癌伴有各种组织学表现,包括没有明显内分泌分化形态学证据的肿瘤(通常为浸润性导管癌或黏液癌)、暗示有内分泌分化,但又不能诊断内分泌分化组织学特征的肿瘤及显示器管样生长方式的肿瘤,后者由单一的上皮细胞或梭形细胞排列呈小管状和缎带样结构,诊断为类癌。

此外,尽管多数肿瘤在形态上具有神经内分泌分化证据,免疫反应一个或多个特异性内分泌标志物,如嗜铬素和突触素,但许多"嗜银细胞"肿瘤对这些标志物免疫组化染色阴性。因此,嗜银细胞癌代表一组异源性的肿瘤,仅其中一部分肿瘤显示真正的内分泌分化。

12.腺样囊性癌

腺样囊性癌是一种罕见且在形态学上具有明显排列方式的浸润性癌。这类肿瘤占所有乳腺癌的 0.1%,具有极好的预后。

(1)临床表现:腺样囊性癌的患者中位年龄在各组研究中有所不同,但通常在 60 岁或 70岁,有较广泛的年龄范围。大多数报道表现可触及的肿块,常位于乳晕区或乳腺中央区。偶见皮肤受累。病灶很少多中心性,对侧乳腺癌发生无明显增加。偶见于男性。

钼靶摄片检查,腺样囊性癌显示非常明显的分叶状肿块,边界不清或毛刺状阴影,一些肿瘤表现微小钙化,另一些肿瘤则很少被钼靶摄片发现。

(2)大体病理:腺样囊性癌大小范围很大。一组近期的研究显示平均大小为 1.8cm。肉眼见肿瘤常分界清,呈结节状。50%~65% 的病例中镜下病变范围往往大于肉眼所见。

(3)组织病理:在组织学上,这类肿瘤相似于唾腺来源的腺样囊性癌,由不同程度的腺样、鳞状、皮质腺分化的上皮细胞、肌上皮细胞和特征性的无细胞结构的基底膜物质组成。上皮成分为多种排列形式,包括实性、筛状、小管状、小柱状结构。最近描述了一种腺样囊性癌实性变型,其细胞显示突出的基底样特征。有些组织图像应和原位或浸润性筛状癌或者良性病变,如胶原小球病鉴别诊断。免疫组织化学研究证明腺体成分表现真正管腔,衬有具有完整极性的细胞角蛋白阳性的细胞,及假腔隙周围由经免疫组化证实的肌上皮细胞围绕。多数病例伴有导管原位癌。某些病例可见神经周围的侵犯,有时可以很明显。淋巴管的侵犯极为罕见。

13.浸润性大汗腺癌

虽然许多各种类型浸润性乳腺癌均可显示有大汗腺分化特征,但表现为纯粹大汗腺特征的病例(例如:细胞学特征相似于大汗腺)不到浸润性乳腺癌的1%。大汗腺癌在形态学上具有明显的特点,而预后相同于非特殊型浸润性乳腺癌。

(1)临床表现:大汗腺癌患者年龄及表现方式均相似于非特殊型浸润性癌。大汗腺癌没有明显钼靶摄片特征。大多数肿瘤分界不清,微小钙化较少见。超声波检查无特殊的征象。

(2)大体病理:大汗腺癌大体所见无明显的特点,肿瘤大小与非特殊型浸润性癌没有区别。

(3)组织病理:大汗腺癌具有非常独特的组织学特征。浸润图像通常类似浸润性导管癌的结构,而在某些病例,大汗腺癌显示出浸润性小叶癌的浸润图像。把具有明显失去黏附而呈弥漫浸润方式的变型称作"肌母细胞样"或"组织细胞样"特征的变型,在有些病例中类似于颗粒细胞肿瘤。在细胞学上,肿瘤细胞胞质丰富和嗜伊红色,有些病例中伴有明显的颗粒。核变化具有突出的核仁。常伴有具有大汗腺特征的导管原位癌。

14.分泌型癌

分泌型癌是浸润性乳腺癌的一种极其罕见的亚型,不到乳腺癌的0.01%。虽然分泌型癌发病年龄范围较广泛,但大多数原发性乳腺癌诊断于儿童,因此也称"幼年型"癌。大多数分泌型癌伴有隐匿的临床过程。

(1)临床表现:分泌型癌发病年龄非常广泛(3～73岁),中位年龄30岁。多数文献报道的病例为女性,偶见于男性。大多数病例可触及肿块,可发生于乳腺任何部位,没有明显的好发部位。临床上未发现内分泌异常的证据。另外,分泌型癌患者阳性家族史的发生率未见增加。偶见报道有多中心性,对侧乳腺癌的发生率无明显增加。成人分泌型癌钼靶摄片异常情况还未有资料描述。超声波检查,有时出现低回声病变,伴有内部回声不均匀,后方回声增强,类似于纤维腺瘤。

(2)大体病理:分泌型癌典型的大体所见是分界清楚。文献上已报道的病例大小范围较大,其中一组大宗病例研究报道中位大小为3cm。

(3)组织病理:在组织学上,病变以低度恶性的肿瘤细胞形成腺样结构或微囊性腔隙并充满小空泡,淡嗜伊红色分泌物。癌细胞胞质丰富,嗜伊红色或透明。导管原位癌常伴有浸润性成分,具有实性、筛状或乳头状结构,大多数为低级核特征。

15.各种罕见浸润性乳腺癌

(1)伴破骨细胞样巨细胞的浸润性癌:伴有破骨细胞样巨细胞的浸润性癌以浸润性上皮成分混合形态上类似于破骨细胞的巨细胞为特征,经免疫组化和超微结构分析巨细胞具有组织细胞的表型特征。伴有破骨细胞样巨细胞的浸润性癌临床特征及乳腺局部表现均与非特殊型浸润性癌相似。其钼靶摄片和大体因肿瘤边界清楚而呈良性表现。大体检查,病灶典型的改变是边界清楚,有光泽,由于近期及陈旧性出血而呈棕色,还可见良性囊性增生。肿瘤的上皮成分通常是中等到低分化的浸润性导管癌,而且已有文献报道破骨细胞样巨细胞存在于浸润性小叶癌和其他特殊型癌。转移灶中可见到巨细胞成分,也可以没有。虽然这种特殊类型的病变预后意义不十分清楚,但已获得的数据提示这类肿瘤的侵袭性与非特殊型乳腺癌并没有多少差别。

(2)伴绒毛膜癌特征的浸润性癌:伴绒毛膜癌特征的浸润性癌是一种极其罕见的乳腺癌。绒毛膜癌成分产生人绒毛膜促性腺激素。如果在乳腺肿瘤中遇到绒毛膜癌特征,则要和转移到乳腺的绒毛膜癌进行鉴别诊断,已有文献报道绒毛膜癌转移到乳腺的病例。

(3)富含脂质及糖原的癌:乳腺癌细胞胞质中常含有不等量的脂质、糖原或两者均有。然而,一小部分乳腺癌以肿瘤细胞胞质内含有丰富的脂质或糖原为特征。这类病变分别称为富于脂质癌和富于糖原癌。常规光镜下,构成这些病变的肿瘤细胞由于组织在制片过程中脂质或糖原被溶解呈空泡或透明的胞质。富于脂质癌和富于糖原癌均不表现独特的临床病理实体,重要的是认识这种病变,以便和其相仿的其他型恶性肿瘤,特别是转移性肾细胞癌区别。

(4)黏液性囊腺癌:黏液性囊腺癌是近年来被描述的浸润性乳腺癌一种变型,形态上不易和卵巢或胰腺的黏液性囊腺癌鉴别。虽然这类肿瘤可伴有黏液的渗出,但在形态上与普通的黏液癌的是能区别的。认识这类肿瘤是重要的,因为必须把它们和乳腺转移性病变鉴别,特别是卵巢源性肿瘤。乳腺原发性黏液性囊腺癌的预后意义目前尚未清楚。

(5)男性乳腺癌:男性乳腺癌发病年龄比女性大,罕见 30 岁以前的年轻人,发病率比女性少 100 倍。好发于世界特定的区域,如埃及,这些地方与慢性血吸虫性肝病的发生有关。激素因素所起的病因作用可能比女性患者更明显。放射线暴露和遗传因素或许更重要。对于 Klinefelter 综合征、男性乳腺发育和前列腺癌伴发疾病应引起注意。最后一种伴发病变很难估计是由于用雌激素治疗前列腺癌引起还是前列腺癌转移到乳腺,而且可能与原发性乳腺癌混淆。在女性乳腺癌中所能见到的组织学类型均可发生于男性,而且常常为低分化。

大体所见,肿瘤浸润小乳腺腺体及皮肤和胸壁筋膜。常见皮肤溃疡。浸润性导管癌是最常见的类型,而且可以见到所有的类型。虽然文献已报道的男性乳腺癌预后比女性乳腺癌差,但是这和临床表现时疾病进展期关系相当大。

(6)乳腺外恶性肿瘤转移至乳腺:乳腺继发性肿瘤可能源发于对侧乳腺,或者来源于乳腺外脏器或组织。在一项研究中,乳腺外恶性肿瘤转移至乳腺约占所有乳腺恶性肿瘤的 1.2%。由于许多乳腺外恶性肿瘤相似于普通型或非普通型原发性乳腺肿瘤的特征,所以原发性和转移性肿瘤可能会很难鉴别,特别是在此之前没有乳腺外恶性肿瘤的病史时,则更难鉴别。尽管如此,对采取恰当的治疗方案来说鉴别诊断是非常关键的。

累及乳腺的转移性病变几乎从不发生在其他部位没有转移的情况下,即使乳腺转移是临床检查时首发部位。检查乳腺中发现的转移性肿瘤,约 85% 病例为孤立性单侧肿块,10% 的病例为多发结节,5% 的病例弥漫性累及乳腺。同侧腋窝淋巴结转移并不一定就提示是原发性乳腺肿瘤,因为同时累及乳腺和腋窝淋巴结的转移灶并不少见。

乳腺转移性肿瘤大体表现依据转移的类型而变化。一般来说,病灶可为单个或多个结节,通常与周围的乳腺组织分界清楚。肿瘤的组织学和细胞学表现与原发肿瘤起源的部位相关。许多肿瘤的组织学特征在不同程度上类同于原发性乳腺癌。因此,重要的是病理学家在具有特殊的临床、钼靶或病理特征的病例中要考虑到转移的可能性。任何相关的信息(如:先前有恶性的病史或同时有其他部位不能解释的肿块)传达给病理学家是绝对必要的。如果一个肿瘤表现有转移可能性的不平常的病史出现,则病理学家可选择肿瘤标本进一步寻找更典型的原发性乳腺癌和伴发导管原位癌的图像。另外,各种标记的免疫组化染色有助于确定肿瘤是来源于乳腺还是非源于乳腺。

16.乳腺癌分子学分类

基因微陈列分析将乳腺癌分为至少四种主要亚型:Luminal A,LuminalB,HER2 以及基底样。这些亚型的分类是根据基因表达、临床特征、治疗反应以及预后。Luminal A 和 Luminal B 癌通常预后较好,并且高表达激素受体及相关基因。这两种类型的癌约占所有乳腺癌的 70%。Luminal B 癌相对 Luminal A 型有较高的组织学分级,有时过表达 HER2。A 和 B 型癌都对内分泌治疗敏感,而且 A 型敏感性更高。Luminal 型癌对化疗的敏感性不一,相对来说 Luminal B 型敏感性高一些。

HER2 阳性癌高表达 HER2,而且低表达 ER 以及相关基因。此类型癌约占所有乳腺癌的 15%,通常 ER 和 PR 阴性。HER2 阳性乳腺癌相对组织学分级较高,而且淋巴结转移性高。HER2 阳性癌对 Trastuzumab 和蒽环类化疗药物敏感,但是总体预后较差。

这种研究最感兴趣的发现是基底样乳腺癌,这种类型的癌预后明显的差。基底样乳腺癌高表达基底上皮基因和基底样细胞角蛋白,低表达 ER 和 ER 相关基因以及 HER2。此类癌约占全部乳腺癌的 15%,而且由于 ER-、PR-、HER2 阴性,往往被定义为三阴性癌。基底样乳腺癌在非洲裔美国女性中尤其常见,而且常见于 BRCA1 相关性癌。此类癌预后较差,由于激素受体阴性和没有 HER2 过表达,因此对内分泌治疗或 Trastuzumab 治疗没有好的效果。

尽管利用基因微陈列分析对乳腺癌的分类很感兴趣,但是在现实工作中,我们可以用三种免疫组化标记物(ER、PR 和 HER2)来代替这些不同的分子学类型。总体上,Luminal 癌 ER 或 PR 阳性、HER2 阴性,HER2 阳性癌 ER 或 PR 阴性而 HER2 阳性,基底样乳腺癌 ER 或 PR 阴性、HER2 阴性(所谓三阴性)。尽管大部分基底样乳腺癌为三阴性乳腺癌,但是并不是所有的三阴性癌为基底样乳腺癌。为了进一步证实为基底样乳腺癌,可以增加免疫组化标记(特别是 CK5/6 和 EGFR)。

17.以 BRCA1 和 BRCA2 基因突变为病理学特征的乳腺癌

近年来,乳腺癌易感基因 BRCA1 和 BRCA2 突变引起的乳腺癌的病理学特征引起大家极大的兴趣。对其病理特征的认识使我们意识到基因倾向性组织学特征对于识别这些基因的功能来说,将其作为一种工具可为筛选基因异常患者提供更多的资料。一致认为大多数 BRCA1 相关性癌为基底样乳腺癌。关于独特的组织学特征,伴有 BRCA1 基因突变的癌比散发性乳腺癌有高核分裂率,肿瘤的大部分呈连续的推压式边缘,少数病例有大量的淋巴细胞浸润。另外,BRCA1 相关性癌与散发性乳腺癌相比雌、孕激素受体不常阳性,HER-2 也不常阳性,更常见异倍体及较高的 S 期分数和 p53 蛋白堆积。高表达 CK5/6、P-cadherin 以及细胞周期素 A、Bl、E 和 SKP2 也是 BRCA1 相关性癌的特征。然而这些特征中没有一种单独或联合指标独特地证明一种癌与 BRCA1 突变相关。大部分研究提示 BRCA1 相关性癌患者的临床预后与散发性乳腺癌相似。文献报道的 BRCA2 相关性癌的组织学特征很少有一致性。在最大的一组研究中,Bane 等观察了 64 例 BRCA2 相关性乳腺癌和 185 例 BRCA 突变阴性年龄和种族对照组。在这一组病例中,大部分 BRCA2 相关性癌为浸润性导管癌,小叶癌在两组病例中差不多。BRCA2 肿瘤工/Ⅲ(对照组为 6%对 19%),并且Ⅲ/Ⅲ(对照组为 60%对 39%),一般显示推挤性边缘而不是浸润性。相对于组织学分级,BRCA2 相关性癌常表达 ER,而少见表达基底样细胞角蛋白或过表达 HER2。BRCA2 相关性肿瘤以及对照组在 p53、bcl-2、MIB1 或 CyclinD1 表达上无明显差异。

五、乳腺癌的发生、演进及微转移

在过去的 10 年中,我们对影响乳腺癌发生和发展的基因有了突飞猛进的认识。很明显,浸润性乳腺癌的发生是一个年龄正相关的时间依赖性过程。在美国,尽管 85 岁的老年女性中每 8 人就有 1 例乳腺癌患者,但 30 岁以下的女性乳腺癌的发生率仍较低。类似于达尔文的进化论,乳腺癌的发生是一个多步骤的进展过程。了解认识何种基因与途径参与了乳腺癌的发展过程,将有助于我们更好地掌握与制定乳腺癌的诊断、预后和治疗策略。

(一)基因变异与乳腺癌

1.基因变异与乳腺癌的发生

利用单核苷酸多态性等分析方法在对乳腺癌发生发展过程中的基因分析中有很大的应用价值,这些方法有助于对众多的异常基因区域进行研究。例如癌基因 FGFR1、MYC、CCND1、ERBB2 和抑癌基因 CDH1 及 TP53 等都位于异常基因重复序列的中心区域,这提示了在每个异常基因重复序列中都存在一个或更多的重要基因。但是它们中的大部分极有可能是无功能的,只是在肿瘤的增殖过程中,维持基因完整性的系统不断出现缺陷,累积递增出现功能异常,进而导致肿瘤的发展。相比偶发型肿瘤异常基因,维系基因完整性的重要基因(如 BRCA1 和 BRCA2 基因)突变引起的肿瘤细胞中所包含的平均异常基因数量要少得多,这种情况支持了之前的观点。同样的,携带 TP53 突变基因的肿瘤的异常基因数量也比正常的多。尽管如此,有可能是所有的异常基因共同参与导致了肿瘤的发生,但每种基因所产生的具体作用仍有待于进一步阐明。

2.基因变异与乳腺癌的进展

有数个研究报道了正常乳腺上皮组织、早期病变和晚期乳腺癌进展过程中的基因影响。通常,正常导管上皮、乳腺增生和不典型增生出现较少的异常基因,而晚期病变包括导管内癌则出现较多的异常基因。然而,即使是在同一期的肿瘤组织中,基因在数量和大小的变异也存在很大的差异,但复发肿瘤与原发癌灶的差异通常相差不大。这些结论来源于正常组织和不典型增生、原发性乳腺癌和浸润性乳腺癌、浸润性乳腺癌和转移性癌之间的配对比较。早期病变的乳腺在端粒酶的作用下丧失了端粒的重复性,使其不断缩短,造成染色体的不稳定,引起凋亡。少数细胞通过使端粒酶失活或另一机制的激活来维持端粒的长度,在以后的发展过程中,通过端粒功能的不断恢复逐渐得以均衡稳定的发展。当然,端粒并非唯一一种造成染色体不稳定的因素,调控 DNA 复制、损伤监控、修复、中心体、分裂功能和染色体结构的基因也与之有关。实际上,这些过程的早期失调可以部分解释为何某些复发肿瘤与原发癌灶之间没有相似性,同时也可以解释乳腺癌患者骨转移细胞中出现的明显的基因变异体。

(二)肿瘤干细胞

1.干细胞

是机体内具有自我更新和高度分化潜能的细胞群体,能无限增殖分裂,亦可长期处于静止状态。按生成阶段的不同可分为胚胎干细胞(embryonic stem cell,ES)和成体干细胞(adult stem cell,AS)。其中 ES 可在体外长期培养无限增殖,为非定向未分化细胞,可分化为来自 3 个胚层的所有组织类型的细胞;AS 由 ES 分化而来,为定向未分化细胞,不仅可分化为一种特定的细胞株,而且可以分化为原先组织中不存在的细胞类型,它广泛存在于多种组织,通过自我更新长期存在,甚至伴随生命的整个过程。肿瘤干细胞或肿瘤起始细胞(tumor initiating cell,T-IC)是来源于正常干细胞的极少量肿瘤细胞。经过积累突变获得了无限增生的潜能,在启动肿瘤形成和生长中起着决定性的作用,充当着干细胞的角色。乳腺癌组织发生具有同源性,均来自乳腺上皮干细胞终末导管小叶单元(TDLU),是乳腺的基本单位与生发阶段。Keeney 等通过将小鼠乳腺导管终芽的上皮细胞移植于纯系小鼠经清理的脂肪垫内得到新生的细胞团,从而提出乳腺导管上皮干细胞存在于乳腺终末导管小叶结构,特别富含迅速生长的终芽(芽管分支末端)。

Srinivasan 等认为终末芽胚的杯状细胞随着导管的伸展和发育进入体细胞层,故出现杯状细胞是干细胞的来源。另有人提出在小鼠和大鼠的乳腺上皮中,存在一个多能干细胞和原始转化细胞群小亮细胞(small light cell,SLC)进行分裂,形成未分化大亮细胞(undifferentiated large light cells,ULLC)和分化大亮细胞(differentiated large light cells,DLLC),并且最终形成大量腔细胞层大暗细胞(large dark cells,LDC)。因此,SLC 可能为干细胞。随着对乳腺癌研究的不断深入,发现乳腺癌进行性生长、转移、复发等与干细胞之间有密切的联系,故目前倾向于乳腺癌不仅是一种基因病,更是一种干细胞病。肿瘤干细胞或 T-IC 是来源于正常干细胞的极少量肿瘤细胞。经过积累突变获得了无限增生的潜能,在启动肿瘤形成和生长中起着决定性的作用,充当着干细胞的角色。

2.雌激素及其受体

在对乳腺的研究中,Clarke 等发现雌激素受体 a(estrogen receptor-a,ER-a)和孕激素受体(progestogen receptor,PR)均阳性的乳腺细胞是一群分裂缓慢的干细胞,他们用双重免疫荧光标记发现 ER-a、PR 与干细胞的表面标记 CK19 在乳腺细胞中共同表达。这就打破了以往认为 ER 阳性的细胞是终末分化细胞的传统观念。基于乳腺发育过程中与之密切相关的雌激素及其受体的相关研究,Dontu 等提出了新的乳腺癌细胞的发育模式:胚胎期的乳腺干细胞为 ER 的细胞群,构成胚胎期乳腺发生的基础,此阶段不需要雌激素的作用,胎儿后期在激素作用下可产生 ER＋的乳腺祖细胞,在青春期及怀孕期较高的雌激素水平作用下,ER＋乳腺祖细胞可以产生 ER＋和 ER-的瞬时增殖的细胞群体,支持乳腺导管的发育及分支的形成。据此把乳腺癌分为三种类型:由最原始的 ER 一干细胞转化而来,ER＋的比例＜10%,分化程度差,抗雌激素治疗无效,激素替代治疗也不会增加乳腺癌的风险;也是由 ER 一的肿瘤干细胞转化而来,但分化为 ER＋的比例较高,约 10%～100%,抗雌激素治疗可以抑制这部分细胞,但随着 ER 一干细胞继续增殖及可能有新的突变下调 ER 的表达,激素治疗逐渐失效,肿瘤进展,激素替代治疗不会对肿瘤有明显的影响;由 ER＋祖细胞转化而来,只表达腔上皮表面标志,分化好,抗雌激素治疗有效,预后最好,激素替代治疗促进疾病进展。这种模式有助于理解雌激素与乳腺癌发展和治疗的关系,但仍需要我们进一步的实验证明。

(三)乳腺癌微转移的现状

1.微转移的概念及临床意义

当远处转移灶组织增殖生长到直径 1～2mm 时,称作微转移。目前,大多数认同直径＜2mm 的微小癌灶为微转移。微转移的肿瘤细胞常以单个或微小细胞团的形式存在,恶性肿瘤的转移大致概括为：①从肿瘤原发部位脱落；②进入循环或淋巴系统；③在远离原发灶的部位定植并生长成转移灶。在这个过程中，细胞因子、肿瘤淋巴管生成、血管生成以及微循环的影响起了很大的作用。Arnerlov 等对乳腺癌瘤体不同部位的 DNA 倍体状态进行了研究，发现转移潜能较大的亚群较转移潜能较小的亚群更具有异质性。肿瘤的微转移是一个独立的预后指标，它的检出增加了形成明确转移灶之前做出诊断的可能性，有助于确定建立在治疗强度、持续时间上不同的、个体化的治疗方案。

2.转移和播散的方式

乳腺癌的转移与播散主要有局部浸润、淋巴道转移、血行播散和种植播散等方式（或途径）。乳腺癌的转移播散一般按局部浸润→淋巴转移→血行播散的模式进行，而临床及肿瘤基础方面的研究均证实，乳腺癌播散的这些方式可以是同时也可以是先后发生的，而目前这些复杂的病理现象尚未完全得以阐明。

(1)局部浸润：局部浸润又称直接蔓延，是指恶性肿瘤自原发部位沿组织间隙、淋巴管、血管、神经束支蔓延并破坏邻近组织或器官。局部浸润的结果是肿瘤体积不断增大，周围的乳腺组织、皮肤、胸肌及肋骨等脏器或组织受累，由局部浸润引起的临床表现主要有以下几种。①肿瘤体积持续增大：从理论上讲，乳腺癌从一个细胞发展成为临床可触及的肿瘤（直径约为1cm）的过程较缓慢，1cm 以上的肿瘤体积增大的速度加快，常可在短时间内增大数倍。由于肿瘤沿组织间隙、淋巴管、血管或神经束支向周围浸润，肿瘤与周围组织的界限变得不清楚。②皮肤受侵：乳腺癌侵犯皮肤不一定在体积很大时才发生，较小的肿瘤也可以浸润到皮肤。乳房皮肤凹陷也不一定是肿瘤直接侵犯皮肤引起的，如乳头内陷多因乳腺大导管受侵所致，皮肤凹陷可因肿瘤侵犯 Cooper 韧带，致韧带挛缩牵引皮肤所致等。皮肤浸润的常见有表现。乳头皮肤湿疹样改变，"橘皮样"变，皮肤溃疡，皮肤卫星结节，类炎性表现。③侵犯胸肌：肿瘤向深面侵犯，可累及到胸肌筋膜和胸肌，胸肌筋膜对癌细胞浸润可能有一定的屏障作用，因为在许多病例里，胸肌筋膜受侵后，呈水肿、增厚，而筋膜下肌纤维并未受侵。胸肌受侵多由于肿瘤沿穿过胸肌的淋巴管浸润所致。④侵犯胸壁：侵犯胸肌的肿瘤再向深层浸润可累及到其深面的肋间肌、前锯肌和肋骨等，表现为肿瘤与胸壁固定。

(2)淋巴道转移：癌细胞浸润并透过淋巴管壁后脱落在淋巴管内，随淋巴液到达汇流区淋巴结，并在其中分裂增殖出相同组织类型的新病灶。淋巴转移是乳腺癌的主要播散途径之一，其播散的范围是判断预后的主要指标之一。腋窝淋巴结转移阴性的乳腺癌患者 10 年无瘤生存率（DFS）为 70%～80%，而腋窝淋巴结转移阳性者 10 年 DFS≤30%。同时，淋巴结转移情况也是乳腺癌诊断、分期、外科治疗和放、化疗的重要参考依据。乳腺恶性肿瘤在未侵犯基底膜之前，一般很少有淋巴转移，当肿瘤突破基底膜后，淋巴转移的机会就大大增加，晚期乳腺癌几乎不可避免地都有淋巴转移。

淋巴道转移的过程包括以下三个方面。

1)肿瘤细胞进入淋巴通道：肿瘤细胞脱离瘤母体是淋巴道转移的起始阶段，进入部位一般是在原发瘤附近的小淋巴管，特别是毛细淋巴管，或者是与小动脉和小静脉相伴行的较大淋巴管。在结构上，毛细淋巴管与毛细血管基本相似，但是肿瘤细胞并不能够引导产生自己的淋巴管网，因此，肿瘤组织中缺少淋巴管。肿瘤细胞进入淋巴管必须通过自身的运动穿过淋巴管壁。与毛细血管相比，毛细淋巴管无完整的基膜，内皮细胞间裂隙较大等一些自身的特点。这些特点使具有较强运动能力的恶性细胞更容易穿过淋巴管。目前关于肿瘤细胞如何通过淋巴管壁进入淋巴管的机制，研究尚不多。高进等在大鼠的下肢爪垫内侧皮下移植大鼠Walker256癌肉瘤细胞，3天后发现成瘤周围的淋巴管内充满肿瘤细胞。Carr等利用大鼠Rd/3瘤细胞注射到腹壁和脚掌等部位，发现肿瘤细胞通过细胞分裂增殖和细胞主动移行而侵袭周围组织，肿瘤细胞能够以类似白细胞的运动方式伸出胞质突起穿过淋巴管内皮细胞间隙进入淋巴管，对其邻近的内皮细胞和胶原纤维没有观察到明显的损伤。Carr等还发现，Malker256瘤细胞能够主动移向淋巴管，通过内皮细胞间裂隙伸出胞质突起，与肿瘤细胞突起密切接触部位的内皮细胞发生变性，最终可造成淋巴管的缺损。

2)肿瘤细胞在淋巴管内运动：进入淋巴管内的肿瘤细胞可随淋巴液的流动运行。淋巴液在淋巴管内运动主要由来自周围组织对淋巴管压迫形成的压力和淋巴管平滑肌收缩推动的。淋巴管内压力取决于3个因素：①骨骼肌的运动；②动脉的波动；③淋巴管自身有节律的收缩。肿瘤细胞在淋巴管内一般以单个肿瘤细胞或小肿瘤细胞团的形式进行播散，经输入淋巴管到达局部淋巴结。另外，接种肿瘤细胞在局部淋巴结内出现的时间与肿瘤细胞种类、接种部位、接种方式及接种肿瘤细胞数量有一定的关系。

3)肿瘤细胞进入局部淋巴结：进入淋巴结的肿瘤细胞可以产生以下一些变化：①由于肿瘤细胞自身代谢障碍或宿主防御作用，肿瘤细胞发生死亡；②肿瘤细胞进入潜伏状态，这种肿瘤细胞不会发生转移，将这种有肿瘤细胞潜伏的淋巴结移植到同系动物身上可以生长出肿瘤，因此具有潜在的转移复发危险；③肿瘤细胞向远处运动转移累及下游淋巴结；④肿瘤细胞在局部淋巴结内分裂增殖形成转移瘤。肿瘤细胞一般容易滞留在边缘窦与中间窦交界处，并附着在窦内皮细胞上，进而分裂增殖逐渐充满边缘窦、中间窦和髓窦。在边缘窦的肿瘤细胞可以浸润淋巴结皮质，并可穿破被膜而侵犯到淋巴结外的结缔组织，此时肿大的淋巴结往往是与周围的组织发生粘连，是乳腺癌预后不良的征象。肿瘤细胞生长所需的血供可以由增生的淋巴结血管供应也可以由肿瘤合成血管生成因子促使生成的新生血管供应。肿瘤在淋巴结内生长可使淋巴结原有结构破坏并部分或完全被肿瘤组织所取代。有人认为，已经形成的淋巴结转移灶可以部分消退，这在乳腺癌累及的淋巴结可以观察到。淋巴结内肿瘤细胞可经输出淋巴管离开淋巴结进而到达远处淋巴结。肿瘤细胞可通过胸导管和右淋巴导管进入血液循环，也可侵入淋巴结内外的淋巴管-静脉交通支进入血液循环。

(3)血行播散：肿瘤的血行播散是指脱落的肿瘤细胞由血液带到患者的全身其他部位，在远隔器官生长出具有相同性质的肿瘤。以往认为乳腺癌只有在晚期时才发生血行转移，近年来的研究证实，即使临床早期病例，甚至在发生淋巴转移之前就可能发生血行转移，有统计称25%以上的乳腺癌一开始即已发生血行远处转移，因此认为乳腺癌是一种全身性疾病。

肿瘤细胞进入血循环的方式：①肿瘤细胞直接侵入血管：肿瘤能直接侵入邻近血管或肿瘤新生血管。最易侵入的部位是毛细血管，特别是肿瘤诱导形成的新生毛细血管，由于其结构不完整，仅有单层内皮细胞，周围也缺乏足够的细胞外基质，肿瘤细胞很容易穿过这些血管进入血液循环。小静脉可能也是肿瘤细胞侵入血管的重要部位，检查乳腺癌手术标本时，有时可见静脉受侵犯。文献报道，血管侵犯率为4.7%～40%，在Ⅰ、Ⅱ期病例周围血管中癌组织阳性率为26％。②经淋巴管-静脉通路：肿瘤细胞经淋巴输送,经淋巴管胸导管(或右淋巴导管)汇入静脉后造成全身播散,既往认为这种通路仅存在于晚期病例,现在认为淋巴结并不能完全清除或过滤肿瘤细胞,肿瘤细胞可以直接通过淋巴结进入静脉和血液循环。③渗入血管：血管发生破损时,肿瘤细胞可借助局部压力渗入血液循环。

3.乳腺癌微转移标志物的选择

(1)癌胚抗原(CEA)和癌胚抗原信使核糖核酸(CEA mRNA)：近年来采用RT-PCR技术筛查CEA mRNA用于乳腺癌微转移的检测,显示出很好的特异性和高敏感性。Mori等应用CEA mRNA行RT-PCR检测117个乳腺癌淋巴结标本,使检出率由组织学方法的26％提高到60％。CEA RT-PCR检测敏感度为106个正常细胞中检出一个乳腺癌细胞。

(2)细胞角蛋白(CKs)：CK起源于上皮细胞,是上皮细胞和上皮来源的恶性肿瘤细胞中间丝的组成成分,是上皮分化的最可靠标记物,对上皮组织的定性具有独特的价值。血液、淋巴结、骨髓组织属于结缔组织,CK在这些组织中不表达,故CK系列被认为是检测循环癌细胞的敏感标记物。其中以CK家族中最小的成员CK-19的表达最为特异,从已有资料看,表现出较高的灵敏度(90％～100％)和特异性(98％～100％)。Schoen feld等用CK-19RT-PCR法检测57个淋巴结,18个组织学阳性的淋巴结中PCR也阳性,39个组织学阴性的淋巴结中4个PCR阳性,在剩余35个淋巴结中10个经Southern杂交后显示阳性,并认为该方法是检测淋巴结微小转移的更敏感的方法。

(3)黏蛋白(MUCl)：黏蛋白基因也是一种上皮组织特异性标志物,编码上皮组织细胞膜上黏蛋白的核心蛋白,在正常外周血、骨髓及淋巴结中无MUC1表达,若在这些非上皮组织中检测到MUC1,就提示癌组织的存在,可诊断为发生了微转移。MUC1基因是一个十分重要的乳腺癌相关抗原基因,MUC1基因选择性拼接可在腺癌细胞膜表面及胞质表达MUC1蛋白,而在正常乳腺细胞表达很弱或无。进一步研究表明,MUC1基因的编码产物是十分重要的乳腺癌标志物。

(4)乳腺珠蛋白(hMAM)：hMAM表达于乳腺上皮细胞,在乳腺癌患者中常上调表达。位于染色体llq12-13,氨基酸序列与上皮细胞分泌蛋白相似,属于子宫球蛋白家族,都由染色体相同区域的基因组编码。Grnewald等利用hMAM RT-PCR可以在106个单核细胞中检测到1个肿瘤细胞。Mitas等用定量实时RT-PCR法检测乳腺癌微转移,发现hMAM是最准确的诊断标记物。Marchetti等发现hMAM要比包括CEA、CK-19和MUC1在内的其他7种标记物更敏感和特异。NVillar等通过多变量分析模型发现hMAM高表达与孕激素受体、二倍体DNA含量和腋淋巴结转移情况有独立的相关因素。

4.前哨淋巴结微转移的检测

前哨淋巴结(SLN)是指最先接受来自原发肿瘤淋巴引流最早发生淋巴结转移的一个或一组淋巴结。早期乳腺癌中75％～90％未发生腋窝淋巴结转移,若一律行腋窝淋巴结清扫术(ALND)必然会给无淋巴结转移的患者造成不必要的损害。一般认为,SLN无转移,恶性肿瘤转移到另外的淋巴结的可能性很小。大量的多中心临床实验报道SLN能可靠地反映腋窝淋巴结的状态。SLN阴性的乳腺患者可以避免ALND。通过前哨淋巴结活检(SLNB)可推断淋巴结转移状态,避免不必要的腋淋巴结切除,减少手术并发症,提高生存质量。国外文献报告,SLNB 预测腋窝淋巴结转移状态总符合率为 95%～100%,阴性预测值为 93%～100%,阳性预测值为 100%。在 ROU-MEN 等进行的一项前瞻性研究中,对 100 例患者进行了 SLNB 替代 ALNB 的研究(SLNB 阴性),平均随访 24 个月,1 例于确诊 14 个月后腋窝复发,无其他局部复发者。Fraile 等综合 18 项相关研究进行 Meta 分析,结果显示 SLNB 对腋窝淋巴结状况预测的准确率为 97.6%,因而认为 SLNB 是一种最具前景的腋淋巴结分期评价方法,它既能提供准确的预后信息,又能避免 ALND 带来的后遗症。文献报道,常规病理检测阴性的淋巴结微转移可达 39%～40%。1993 年,Krag 等用来过滤的 99mT-SC 作示踪剂,第一次报道了乳腺癌 SLNB 的研究。一般而言,SLNB 适用于 T1 期或 T2 期肿瘤,并且肿瘤位于外侧象限,临床腋淋巴结阴性。SLNB 使病理医生可以应用连续切片、免疫组化(IHC)技术或 RT-PCR 等技术灵敏性检测出 SLN 内的微转移,从而提高腋窝淋巴结分期的准确性,为临床医生治疗方案的选择提供依据。

六、乳腺癌的诊断及鉴别诊断

乳腺癌的发生有逐年上升的趋势,因此对于乳腺肿块需做出明确诊断。在乳房肿块中良性肿块有可能发生恶变。因此对女性乳房肿块,应详细询问病史,仔细体格检查,防止漏诊和误诊。如果临床表现典型,诊断大多并不困难。对于那些表现不典型特别是早期病例如及时做出诊断,将有助于提高疗效,改善预后。随着科学技术的发展,肿瘤检测设备不断更新,突出地表现在影像学检查在肿瘤诊断中的应用越来越多,临床医生对其依赖性也越来越大,但在乳腺癌的早期诊断中,详细了解病史及认真细致的乳房检查仍具有十分重要的临床意义。

(一)病史

系统、详细地询问病史并加以记录,不仅对临床工作有重要意义,而且能为科研积累重要的资料。

1.现病史

(1)乳房肿块:发现乳房肿块为乳腺疾病患者最常见的主诉。询问病史时要了解肿块存在的时间、生长速度以及与月经周期的关系,是否伴有周期性疼痛等症状;另也需要了解肿块与全身情况的关系,如有无发热等症状以了解有无感染;肿块发生的年龄,发生在青春期、哺乳期或更年期均有诊断参考意义。

(2)乳房疼痛:疼痛部位、性质、程度、持续时间以及与月经周期的关系,是否伴有局部红肿或全身症状,注意与炎症性疼痛相鉴别。

(3)乳头溢液:溢液性状(如为血性,需了解是如鲜血还是陈旧性血,前者为鲜红,后者为暗红、棕色或黑色),如为浆液性则为无色或淡黄色,如为乳汁样则为白色,如为脓性则为黄色黏稠液体。是单个乳管开口溢液还是多管溢液;是一侧还是双侧。是自溢液还是按压时才出现溢液。此外乳头溢液是否伴有肿块,肿块位居乳晕区或乳晕外区,肿块与溢液的关系,压挤肿块是否可出现乳头溢液。如伴有头痛、复视、视力减退、闭经等症状,需考虑脑垂体病变引起的乳头溢液。

(4)皮肤改变:皮肤红肿、糜烂及脱屑,是否伴有疼痛或瘙痒;局部皮肤有无结节,有无溃烂、有无水肿和橘皮样改变;是否有瘘管存在,应注意的是需将炎性乳癌的皮肤改变与急性乳腺炎症区别开,湿疹样癌与乳头湿疹区别开。详细了解以上病史是不难鉴别的。

(5)乳头外观:乳头是否有肿块,乳头有无、偏斜、回缩或抬高,乳头是否有渗液,乳管口有无血迹,乳头有无瘙痒及上述症状出现的时间,乳头的回缩是先天性还是后天生长发育过程中逐渐出现。先天性乳头内陷均为乳头根部的大导管发育异常所致,后天性可能由于肿瘤、炎症等疾病引起。

(6)腋窝情况:腋下有无肿块及其出现时间,是否伴有疼痛,腋窝有无异常隆起,经期或妊娠哺乳期有无局部增大,注意腋窝肿块或淋巴结与乳房肿块的关系。腋窝淋巴结的肿大,主要为肿瘤转移或炎症引起。

(7)诊疗经过:曾接受何种辅助检查,包括活检及活检方式,上述检查是否已有明确的结论。曾经采用过何种治疗及治疗效果。应引起注意的是,对乳房肿块的穿刺活检结果为良性,并不能否定恶性病的可能。必要时再次进行活检,对有乳腺癌可能的乳头溢液的涂片细胞学等检查,未发现恶性细胞,并不能排除恶性病变的存在,应进一步检查,且不可按良性疾病长期观察,以防误诊。

2.既往史

(1)乳腺发育:有无异常,两侧是否对称,乳头发育有无异常,是否有副乳腺存在。是否并有内分泌疾病。

(2)乳腺疾病:包括乳房外伤、炎症以及肿瘤病史,乳房纤维性囊肿病史及其治疗经过。以上疾病都有可能存在乳房肿块,详细准确的病史对乳腺疾病的诊断有重要的参考价值。

(3)内分泌史:主要了解垂体、肾上腺、子宫、卵巢和甲状腺等病史。少部分病人有卵巢、肾上腺及垂体肿瘤会出现乳房肥大,此为患者的治疗应根据病因处理。

(4)其他病史:了解有无其他部位肿瘤病史,有否服用镇静剂、雌激素类药物史和其他内分泌疾病的治疗史,这些都可能与乳房疾病有关。

3.月经史与婚育史

初潮年龄、月经周期、行经时间、末次月经日期、闭经年龄及方式,是否有痛经及其他经前综合征。生育史应包括初次妊娠年龄、妊娠次数、有无早产、自然流产或人工流产、初次分娩年龄及方式,是否哺乳及哺乳时间,产后有无避孕及避孕方式。30岁后未生育或生育未哺乳者,30岁后结婚或结婚未曾怀孕或生育者等,均是乳腺癌高发人群,此类病人患乳房疾病时应引起重视。

4.个人史

有无吸烟、饮酒及其他嗜好;吸烟与肺癌有较明确的关系,但与乳腺癌的关系尚无定论,有研究认为月经初潮后吸烟量每增加20包/年,乳腺癌的发病率就会略有增加。有无放射线接触史,电离辐射可能与是乳腺癌的患病因素之一,而高剂量的放射暴露对乳房实质具有致癌作用。因此接触过较高剂量的放射线或长时间在高辐射环境中工作的人员应引起重视。

5.家族史

是否有乳腺癌家族史或其家族中是否曾有过乳腺癌患者。家族性乳腺癌是指一级或二级亲属中有2个以上的乳腺癌患者,家族性乳腺癌占所有乳腺癌比例的3%~6%,家族性乳腺癌中有80%的患者能检测出肿瘤易感基因(breast cancer susceptibility gene,BRCA)。对直系亲属中有1人发生乳腺癌的妇女而言,确诊患此疾病的终生危险8%,直系亲属中有2人患乳腺癌的妇女其危险性为 13％,而那些有 3 位直系亲属患乳腺癌的妇女的这种危险性则为 21％。有无其他恶性肿瘤家族史。因此必须详细向有阳性家族史的乳腺增生病病人严格随访。

(二)乳房的临床检查

专科体检早期发现乳腺癌的首要措施。检查应在光线明亮处,病人端坐,两臂自然下垂,充分显露双侧乳房,对肥大乳房,应采取平卧检查,对乳房不同部位的肿瘤采取不同部位的检查方法以显露肿块。

1.视诊

(1)外形:下述改变提示有乳腺癌的可能。

1)两侧乳房明显不对称,尤其是一侧乳房抬高,乳头内陷时;

2)局限性隆起或失去乳房轮廓的正常弧形外观或明显向外突出,可能是出现了较大的乳房肿块;

3)皮肤出现大范围的发红、水肿,呈"橘皮样"改变,或出现酒窝征(见图 6-9);

4)一侧乳房浅表静脉曲张,皮肤张力大、发亮或皮肤溃破伴恶臭,常是肉瘤或晚期乳腺癌的表现。

(2)乳头:乳腺癌时患乳乳头常出现下列改变。

1)一侧乳头近期出现抬高、凹陷或朝向改变;

2)久治不愈的乳头表皮湿疹、糜烂或脱屑等不伴瘙痒者。

2.触诊认真细致的乳房检查,是最直接简的单乳房疾病诊断方法。

(1)乳腺癌肿块的特点

1)60％发生在乳房的外上象限;

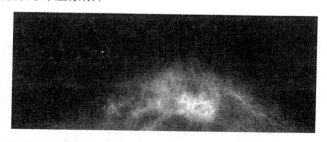

图 6-9　左乳皮肤出现大范围的发红、水肿,呈"橘皮样"改变,内下象限皮肤下陷,出现酒窝征

2)最早表现是无痛、单发的小结节;

3)质硬、表面不光滑、形状不规则、与周围组织分界不十分清楚;

4)活动度相比良性肿瘤差。但早期癌性肿块活动度也可与良性肿瘤无差别;

5)按压肿块表面或乳晕周围时可能会有乳头溢液或溢血;

在检查肿块时,注意将乳腺恶性肿瘤的肿块与慢性炎性(化脓性、结核性、寄生虫以及外伤性肿块区别开来。

(2)腋窝淋巴结:腋窝淋巴结转移的初期特点为散在、孤立、质硬、无痛、可被推动,较晚期时可出现数目增多、融合成团或与皮肤或深部组织固定,并可出现同侧上肢淋巴水肿。乳房的淋巴引流中75％通过腋窝淋巴结引流至下一站,因此腋窝是乳腺癌最常见的区域淋巴结转移部位。

(3)锁骨上淋巴结:锁骨上淋巴结肿大甚至变硬常提示有此处淋巴结转移,虽分期较晚,但仍属于局部区域淋巴结转移。

(三)乳腺癌影像学诊断

乳腺的影像学检查主要包括X线乳房摄片(钼靶摄片)、彩超、磁共振乳腺成像(MRI)、乳房CT检查、红外线检查等。其中乳房CT检查应用较少,红外线检查由于价值有限,已渐被淘汰。

1.乳腺钼靶X线摄影

(1)直接征象:①单纯钙化:单纯钙化最易出现在导管原位癌和导管原位癌伴微浸润中。钙化的形成是瘤细胞坏死、脱屑和钙盐沉着所致。X线片上钙化灶一般表现为3种:线状、短杆状,泥沙样钙化,成丛、成簇样钙化。线状或泥沙样钙化的密度、形态和大小多不均质,丛状及簇状钙化多呈圆形、不规则形或从乳头向深部走向的V形,多不伴有肿块、结构扭曲、局限性致密影等改变。②单纯肿块:单纯肿块改变最常见。大多见于黏液腺癌、髓样癌和浸润性导管癌。肿块多为不规则形。分析肿块,主要从大小、密度、形态及边缘等因素考虑,其中边缘征象是最重要的,浸润边缘、星芒状边缘(见图6-11)及小分叶状边缘被认为是恶性征象。X线片上所测量的肿块小于临床上扪及的肿块,是诊断乳腺癌的有力依据。同体积的乳腺癌密度一般高于良性肿瘤。③肿块伴钙化:钙化常位于肿块中、边缘或周围,钙化灶多为泥沙样或针尖大小,当肿块伴钙化中的钙化颗粒数大于10枚,或1cm×1cm范围内大于5枚,或钙化灶直径≥3cm时,浸润性导管癌的比例明显增高。④结构扭曲:指正常乳腺结构被扭曲,但无明确的肿块可见,包括从一点发出的放射状影和局灶性收缩,或者在实质的边缘扭曲。多数情况下,此征象约2/3为良性病变,如增生、手术后的瘢痕、放射性瘢痕、损伤后囊肿等病变。约1/3系乳腺癌所致,特别是浸润性小叶癌多见。

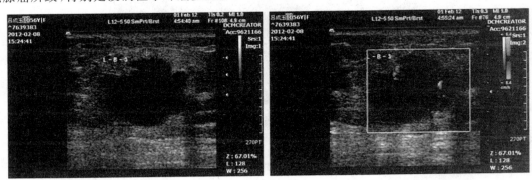

图6-11　X线钼靶轴位显示乳房上象限有高密度肿块影,其边缘呈现为星芒状或毛刺样改变,为乳腺癌的典型改变之一

(2)间接X线征象:间接征象是指乳腺癌周围组织继发性改变所形成的影像。常见的间接征象如下:

1)血管异常:表现为血管影增粗、增多、扭曲,大多位于肿块附近,也可广泛分布于乳腺皮下脂肪层;局限性皮肤增厚或凹陷;

2）漏斗征：是由于乳头陷入乳晕内形成外宽内窄三角形的致密影，而恶性漏斗征表现为乳头和乳晕变形明显，组织破坏形成边缘不整的三角形致密影，乳晕附近皮肤增厚，出现橘皮样改变；非对称性导管影增粗；

3）Cooper 韧带牛角征：表现为 Cooper 韧带增生、扭曲并向上翻起，形状如牛角等；

4）塔尖征：由于癌细胞沿淋巴结扩散形成癌栓，淋巴管扩张在肿块周围产生细条状致密影，这种征象发生在顶尖部的粗大淋巴管时会形成塔尖状。

5）大导管相 X 线显示为管径＞0.5mm，癌症引起的大导管相有两种：导管原发癌所致导管扩张和癌浸润导管形成"癌桥"而组成 X 线所见大导管相。

一般认为，同时出现 2 个以上直接征象，或 1 个直接征象加 2 个间接征象时均可诊断为乳腺癌。

2.超声波检查

（1）B 超检查：典型的乳腺癌声像图表现有：肿块为明显的低回声，形态多不规则，"恶性晕"征，肿块纵横比＞1，内见微小钙化，后方回声衰减等征象（图见 3-12）。

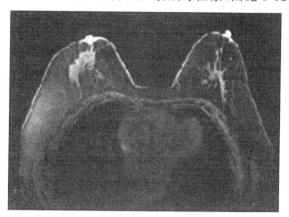

图 6-12　左侧乳房内低回声肿块，边界不规则呈锯齿状，内部沙砾样钙化，后方回声有一定程度衰减，彩色多普勒示血流丰富，可见搏动性血流频谱，血流阻力指数（RI）为 0.71，考虑为左侧乳腺癌

1）肿块的边界及内部回声：肿块形态多不规则，轮廓呈锯齿状、分叶状、毛刺状或蟹足样；内部多为低回声，回声不均匀，常伴有后方回声衰减用前后径大于横径作为恶性诊断指标，敏感性为 41.6%，特异性为 98.1%，准确性 88.7%。

2）肿块的微小钙化：乳房内的钙化分为良性、恶性两种。良性钙化灶与乳腺导管扩张等分泌性疾病有关，多较恶性钙化灶大，超声表现为短线状、弧形状或块状的粗大钙化灶。恶性肿瘤钙化为组织异常而产生的钙盐沉积，超声表现多为"砂粒样"微小钙化点，形态多样，可以呈杆状、棒状、针尖样或泥沙状等，且密度不均匀。微小钙化是乳腺癌的重要特征之一，其颗粒细小，直径多小于 0.5mm。

3）肿块的"恶性晕"征：乳腺癌肿块无真正的包膜，部分肿块边缘可出现"恶性晕"征，表现为肿块前、侧壁为不规则、厚薄不均的强回声带包绕，厚度约 0.1～0.3cm。其病理机制主要为癌细胞向周围组织直接浸润所致。乳腺癌各声像图特征中可靠的征象是低回声肿块周围有不规则强回声晕，往往合并毛刺状边缘及内部微小钙化灶，强回声晕、毛刺是浸润性癌的特征性表现,对应的病理学改变均为乳腺癌的实质向周围组织浸润,并伴有不同程度的间质反应。

4)腋窝淋巴结转移:腋窝淋巴结是乳腺癌发生转移的最早受累部位,癌细胞经胸大肌外侧缘淋巴管侵入同侧腋窝淋巴结,滞留于淋巴窦,继续生长,形成转移癌灶,转移率约60%。淋巴结皮质的最大厚度是预示淋巴结转移最有意义的指标,正常淋巴结的皮质厚度为1~2mm。当淋巴结长径≥0.6cm,尤其是长径与宽径之比在1.5以下时更有诊断价值。淋巴结形态的改变,内部回声非均质减低,多发性或融合成团状的淋巴结中心区回声不清。

(2)彩色多普勒超声:恶性肿瘤能释放一种血管生长因子,刺激血管不规则生长,这是彩超应用于肿瘤诊断的病理学基础,乳腺癌的多普勒血流信号明显不同于正常乳腺组织,有学者采用半定量法对肿块的血供丰富程度分级:0级为无血流;Ⅰ级为点状、短棒状血流;Ⅱ级为一个断面上1~2条血管,其长度<病灶直径的1/2;Ⅲ级为三条以上血管或弥漫性网状血流。恶性肿瘤多为2级以上。用脉冲多普勒观察其流速曲线,测量收缩期最高流速(V_{max})、舒张期最低流速(V_{min})、阻力指数(RI= V_{max}-V_{min}/V_{max})等,如以RI>0.7为诊断恶性病变标准,其敏感度可达到85%。乳腺癌的多普勒频谱形态常表现为收缩期峰值前移、频谱形态呈"匕首形",其诊断乳腺癌的敏感性、特异性分别为83%、96%。

(3)超声造影:超声造影被称为继B型超声和多普勒超声之后超声影像技术的又一次革命,超声造影剂的发展已经克服了传统超声和彩色或能量多普勒超声的局限性,结合超声造影技术能实时显示组织的微血管结构,超声造影剂(Ultrasound contrast agent,UCA),是一类能显著增强超声背向散射强度的化学制剂。其主要成分是微气泡,一般直径为2~10μm,可以通过肺循环,对人体的伤害微乎其微。超声造影对肿瘤新生血管功能的监测有其独特的优势,它可以无创、重复地评价乳腺癌新生血管,突出癌血管的特征,同样可以很好地预测肿瘤新生血管生成及血流灌注情况,为乳腺癌患者的临床病理评估提供辅助参照,并为预测乳腺癌治疗与预后提供重要信息。超声造影对乳腺癌诊断敏感性可达100%,特异性87.5%,明显高于普通超声检查。乳腺肿块的超声造影影像根据增强形态分为无增强、外周增强、同质增强、局部增强、异质增强。恶性多表现为外周增强,敏感性和特异性分别为39.5%、98.3%。造影对于淋巴结的研究也有开展,根据造影增强表现类型分为4型:Ⅰ型(均匀增强型)、Ⅱ型(淋巴门不均匀增强型)、Ⅲ型(实质不均匀增强型)、Ⅳ型(微弱增强型)。将造影表现为Ⅰ、Ⅱ型的淋巴结判定为良性,Ⅲ、Ⅳ型的淋巴结判定为恶性,则灰阶超声造影诊断良恶性淋巴结的敏感性为87%,特异性为93%,准确性89%。

3.磁共振检查

自从1982年磁共振应用于乳腺检查以来,磁共振已成为乳腺影像学综合诊断的必要手段之一,可显著提高早期乳腺癌和多源性乳腺癌的检出率。单纯乳腺磁共振平扫检查除能对囊、实性病变做出可靠诊断外,加脂肪抑制后可显示90%以上的病变,但单纯的平扫检查在定性诊断方面与X线检查相比并无显著优势。磁共振动态增强检查对乳腺病变诊断敏感性最高,是乳腺磁共振检查中最成熟和最重要的方法,在乳腺癌分期、制订治疗方案和治疗后随访中也可发挥作用。

(1)磁共振平扫检查:多数浸润癌MRI平扫表现为形状不规则的星芒状、蟹足样T1低、T2高信号影,个别可呈圆形、卵圆形或分叶状(见图6-13)。因周围组织反应(充血、水肿、渗出等)或浸润,致病变与周围组织结构分辨不清,甚至粘连,其边界多不规则。或无清晰界限,少数病变可边界清晰,或呈边界部分清晰,部分模糊不清,边缘多具毛刺。内部信号不均匀,有液化、坏死、囊变时,多呈明显的 T1 低、T2 高信号,如囊液蛋白含量较高或有血性成分则可表现为 T1 高或中等信号;纤维化、钙化多表现为 T1、T2 低信号。病变在 T2WI 上的信号强度依赖于肿瘤内部的细胞、水和纤维成分组成比例的多少。纤维所占比例越大,T2 信号强度越低,细胞和水所占比例越大,T2 信号强度越高。总体上,多数乳腺癌 T2Wl 呈高信号,但某些特殊类型的乳腺癌 T2Wl 信号可明显不同。

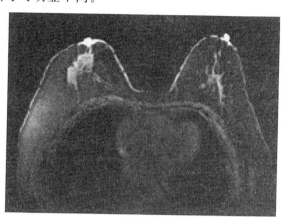

图 6-13　MRI 平扫示右乳可见不规则的团块,周围呈蟹足样 T2 高信号影

（2）增强 MRI 表现:乳腺癌因血运丰富,在注人造影剂后,多数病变呈典型的"快进快出"表现,选用快速扫描技术进行动态增强扫描,获得时间一信号强度曲线进行定性诊断,在 MRI 增强扫描中已普遍应用。目前认为早期迅速强化(1 分钟内)和强化迅速消失是乳腺癌的典型表现之一,约占 50% 左右;而 3 分钟内明显强化也是乳腺癌的重要表现。但也有相当部分良性病变在 3 分钟内明显强化,极少数乳腺癌可呈延迟强化(强化高峰在 4～6 分钟内)。大多数乳腺癌在静脉快速注入造影剂(Gd-DTPA)后呈中等度以上强化,信号明显高于周围正常腺组织,内部信号不均匀;病灶轮廓不规则,呈星芒状或蟹足样(见图 6-14);出现坏死、囊性变时,则呈不规则环状或周边强化;病灶边缘毛刺更加明显,有时可见触角征,甚至可见索条状强化影伸人病灶或与皮肤及胸肌筋膜相连,累及乳头及输乳管时可出现乳头凹陷征或桥征。Gd-DTPA 增强扫描,98% 的浸润癌和 80% 的原位癌均有不同程度的强化,病变强化的程度及其动态表现与肿瘤的组织学类型有一定关系,黏液腺癌显示最快和最明显的强化,导管癌、小叶癌、髓样癌和硬癌的强化程度和速度呈逐渐递减的趋势。少数纤维成分含量较高的小叶癌和浸润程度较低的导管癌,可呈轻或中度延迟强化,或不强化。多数导管癌和小叶癌表现为轮廓清晰的星芒状,但少数弥漫性浸润癌,特别是在肿瘤周围伴有乳腺实质增生或炎性病变时,可表现为肿瘤与周围组织弥漫性强化,另有 3% 的癌星局灶性生长,边界清楚,可呈局灶性结节样强化。

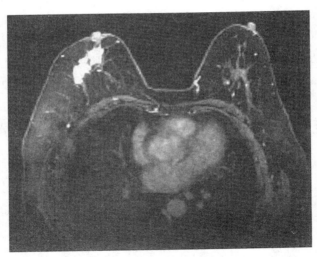

图 6-14　注射造影剂后病灶迅速强化,病灶轮廓不规则,边缘呈星芒状或蟹足样改变

（3）磁共振扩散加权成像:磁共振扩散加权成像(diffusion weighted imaging,DWI)是目前唯一能观察活体水分子微观运动的成像方法,DWI 不需要增强,检查时间短,能够检测出与组织含水量改变有关的形态学和病理学的早期改变。水分子扩散主要受两个因素即生物膜结构的限制和大分子物质(如蛋白质)对水分子的吸附作用的影响,细胞繁殖越旺盛.密度越高,生物膜结构对水分子扩散的限制越明显,因而表观扩散系数(apparent diffusion coefficlent,ADC)值越小。乳腺肿瘤 ADC 值与细胞密度的相关性很好,恶性肿瘤生长活跃、细胞密度高、ADC 值小。良性肿瘤细胞密度低、ADC 值大。

（4）磁共振灌注成像:磁共振灌注成像是利用对比剂首次通过组织毛细血管床时组织信号的动态变化来反映组织微循环灌注情况的磁共振检查方法,能够量化评估肿瘤组织微血管生成情况。它是应用了 T2 加权对磁场微变化的敏感性原理,当顺磁性对比剂首次进入毛细血管床时,充满对比剂的毛细血管与周围组织之间的磁场发生变化,破坏了自旋相位的一致性,出现信号强度值的改变,从而得到对比剂通过组织时的时间-信号强度曲线。而顺磁性对比剂钆喷替酸葡甲胺本身对乳腺肿瘤无生物学特异性,它的分布取决于血供丰富程度及和血管的通透性。因此,灌注效应的病理基础是肿瘤血管的数量和血管的通透性以及必要的细胞外间隙,也就是说磁共振灌注成像上的信号强度变化主要取决于病变组织内的血管密度和对比剂进入组织细胞外间隙的多少。对于组织内部的血流灌注状态和组织血管化程度的综合评价可间接反映肿瘤血管的功能状态,为进一步诊断和治疗提供可靠依据。已有研究表明,T2 加权首过灌注成像在区别良恶性乳腺病变方面具有较高特异度,良、恶性病变的最大信号强度丢失率之间差异有显著性意义,而且良、恶性病变最大信号强度丢失率之间重叠很少。有学者对灌注方法进行了创新,即先在较短的时间内作灌注成像,紧接着再作 T1 加权动态增强。该方法缩短了检查时间,减少了造影剂用量,保留了完整的灌注信息,无残留造影剂之干扰,同时又兼顾了 T1 加权动态增强,在实践上有很强的可操作性及联合使用价值。

（5）磁共振波谱成像:磁共振波谱(magneticrcsonance spectroscopy,MRS)成像是检测活体内代谢和生化信息的一种无创伤性技术,能从分子水平上反映组织的病理生理变化,提供先于形态学改变的代谢改变信息,显示良、恶性肿瘤之间代谢的不同。目前常用 1H、31P 原子核对乳腺进行波谱测定,由于 1H-MRS 磁敏感性较高,所以 1H-MRS 最常用于磁共振波谱分析。胆碱复合物信号被认为是乳腺恶性病变特异度较高的标志物,定量测量胆碱水平可用于乳腺病变的辅助诊断和乳癌治疗后的动态观察。在乳腺组织中,1H-MRS 主要检测胆碱及代谢物含量,其峰值位置在 3.2×10^6。乳腺中的胆碱及其代谢产物的含量主要取决于乳腺上皮细胞的代谢水平,由于癌细胞的生长及增殖速度较正常组织迅速,因此,其胆碱含量可较正常组织高出 10 余倍。故可将 1H-MRS 用于乳腺良恶性肿瘤的鉴别。

目前认为 MRI 结合对比增强剂的应用诊断乳腺癌的敏感度较高,为 91%～100%。①MRI 的空间分辨率高,对病变组织学特点显示较好,特别是对多中心、多灶性病变的敏感度较高。②应用造影剂进行增强扫描,可了解病变血流灌往的情况,有助于对病变良、恶性的鉴别。③对胸壁浸润、胸骨后、纵隔及腋淋巴结转移显示良好,因此用 MRI 对乳腺癌进行分期,可为治疗提供直可靠的依据。但特异度尚欠佳,除外乳腺癌的特异度为 37～97%,对良、恶性病变的鉴别有一定帮助,但也有局限性。①良、恶性病变的 MRI 表现有许多重叠之处,如:有些恶性肿瘤不表现为"快进快出"的典型征象,有的良性病变可迅速强化;局灶性不规则强化结节可以是癌,也可是局灶性乳腺增主、腺病等,因此对不典型 MRI 表现的病变不能取代活检。②对微钙化的显示不如 X 线钼靶和 CT 等检查方法敏感,而微钙化在乳腺良、恶性病变的鉴别中仍占重要作用,因此,乳腺 MRI 仍应结合 X 线钼靶进行诊断。⑧因 MRI 设备复杂,检查费用较高,在一定程度上限制其推广和应用。

因此,目前 MRI 主要应用于:①对常规检查难以定性的病变;②Ⅰ/Ⅱ期乳腺癌拟行局部肿物切除加根治性放疗,需要了解是否有多中心、多灶性病灶的患者;③植入人工乳房假体的患者的病灶检查;④多次手术有瘢痕的乳腺检查。

(四)乳腺导管镜检查

影像学检查未发现有明确肿块,有明显乳头溢液尤其是血性溢液的患者可采有乳腺导管镜(简称乳管镜)检查以了解病变部位和性质。乳管镜检查可探知导管内病变的准确部位,创伤小,准确率高,对导管内病变其诊断价值优于细胞涂片和导管造影检查。正常乳腺导管管壁光滑.略显粉红色,毛细血管清晰,管腔通畅。导管内癌表现为沿管壁纵向蔓延的灰白色病灶.呈不规则隆起状,触之易出血,管壁僵硬.病灶处取液涂片可见癌细胞。配合乳管镜下的活检装置还可对可疑病变处进行活检。

(五)乳腺导管造影检查

经溢液导管注入造影荆,在 X 线下可显示导管内病变的部位及病变范围,对无明显肿块的乳头溢液患者有一定的诊断价值。乳腺癌可表现为导管树状结构受压或牵拉移位,结构紊乱,导管内充盈缺损或导管中断,远端扩张.管壁不规则浸润,毛糙、僵硬、狭窄等改变。由于乳管镜检查应用的增加,乳腺导管造影检查应用有减少的趋势。

(六)针吸细胞学检查

细针吸取细胞学检查(fine needle aspiration cytology,FNAC)主要原理是利用癌细胞黏着力低,易脱落被吸出的特征,采用细针刺人肿瘤组织中通过注射器的负压吸出少量细胞,涂片后染色在显微镜下确定病变性质,从而达到诊断目的。细针穿刺细胞学检查是接近于病理切片检查的一种方法,可以直观检查细胞的情况。阳性率大于90%。FNCA与粗针穿刺活检和手术活检相比,对组织的创伤小,无须麻醉,痛苦小,操作简便,费用低廉。但由于其假阴性率可达到2%～20%,而且单纯的细胞学检查无法确定组织学类型,也无法进行分子分型和受体检测,使其诊断价值受到影响,不能替代新辅助化疗之前的病理诊断。

(七)病理学检查

1.穿刺活检

空芯针穿刺活检(core needle biopsy,CNB)是早期明确乳腺肿块性质的有效方法。CNB对可触及的乳房肿块可以直接在触诊引导下或在超声引导下进行。对于临床上疑有癌变的乳腺肿块采用CNB进行明确诊断,与切除活检相比,操作简单,创伤小;与针吸细胞学检查相比准确性高.可进行组织学诊断,而且还可进行免疫组织化学检测,从而对乳腺癌进行分型。对于不能手术的患者还可为新辅助治疗提供依据。因此对于临床上疑有恶性可能的病例为明确诊断应首选CNB检查。Mammorome真空辅助微创旋切活检系统是比CN13更为优秀的活检设备,可在超声或X线引导下进行。在活检过程中有真空辅助吸出切取的组织,可降低反复穿刺引起肿瘤种植和转移的机会;其提供的组织量比CNB更大,因而诊断准确率更高,几乎等同于切除活检,但创伤明显小于切除活检。

2.切除活检

对于临床上高度怀疑有恶变可能的乳腺肿块,在穿刺活检未能明确诊断时可进行切除活检,在切除肿块的同时需包括周围一部分正常组织,避免切开或过度挤压肿瘤组织。切除的肿块在有条件的医院可进行术中冰冻切片检查,但冰冻切片检查有一定的误诊断.应以最后石蜡切片结果为准。一般情况下应避免切取部分肿瘤组织进行病理检查,但当肿瘤过大直接进行完整切除较难或有风险,或肿瘤有破溃,不适合进行切除活检时可在破溃边缘切取小块组织进行活检。

一般情况下,对于乳腺癌的高危人群或40岁以上女性发现的乳房肿块应进行病理学检查以明确诊断,以免漏诊或误诊。

(八)乳腺癌的鉴别诊断

1.乳腺导管扩张症(mammary duct ectasia,MDE)

又称浆细胞性乳腺炎(plasma cell mastitis,PCM)。乳房内有边界不清,质地较硬的肿块,活动度差,多位于乳头、乳晕区,与皮肤粘连,致乳头内陷,甚至有皮肤溃疡,常可触及腋窝肿大淋巴结,临床上需与乳腺癌相鉴别。追问病史,乳头内陷常为乳头发育不良所致,常有反复发作的乳晕周围脓肿,脓液培养常无阳性发现,穿刺活检或经破溃边缘取组织活检可见有大量的浆细胞浸润。

2.乳腺增生症(hyperplasia of the breast)

乳腺增生症常表现为片状或结节状,表面有颗粒感的乳房肿块,与周围组织界限不清,可伴有乳头溢液,尤其是腺病瘤样改变及硬化性腺病时,临床往往难与乳腺癌鉴别。鉴别要点为:乳腺增生者乳房内肿块常随月经周期变化而增大或缩小,且质地较韧,无论肿块大小均不会出现与皮肤或胸壁粘连,活动度大,细胞学或穿刺活检可协助诊断。但需要注意的是孤立的增生性肿块经药物治疗或较长时间的观察后无缩小甚至有增大趋势者,需要切除活检,一是可明确诊断,二是防止其向不典型增生甚至乳腺癌方向发生演变。

3.导管内乳头状瘤(intraductal papilloma)

表现为无痛性、间隙性乳头溢液,血性为主。大导管内乳头状瘤常可在乳晕区触及直径约 0.5～1.0cm 的结节样肿块,挤压肿块可见相应的乳管开口有液体溢出,并可见肿块缩小,与导管内乳头状癌症状极为相似。但导管内乳头状瘤直径通常在 3cm 以下,大于 3cm 者恶变可能性较大。大多数导管内乳头状瘤难以触及肿块,常须行导管造影或导管镜检查进行诊断,但最好的方法是将病变的导管及所属腺体切除,进行病理活检。如病变广泛多为导管内乳头瘤病(intraductal papillomatosis),一般认为此病为癌前病变,需进行较为广泛的腺体切除。导管内乳头瘤与乳头状癌在细胞学上难以鉴别,有时冰冻切片检查也较难鉴别。

4.乳腺结核(breast tuberculosis)

乳腺结核为肺结核病灶穿透胸壁进入乳房所致,原发的乳腺结核少见。乳腺结核表现为乳房内边界不清、无痛的肿块,常与皮肤粘连,可造成乳房部位硬化变形,乳头内陷,可伴腋窝淋巴结肿大,需与乳腺癌影像鉴别。此病病程较长,进展缓慢,部分可问及结核病史;乳腺有脓肿形成,可见干酪样坏死物。脓液涂片检查可见坏死组织中有成团的类上皮细胞、散在的朗格汉斯细胞和淋巴细胞;抗酸细胞染色可找到抗酸杆菌可协助诊断;脓液培养结核杆菌阳性可确诊。

5.乳腺脂肪坏死(fat necrosis of the breast)

表现为界限不清的乳腺肿块,质中偏硬,与皮肤粘连,表皮增厚、皱缩,位于乳头乳晕区者,可致乳头内陷;有时可触及同侧腋窝肿大淋巴结。常有乳房外伤或手术史,X 线检查对诊断无明显帮助,常因表现为密度度增高、边界不清、有毛刺的块影甚至出现微小钙化而误诊为乳腺癌。穿刺活检或切除活检可明确诊断。

6.乳腺纤维腺瘤(fibroadenoma of the breast)

多见于青年女性,往往无意中发现肿块,生长缓慢,触诊肿块多为圆形,少数呈结节性,质地较韧,与周围组织界限清楚,活动度大,触之有"滚珠感"。多数与乳腺癌容易鉴别。但少数情况下与乳腺癌不易鉴别,尤其是 40 岁以上的女性新出现的肿块,即使临床诊断为纤维腺瘤也应积极行手术切除或穿刺活检。

7.急性乳腺炎(acute mastitis)

常见于产后哺乳哺乳期妇女,初产妇多见。可发生于乳房的任何象限。多为葡萄球菌染。临床表现为乳房红、肿、热、痛,局部可触及肿块,压痛明显,腋窝可触及肿大淋巴结。急性炎症治疗及时或治疗不当可形成乳房脓肿,乳房脓肿引流不畅可导致慢性乳腺炎,乳腺内形成硬结,边界不清,活动度不大,须与炎性乳腺癌相鉴别。但前者病情严重时常伴寒战、高热、白细胞升高等全身感染征象;脓肿形成时可触及波动感,穿刺可吸出脓液。炎性乳腺癌皮肤增厚,常伴有橘皮样改变,而无明显疼痛及发热、白细胞增高等全身感染表现,抗感染治疗无效。

8.乳房湿疹

发生于乳头乳晕处的乳房湿疹应与乳房 Paget 病相鉴别,乳房湿疹也表现为皮肤瘙痒、脱屑、糜烂和皲裂,但多为双侧性且无溃疡形成,外用皮质激素类药物治疗有效。Paget 病病程长,皮肤增厚,可见橘皮样改变,有溃疡形成,重者可使乳头变平或消失,药物治疗无效;部分患者可触及乳晕下肿块。细胞学刮片检查或切取活检可明确诊断,有肿块者多为伴发浸润性癌,需进行穿刺活检以确诊。

七、乳腺癌的分期及风险评估

恶性肿瘤分期指将患者按照疾病病程进行分组。有助于确定患者治疗策略、评估患者疾病预后,同时可以评价治疗效果。分期包括临床分期和病理学分期,具体根据美国癌症联合委员会(AmericanJoint Commlttee on Cancer,AJCC)所指定的分期原则,基于肿瘤 TNM 分期系统,即"T"——肿瘤分期、"N"——淋巴结分期及"M"——远处转移分期。2009 年,美国癌症联合委员会在 2002 年第六版的基础上推出第七版癌症分期手册(Cancer StagingManual),对乳腺、结肠、前列腺和肾脏等各部位的肿瘤分期进行更新,癌症分期手册的每一次更新都反映了人们对癌症认识的深入,并且更加适于临床应用及癌症研究统计。

(一)乳腺癌的临床分期

第七版癌症分期手册中乳腺癌这部分的主要变化包括:对乳腺癌 T 分期的测量和记录更为详细和具体;并明确推荐对所有浸润性癌进行 Nottingham 联合组织学分级;对同侧多原发肿瘤不再要求必须肿瘤存在于不同象限;增加了 cMO(i+)标示虽无明显临床转移证据但在骨髓中或外周血中发现肿瘤细胞的患者等;在已有的 TNM 分期原则上选择性引入了某些分子标记。

1.分期系统介绍

该乳腺癌分期系统适用于浸润性癌(包括微浸润癌)和原位癌,以镜下病理诊断为主,同时记录肿瘤组织学类型和分级。第七版癌症分期手册中对乳腺癌 TNM 的界定及乳腺癌解剖分期/预后组别的划分上变动较小,而对新辅助后的分期给予加强。

(1)解剖

1)原发部位:乳腺位于前胸壁,由腺体组织和纤维脂肪组织构成,包括 15～25 个乳腺小叶,各乳腺小叶由乳腺导管系统相连。乳腺癌最常见的发生位置位于乳腺终末导管小叶单元。

2)胸壁:胸壁包括肋骨、肋间肌和前锯肌,但不包括胸肌。

3)区域淋巴结:乳腺淋巴引流系统主要包括引流腋窝、胸壁及内乳区域的淋巴结及淋巴管。分期时乳腺内部淋巴结算作腋窝淋巴结,锁骨上淋巴结算作区域淋巴结。除此之外,其他淋巴结的转移,包括颈部淋巴结或对侧内乳区淋巴结,算作远处转移(Ml)。

区域淋巴结包括:①腋窝(同侧)胸肌间(Rotter)淋巴结和沿腋静脉及其属支分布的淋巴结可以(但并非必须)分为以下水平:Level Ⅰ(腋下群):胸小肌外侧缘以外的淋巴结。Level Ⅱ(腋中群)胸小肌内外侧缘之间的淋巴结和胸肌间淋巴结(Rotter)淋巴结。Level Ⅲ(腋尖群):胸小肌内侧缘以内淋巴结,包括尖群淋巴结。②同侧内乳区在胸膜内沿胸骨旁分布的肋间淋巴结。③锁骨上位于锁骨上筋膜,并在肩胛舌骨肌腱膜(外缘和上缘)、颈内静脉(内侧缘)以及锁骨和锁骨上静脉所组成的三角内的淋巴结。该三角区以外的临近的淋巴结算作下颈部淋巴结(Ml)。

4)转移部位:肿瘤细胞可通过淋巴循环及血液循环系统播散,最常见的远处转移部位分别是骨、肺、脑和肝脏,同时也可以转移到身体其他部位。

(2)分期原则

1)临床分期:临床分期包括体格检查即对皮肤、乳房和淋巴结(腋窝、锁骨上和颈部淋巴结)的视诊、触诊,影像学检查以及乳房和其他有助于确诊乳腺癌的相关组织病理检查。临床分期所需要检查的组织范围并不同于病理学分期。在未出现疾病进展的确诊 4 个月内或直至手术完成期间进行的影像学检查,可作为分期要素。这些影像学检查结果包括原发肿瘤大小以及是否存在胸壁浸润和区域或远处转移。在患者接受新辅助化疗、内分泌治疗、免疫治疗或放疗后得到的影像学结果和手术所见不能作为原始分期要素。

2)病理学分期:病理学分期除了包括临床分期所需要的全部资料外,还包括外科探查和切除组织的资料,以及原发肿瘤、区域淋巴结和转移灶(若存在)的病理检查资料,其中原发灶的切除至少应达到大体病理切缘阴性。如果大体病理检查未发现切缘阳性,仅镜下检查发现切缘阳性,该肿瘤可以进行病理学分期。如果大体病理检查发现切缘阳性,因为无法评价原发肿瘤的范围,该肿瘤被标记为 pTX。如果原发肿瘤是浸润性癌,而不仅仅是微小浸润,则病理学分期(pN)要求至少切除腋下群淋巴结(Level I),即胸小肌外侧缘以外的淋巴结。这种切除通常至少包括 6 个淋巴结。也可以切除 1~2 个前哨淋巴结进行病理学分期。有些特殊组织学类型(如<1cm 的纯导管癌、<1cm 的纯黏液癌和微小浸润癌)腋窝淋巴结转移率很低,通常不需要切除腋窝淋巴结。乳腺旁腋窝脂肪组织内的癌性结节,没有组织学证实为残留淋巴结组织的也算作区域淋巴结转移(N)。病理学分期分组包括以下病理和临床分期组合:pTpNpM、pTpNcM 和 cTcNpM。如果患者术前曾接受新辅助化疗、内分泌治疗、免疫治疗或放疗,TNM 分期前须加前缀"y"(如 ypTNM)。

2.TNM 分期

(1)原发肿瘤分期:用于原发肿瘤分期的临床检测技术是在特定的情况下被认为是最准确的方法(即体格检查或钼靶摄片、超声等影像学检查)。T 分期的病理肿瘤大小仅检测浸润性癌成分。原发肿瘤大小的检测应先于该肿瘤的任何成分被切除之前。无浸润成分的原位癌为 Tis,加上指示其类型的亚分期,如 Tis[LCIS]。不伴肿块(临床)或浸润性癌(病理)的乳头派杰氏病(Paget)被分为 Tis(Paget)。不论肿块在乳房的哪个部位,伴有肿块(临床)的派杰氏病以及伴有浸润性癌成分(病理)的派杰氏病分期以肿瘤的大小或浸润成分的大小为准。新版分期指南中要求肿瘤大小的测量应精确到毫米,用于分期的肿瘤最大径的单位随之由 cm 改为 mm。T 分期添加"c"或"p"修饰下标以显示其测量方法使基于临床(体格检查、乳腺钼靶摄片、超声或 MRI)还是病理检查。一般而言,病理检查确定的原发肿瘤大小较临床测量准确。在确定"pT"分期时,如果浸润性癌可以用一个石蜡块全部包埋,镜下测量是最佳选择;如果浸润性癌需要多个石蜡块才能包埋,标本的大体测量更为准确。乳腺癌微浸润指癌细胞的范围超出基底膜进入邻近组织,病灶最大径不大于 0.1cm。当存在多个微浸润病灶时,仅按照最大的微浸润病灶进行分期(而非所有单病灶的总和)。当与多个更大的浸润癌一起时。应当记录或定量多个微浸润病灶。当同侧乳房同时存在多发性原发癌时(非指一个大体可测量癌伴有多个孤立镜下病灶),使用最大的原发肿瘤 T 分期。在记录中标明该肿瘤为同侧多发性原发癌,该部分患者的预后应当独立分析。双侧乳腺癌的每一例病变按照单独器官的单独原发癌进行分期。炎性乳腺癌的分期记为 T4d。需要明确的是,炎性乳癌为临床诊断,没有临床表现的皮肤淋巴受累不算为炎性乳腺癌。但仍有必要行皮肤活检明确癌存在于皮肤淋巴还是乳房实质本身。皮肤酒窝征、乳头凹陷或其他除了在 T4b 和 T4d 中所描述的皮肤改变可以发生于 T1、T2 或 T3,不改变分期。

(2)区域淋巴结分期:区域淋巴结无法评估的病例记为 Nx 或 pNx。未发现淋巴结转移记为 N0 或 pN0。对淋巴结阳性患者而言,N1 指一个或多个同侧腋窝淋巴结转移,N2a 指转移淋巴结彼此固定(成团)或与其他结构固定,N3a 指同侧锁骨下淋巴结转移。影像学(包括 CT 和超声,不包括同位素显像)或临床检查发现内乳区淋巴结转移,但不伴同侧腋窝淋巴结转移者,记为 N2b。影像学或临床检查发现内乳区淋巴结转移,同时伴同侧腋窝淋巴结转移者记为 N3b。不论是否伴腋窝淋巴结或内乳区淋巴结转移,锁骨上淋巴结转移记为 N3c。病理检查发现淋巴结内存在一个以上大于 2mm 肿瘤病灶的患者中,1~3 个腋窝淋巴结转移记为 pN1a,4~9 个淋巴结转移记为 pN2a,10 个以上淋巴结转移记为 pN3a。由前哨淋巴结活检而非影像学(除外同位素)检查或临床检查发现的内乳区淋巴结转移,如果不伴有腋窝淋巴结转移记为 pN1,如果伴有 1~3 个淋巴结转移记为 pN1c(4 个或 4 个以上的腋窝淋巴结转移记为 pN1b)。临床以及影像学检查(不包括同位素检查)发现,组织学证实的内乳区淋巴结转移,在伴有以及不伴有腋窝淋巴结转移的情况下分别记为 pN2b 和 pN3b。组织学证实的同侧锁骨上淋巴结转移记为 pN3c。不论原发肿瘤大小以及分级,pN3c 的肿瘤分期记为ⅢC期。仅依据前哨淋巴结活检的临床分期,另外加标记(sn)指代"前哨淋巴结",例如,pN1(sn)。对于开始依据前哨淋巴结活检分期,但之后又进行了腋窝淋巴结清扫术的患者,分期依据总的腋窝淋巴结清扫结果(同时包括前哨淋巴结)。淋巴结的肿瘤大小测量:取决于融合肿瘤细胞团的最大径。当多灶肿瘤细胞出现在一个淋巴结中时,仅最大融合病灶的大小被用于淋巴结分期,而不是计算所有病灶大小总和。当肿瘤细胞伴纤维间质反应时,肿瘤细胞和纤维化的总体直径即转移灶的大小。另外,腋窝顶部淋巴结,即"LevelⅢ"淋巴结,是指胸小肌内侧缘以内、锁骨以下的淋巴结,第七版中也称之为"锁骨下淋巴结"。这组淋巴结转移提示预后更差,因此 AJCC 第七版直接使用了"锁骨下淋巴结"的名称,以示与其他两组腋窝淋巴结(LevelⅠ、Ⅱ)的区别,并在区域淋巴结临床和病理各类别的定义中也做了相应标注。

(3)孤立肿瘤细胞:孤立性肿瘤细胞(isolatedtumor cell,ITC):第七版中 ITC 包括:①最大径不超过 0.2mm 的肿瘤细胞团巢;②单个肿瘤细胞;③淋巴结一个组织学切面上非融合(可见于浸润性小叶癌)或近乎融合的肿瘤细胞团巢含有的细胞总量不超过 200 个(否则诊断微转移)。AJCC 新设立的第三项标准使得 ITC 的诊断更为严格。仅含有 ITC 的淋巴结不计入用于 N 分期的阳性淋巴结数目中。不管含有 ITC 的淋巴结的数量,只要单个转移灶不超过 0.2mm,区域淋巴结均被记为 pN0(i+),但需注明被 ITC 累及的淋巴结数目。ITC 可被常规 HE 切片或免疫组织化学染色检测到。组织学上 ITC 通常缺乏间质反应和增殖活性,然而这些转移特性的判定较为主观且重复性差。AJCC 乳腺癌工作组认为目前没有必要更改 ITC 和微转移的诊断分界值,并且这些分界值在诊断中并非绝对标准。

(4)远处转移分期:在新版 TNM 分期指南中,在保留 M0 和 M1 的基础上增加了"cM0(i+)",废弃了 Mx。各 M 分期的定义更为细化。M0 是指肿瘤患者缺乏远处转移的临床或影像学证据。如果缺乏远处转移的临床或影像学证据,但通过分子方法或镜检在循环血液、骨髓或其他非区域淋巴结组织中发现不超过 0.2mm 的肿瘤细胞时即为 cM0(i+)。M0(i+)属于

M0,肿瘤的解剖分期/预后组别不会因此发生变化。Ml 是指通过传统的临床或影像学方法发现的远处转移,和(或)组织学证实超过 0.2mm 的远处转移。M 分期主要是基于临床和影像学检查,但推荐进行病理学确认,尽管后者可能因安全性等原因而无法获得。AJCC 生命没有"pMO"的命名,MO 只能是临床的概念。以上变化也显示了乳腺癌工作组对播散肿瘤细胞(disseminated tumor cells,DTC)相关研究的总结和评价。

(5)新辅助治疗后的分期:新辅助(术前)化疗、内分泌治疗甚至靶向治疗的应用促成乳腺癌工作组在新版分期指南中增强了新辅助治疗后的分期系统,用于评估该组患者的预后,该系统的表达方式是在 TNM 前添加"yc"或"yp"等前缀,即 ycTNM 或 ypTNM。其中,ypT 是测量浸润性肿瘤中最大的一个病灶(尚存争议),而添加"m"表示多病灶肿瘤。ypN 的分期与 pN 相同。新辅助治疗后淋巴结的转移灶不超过 0.2mm 者归人 ypNO(i+),但该不能被认为获得了病理完全缓解(pathologic complete response,PCR)。新辅助治疗后的 ypM 取决于患者接受治疗前的临床 M0 如果患者在新辅助治疗前已经发现远处转移灶(M1),无论其新辅助治疗的反应如何,仍被划分为 M1。

(二)乳腺癌复发转移风险评估

乳腺癌复发转移风险的评估需要在解剖学和生物学预测因子的基础上预测疾病的自然病程,然后与癌症治疗过程整合后才可完成。乳腺癌复发转移风险比已在七项大型临床研究(共 3585 例乳腺癌患者)中进行了回顾性分析。复发转移风险的发生高峰在第 1 年到第 2 年,随后持续降低到第 5 年,第 12 年又缓慢上升。腋窝转移淋巴结为 4 个以上者在最初的第 5 年到第 6 年随访中复发转移风险特别高,但随后其风险与转移淋巴结少的患者相近。雌激素受体阴性患者的复发转移风险在最初 3 年高于雌激素受体阳性患者,其后也与后者相近或更低。长期随访结果已证明最常见的乳腺癌复发转移部位依次为局部软组织、骨、肺、肝及脑,而多部位转移常常出现在首次复发及肿瘤转移的全过程。雌激素受体、孕激素受体阳性、低及中度分级、低有丝分裂率的肿瘤与不具备以上特点的肿瘤相比,更易发生骨转移而非内脏转移。相反,绝经状态、肿瘤大小及淋巴结转移情况却不会影响肿瘤骨、内脏组织转移的概率和部位。此外,在诊断早期乳腺癌时所有预后因素中有许多因素在转移性乳腺癌首次诊断时同样保留预测生存特性。乳腺癌复发转移后长期生存相对并不罕见,但除同侧肿瘤复发转移外,临床治愈也很少见。

许多方法学中存在的偏倚如领先时间偏倚和时间长度偏倚混淆了一些乳腺癌监测研究。领先时间偏倚表示了疾病自然病程中的早期诊断甚至结果如死亡时间是不受影响的。时间长度偏倚表示缓慢进展的肿瘤可被常规检查检测到的可能性更大,而快速进展的肿瘤更可能在常规影响检查评估时间期被发现。这些偏倚可能在已完成的随机对照研究中被解决,然而目前研究的将最初诊断时间而非复发转移时间开始的生存期作为首要研究终点。监测的最初目的是在早期检测到疾病复发转移,以便及时开始治疗以提高生存率并保证更高的生活质量。

随着乳腺癌手术治疗、放疗和药物治疗的迅速进展以及对肿瘤标志物的研究,以"判定预后和在预后基础上指导治疗选择"为主要目的的 TNM 分期系统已经面临挑战,即乳腺癌的治疗和预后可能更多地受到其他因素的影响,包括肿瘤切缘、病灶数目、肿瘤标志物(ER、PR、HER2)、乳腺癌组织学分级以及多基因表达检测等。上诉因素是否应该以及如何整合到

TNM 分期系统中已经成为乳腺癌工作组的一项重要任务,其范例是 Gleason 评分和前列腺特异抗原已经运用于前列腺癌的分期。经过充分的考虑和评价,新版的 TNM 分期指南并没有纳入前述任何一项指标,但相关的预后因子包括:组织学分级、肿瘤标志物状态(ER、PR、HER2)以及检测方法、淋巴结的评价方法、循环肿瘤细胞、播散肿瘤细胞、多基因标志评分和对新辅助化疗的反应及其确认方法等。

八、手术治疗

(一)手术在乳腺癌治疗中的地位和作用

在乳腺癌的治疗方面,尽管有放化疗、内分泌治疗和生物治疗等许多治疗手段,但手术治疗仍然是乳腺癌主要的和基本的治疗手段。除手术外,目前其他的治疗方法几乎不能治愈乳腺癌,而大多数病理组织学上的早期乳腺癌和一部分临床早期乳腺癌仅通过手术即可治愈。虽然近年来乳腺癌的非手术治疗取得了很大的进展,但对可手术乳腺癌而言,当前的治疗理念仍然是以手术为主的综合治疗。

乳腺癌手术从作用上可分为诊断性手术、治疗性手术、预防性手术和康复整形手术等。诊断性手术是为明确病变的性质和类型以及确定病变的扩散范围而进行的手术操作,对乳腺癌的定性、定量和定位诊断均有重要作用,如乳腺病变的切除活检、区域淋巴结和前哨淋巴结切除活检等。治疗性手术又可分为根治性手术、姑息性手术和辅助治疗手术。乳腺癌根治性手术包括从局部扩大切除和象限切除的保乳手术到单纯乳房切除,从改良根治、经典根治到扩大和超扩大根治等,手术种类繁多,对乳腺癌的治愈具有决定性作用。姑息性手术包括为减轻体内肿瘤负荷而进行的减瘤手术(或称减量或减体积手术)以及为减轻症状和改善生活质量而施行的减症手术,前者如为提高治疗效果而进行的原发癌或转移灶的姑息性切除,后者如为减轻疼痛或控制溃烂出血而实施的解救手术。辅助治疗手术是为提高其他疗法的治疗效果而施行的手术,如为改善乳腺癌内分泌治疗疗效而做的卵巢或肾上腺切除。预防性手术是为防止恶变和病变扩散进行的手术。乳腺癌预防性手术常见的有对侧乳房的预防性切除、区域淋巴结的预防性清扫和为避免内分泌治疗的副作用导致子宫内膜癌变而进行的子宫切除等。乳腺癌术后可能出现一些手术并发症,有时候保守治疗效果不好,需要二次手术以促进患者康复或改善功能,如术后皮下积液、皮瓣坏死、上肢水肿和功能障碍等可能需要进行康复手术。乳房是女性美的重要组成部分,乳腺癌手术常常导致乳房缺失或形态改变,影响患者的形体美观和心理健康,为此需要进行整形美容手术,如乳房假体植入和自体重建、乳头乳晕再造等。

(二)乳腺癌手术治疗的发展历史

到目前为止,乳腺癌外科治疗先后经历了原始局部切除、经典根治术、扩大根治术、改良根治术、保留乳房和腋窝手术等五个主要发展阶段。

1.原始局部切除时代

有关乳腺肿瘤的记载最早见于公元前 1700 年古埃及的 The EdwinSmith Surgical Papyrus。在这部目前已知的世界上最早的医学记录中共记录了 48 种病例的检查、诊断、治疗和注释,其中第 45 种病例记述了乳腺肿瘤。古希腊名医 Hippocrates 提出乳腺癌是一种全身系统性疾病的观点,鉴于某些切除肿瘤的患者比未切除的患者存活时间还短,他认为最好不要切除原发肿瘤,治疗原发肿瘤对患者预后是无益的。希腊解剖学家和外科医生 Galen 也同意乳腺癌是一种系统性疾病的观点并基于他的体液学说解释了乳腺癌的病理发生机制并主张外科医生应切除肿瘤,同时建议采用一种圆形的工具,并保证这种圆形工具的边缘位于正常组织。到18 世纪,法国外科学院的 Jean Louis Petit 第一次统一了乳腺癌患者应该接受外科手术治疗的观念。他曾提出肿瘤的起源来自肿大的淋巴结,因此应该仔细寻找并切除这些腺体,对于可能受累的胸肌筋膜和肌纤维也应该切除,而乳房则可不必切除。同一时期,法国医生 LeDran 于 1757 年提出了乳腺癌是经淋巴道播散的局部疾病的观点,他认为乳腺癌手术应该包括淋巴结清扫步骤,这一观点挑战了传统的盖伦的系统疾病观念。但因 Galen 的系统性疾病观念在 18 世纪外科领域具有根深蒂固的影响,他的观点在当时并没有得到认可。

2.根治手术时代

乳腺癌的手术治疗研究真正开始于 19 世纪中叶,随着麻醉技术的开展、抗生素的使用以及止血和输血等技术成功应用于临床,外科手术的禁区被一一打开。这期间,德国病理学家 Rudolf Virchow 研究了乳腺癌的病理解剖,并指出乳腺癌起源于上皮细胞,沿淋巴道及筋膜播散,这些研究奠定了 19 世纪末至 20 世纪晚期乳腺癌外科治疗的理论基础。与 Galen 相反,Virchow 认为乳腺癌是一种局部疾病,通过手术是能够治愈的。Virchow 的观点对美国外科之父 William Stewart Halsted 产生巨大影响,他于 19 世纪晚期到欧洲访问学习并与 Virchow 的学生们一起研究。回国后,Halsted 就职于约翰霍普金斯医院,于 1894 年创立了乳腺癌根治术(radical mastectomy),开创了乳腺癌经典术式的先河,充分体现了手术技术的巨大作用。这一术式基于 Virchow 的观点,整块切除包括肿瘤在内的全部乳腺、相当范围的乳房皮肤和周围组织以及胸大小肌和同侧腋窝淋巴结,切断乳房与腋窝淋巴结的联系。Virchow 和 Halsted 的观念在 19 世纪晚期深入人心,这一术式的广泛推广使得乳腺癌原发灶得到有效控制。当时手术技术高于一切的思想在乳腺癌手术治疗中占据首要地位。一次又快又彻底的乳腺癌根治手术,被认为是"好医生"和"好治疗"的标志。迄今,该术式一直被推崇为"乳腺癌经典根治术",成为现代乳腺外科的开源,并仍然是许多医院的常规治疗手术。在 Halsted 进行研究的同时,德国 Willy Meyer 医生也进行了相似的研究并做了发表,因此,Halsted 乳腺癌根治术也被称为 Halsted-Meyer 乳腺癌根治术。乳腺癌根治术的诞生,开创了乳腺癌外科手术史上的新纪元,使乳腺癌手术后局部复发率从 80% 降低到 20%,5 年生存率由 10%～20% 提高到 40%～50%,被誉为乳腺癌手术的经典术式,更重要的是根治术概念的诞生为其他部位的肿瘤外科治疗提供了一个可借鉴的模式。但即使如此,Halsted 根治术也存在着不可忽视的缺点,创伤巨大和严重的术后并发症,如术后上肢水肿、胸部畸形及较高的皮瓣坏死率。

3.扩大根治术时代

至 20 世纪 40 年代末,人们认识到乳腺癌的淋巴转移除腋窝淋巴途径外,内乳淋巴结同样也是乳腺癌转移的第一站,而锁骨上和纵隔淋巴结则为第二站。由于经典的乳腺癌根治术未能清除内乳淋巴结,达不到根治的目的,于是扩大根治术应运而生。1949 年及 1952 年,Margottini 和 Urban 分别提出根治术合并胸膜外和胸膜内清除内乳淋巴结的胸膜外式(Margonttin 术式)和胸膜内式(Urban 术式)乳腺癌扩大根治术。1954 年,Andreassen 和 Dahllverson 又在扩大根治术的基础上加行锁骨上淋巴结清扫,Arhelger 等甚至还要行纵隔淋巴结清扫,分别称之为超根治与扩大超根治术。据文献记载,7.5%的乳腺癌患者术后有对侧复发的可能,Lawson 据此激进地主张应在施行根治的同时,一并将对侧乳房作预防性切除。乳腺癌扩大根治术在 20 世纪 50、60 年代达到了历史的鼎盛时期,这一术式体现了病理学观点在治疗中的主导地位,但却忽略了患者的耐受能力和功能修复。人们希望通过切除尽可能多的组织及区域淋巴结以达到治愈肿瘤的目的。然而,大量的研究显示,扩大根治术较根治术的疗效并无显著提高,甚至结果相反,由于手术的扩大,术后并发症相应增多,死亡率高,生存率并未提高,因此,未被广大临床医师接受。目前此手术方式已很少被采用。

4.改良根治术时代

1948 年,英国伦敦密德萨斯医院的 David Patey 医生和 Dyson 医生报道了一种对乳腺癌根治术进行了改良的术式。即在 Halsted 根治手术时保留胸大肌,切除胸小肌,保存胸壁较好的外形与功能,以便于行乳房重建术,这一术式创伤小且具有与根治术一样的治疗效果。很快,这一术式被欧美外科医生们所认可。1951 年,美国哥伦比亚大学的 Hugh Auchincloss 教授又提出保留胸大、小肌的改良式式,两者被称之为改良根治术。改良根治术的兴起使 Halsted 根治手术的使用率不断下降,据美国外科医师协会调查显示,1950 年 Hasted 手术占全美乳腺癌手术的 75%,1970 年占 60%,1981 年仅占 3%。与此同时,改良根治术由 1950 年的 5%上升到 1972 年的 28%,到 1981 年上升至 72%。大量的临床研究表明,乳腺癌Ⅰ、Ⅱ期行根治术与改良根治术的病人,术后生存率和局部复发率并无显著性差异。再加上改良根治术在功能恢复与美容整形等方面的明显优越性,使改良根治术几乎成为所有可手术乳腺癌病人的标准治疗术式。乳腺癌改良根治术虽然仍遵循经典乳腺癌根治术的理论,但第一次提出了保护上肢功能的概念,这一术式改良在肿瘤外科治疗理念的发展上有重要意义,为乳腺癌外科治疗进一步合理缩小手术范围提供了重要理论和实践先例,是乳腺癌外科治疗的一个重大进展。

5.保留乳房和腋窝手术时代

二战后,爱丁堡医生 McWhirter 最早开始施行单纯乳房切除外加大剂量 X 线照射的乳腺癌治疗方法。1948 年他在英国放射学杂志发表了自己的经典论文"The vaLucof,simple mastectomy and radiotherapy in thetreatment of cancer of the breast"。到 20 世纪 70 年代,美国外科和病理学家 Fisher 提出了"乳腺癌是一种全身性疾病"的理论,认为乳腺癌在发病早期即可能经血液循环系统发生远处转移,而远处转移是导致病人死亡的主要原因。并开始质疑是否所有乳腺癌病人均需要行根治性切除术,即切除乳房和清扫腋窝淋巴结。Fisher 和意大利 Veronesi 等著名科学家分别领导实施了 NSABP B-06 试验和意大利米兰Ⅰ试验,对临床较早期乳腺癌随机采用根治性切除术和保留乳房手术的局部扩大切除术或象限切除术,通过大规模多中心临床对照研究验证乳腺癌保留乳房手术的长期结果。2002 年 10 月在新英格兰医学杂志同时发表了这两个随访时间长达 20 年的大规模临床随机对照研究结果,证实在严格掌握手术指征和术后规范治疗情况下,对早期乳腺癌和临床Ⅰ、Ⅱa 期乳腺癌保留乳房的局部扩大切除术可取得和根治性手术相同的长期预后,而保留乳房手术后病人的形体美观和上肢功能明显改善,且手术并发症减少,生存质量显著提高。因此,Fisher 称保乳手术是对 Halsted 学派的挑战,是乳腺外科治疗中的一次革命。目前保乳手术已成为欧美国家早期乳腺癌的首选术式。

1971 年 Fisher 领导设计并实施了 NSABPB04 试验。该试验将临床检查腋窝淋巴结阴性的乳腺癌患者随机分为乳腺癌根治术、全乳房切除加腋窝淋巴引流区域放射治疗和全乳房切除同时观察腋窝情况,如果出现肿大淋巴结再行二次腋窝淋巴结清除术 3 组。2002 年在新英格兰医学杂志发表了随访 25 年后的结果,各组间远处转移、生存率无显著差别。该研究结果证实在临床无淋巴结转移的乳腺癌,淋巴结清除术是不必要的。而且即使以后患者出现腋窝淋巴结转移再手术并不影响患者的长期生存结果。这是在外科循证医学结果的充分证据支持下乳腺癌手术治疗理念发生的重大变化。

随着对乳腺癌认识及早期诊断技术的进展,对广泛的腋窝淋巴结清扫手术的必要性出现了质疑。NSABP B-04 试验研究结果是对无论有无腋窝淋巴结转移者均行腋窝淋巴结清除术的必要性提出了挑战。而避免实施腋窝淋巴结清扫的一个重要问题是识别淋巴结转移的低危病例,问题的关键是如何准确判断每个乳腺癌患者有无腋窝淋巴结转移,而使无腋窝淋巴结转移的患者免予不必要的腋窝淋巴结清除术。

前哨淋巴结活检术是近年来乳腺癌外科领域又一重大进展,它是一种用于明确区域淋巴结转移状态的诊断性质的手术。1980 年 Christensen 等应用乳腺淋巴造影术首次发现乳腺"最初引流淋巴结"。乳腺癌前哨淋巴结活检术(Sentinel-Jymph-node biopsy,SLND)于 1993 年由 Krag 首先报道,其所应用的示踪剂为 99mTe 标记的放射性核素。1994 年 Giuliano 报道了用染料作为示踪剂进行前哨淋巴结活检,随后乳腺癌前哨淋巴结活检成为乳腺癌外科研究的热点。1 999 年 Tsangaris 和 Hussien 等首次报道气囊扩张法建立操作空间行乳腔镜前哨淋巴结活检术,用亚甲蓝作为前哨淋巴结标记,前哨淋巴结检出率达 75.9%~80%。Kuhn 等利用蓝色染料作为示踪剂、腋窝吸脂术吸出脂肪后通过乳腔镜寻找前哨淋巴结,结果显示大多数病例均可清晰显示腋窝的解剖标志,前哨淋巴结的检出率为 83.3%。我院自 2004 年开展腔镜前哨淋巴结活检手术,主要采用核素结合蓝色染料法,经腋窝局部溶脂或气囊扩张法建立操作空间。

前哨淋巴结是癌肿经淋巴途径转移的第一站淋巴结,从肿瘤转移角度看,若 SLN 无转移,则推测整个区域淋巴结未受累;如果 SLN 有转移,则认为该区域淋巴结可能受累。这个观点已经为世界各国的学者们广泛认可。因此,目前临床上对没有明显腋窝淋巴结转移的乳腺癌患者常规进行前哨淋巴结活检,如果前哨淋巴结无转移则保留腋窝不行淋巴结清扫,如果前哨淋巴结有转移则改行腋窝淋巴结清扫。最新的研究表明,对于只有 1~2 个前哨淋巴结转移而无其他淋巴结转移的乳腺癌患者,保留腋窝不行清扫也是安全可行的。但此做法尚未得到公认,还需进行进一步临床研究和观察。

在保乳手术盛行的同时,保留皮肤和乳头乳晕的皮下腺体切除术也得到了较快发展。近些年,由于医学模式的转变,外科医生在治愈疾病的同时更加注重患者的生活质量。随着肿瘤整复技术的发展,乳腺癌术后整形和重建手术正逐步成为乳腺癌综合治疗中非常重要的一部分,乳腺癌外科治疗正在迎来一个新的整复外科手术时代。

(三)乳腺癌术前准备

术前准备是手术治疗的重要环节和成功保证,尤其是对病情较重、年老体弱或者有其他合并疾病的患者要更加重视。乳腺癌的术前准备包括术前诊断评估与术式选择、一般术前准备和特殊术前准备等。

1.术前诊断评估与手术方式选择

术前诊断评估包括定性、定量、定位和分期,不仅要初步查明乳腺病变的性质和类型,还要确定乳腺病灶的数目和位置,是单侧还是双侧,是单个还是多灶性,病变范围多大,位于乳房的哪个象限,距离乳头乳晕有多远。除此之外,还要了解腋窝、锁骨上下和内乳等区域淋巴结转移状态、远处有无转移以及转移状况如何等,据此进行临床分期评估。

临床上一般可根据病史、临床表现和体检对乳腺癌做出初步诊断。辅助检查对乳腺癌的诊断有重要作用,尤其是乳腺彩超检查,简便无害,普及率高,经济高效,可重复进行。结合血流分析,对判断乳腺癌的定性、定量和定位诊断有很高的价值,灵敏性和特异性均较高,是目前乳腺检查中最常用的检查。

乳腺钼靶 X 线检查是乳腺的常用检查,对乳腺癌的诊断有较高的价值,尤其是对钙化性病变灵敏性和特异性高,但对非钙化病变阳性率和特异性不高。CT 对乳腺癌的诊断价值有限,主要用于了解乳腺癌有无胸部肌肉和胸壁的浸润及远处转移,一般较少用于乳房本身的检查。MRI 对乳腺癌的诊断、分期和疗效评估有较大的价值,发现病变的阳性率较高,但特异性不足。PET/CT 灵敏性和特异性均高,但对病变大小的评估不够精确,费用昂贵,主要用于检查区域淋巴结和远处有无转移。其他检查如乳管镜对乳头溢液的定性定位有一定的帮助,核素检查在乳腺癌主要用于骨转移的检测,化验检查目前尚缺乏特异性和灵敏性高的定性指标。

病理检查是乳腺癌的最终确诊方法,包括细胞学和组织学检查,细胞学检查假阳性和假阴性率稍高,最后诊断应以病理切片组织学检查为准,并结合免疫组化等特殊检查做出判断。所有乳腺癌患者术前应常规行双乳钼靶、双乳和区域淋巴结(包括双侧腋窝、锁骨上下和内乳区)的彩超检查,以便准确评估病灶大小、部位和区域淋巴结转移状态,避免遗漏同侧和对侧病变,尤其是拟行保乳手术的乳腺癌患者,有条件或必要时行乳腺 MRI 检查。乳腺 MRI 检查可以减少隐匿性病灶的漏诊,但因有一定的假阳性,可能降低保乳概率,因此对 MRI 发现的乳腺阳性病变应综合判断,避免不必要的乳房切除。

乳腺癌的手术方式应以术前检查为依据,根据病变的大小、数目、位置、类型、距乳头乳晕的距离、浸润情况、乳房的大小、淋巴结转移和分期等因素进行综合考量,并结合患者的全身情况和意愿以及医疗条件进行选择。

2.一般术前准备

乳腺癌的一般术前准备与普通手术相同,包括了解和改善病人全身情况、治疗和控制合并疾病、病情和围术期相关情况的告知和心理指导、手术区域皮肤的准备、饮食和术前用药等。

特别要注意的是乳腺癌患者手术前的心理准备。乳房是女性形体美的重要组成部分,爱美之心人皆有之。乳腺癌患者不仅要承担患癌的沉重打击,还要承受乳房丧失美观甚至失去乳房的巨大痛苦,手术可能给患者的工作、社会和家庭生活带来巨大的影响,因此患者往往有很重的心理负担,尤其是年轻、未婚女性和特别爱美者,并可能因此出现过激行为。医护人员应高度重视患者的心理变化,术前应与患者和家属进行深入的沟通和交流,针对性地进行心理疏导和解释,解除患者和家人的后顾之忧,使患者和家属愉快地接受和配合手术,以便患者顺利康复。

3.特殊术前准备

乳腺癌手术相比其他手术也有其特殊性。乳腺癌患者如在哺乳期,应立即断奶并回奶,并禁用雌激素。乳腺癌如属局部晚期,应先行术前化疗等新辅助治疗,待适当时机再行手术。化疗后如有白细胞减少等化疗并发症,应治疗好转后再手术。有局部糜烂、破溃、出血、感染等情况时术前应予适当治疗和处理。拟在根治手术同时行一期乳房整形、重建或再造的患者应同时做好假体和供区的准备。

(四)乳腺癌根治手术方式、适应证和方法

自 1894 年 Halsted 报道乳腺癌根治术以来,该术式一直作为乳腺癌外科治疗的标准术式,沿用半个多世纪。20 世纪 50 年代,有学者考虑到乳房内侧或中央部的肿瘤向内乳淋巴结转移,因而提出"扩大根治术"的必要性,后来随着对乳腺癌本身生物特性及转移规律的认识,自 20 世纪 70 年代又开展了保留胸肌的"乳腺癌改良根治术"。随着 Fisher 等提出保留乳房手术可以达到与根治术相似的效果以来,保留乳房手术在乳腺癌外科治疗中已占据重要地位,在欧美国家成为手术治疗的主流,但这并不意味传统切除乳房的乳腺癌根治手术失去意义。乳房切除术仍是乳腺癌患者的选择之一。再后来,Toth 和 Lappert 发展了一种保留皮肤的皮下乳房切除术,保留皮肤方便了乳房重建,在肿瘤安全性方面没有不利的影响。此外尚有保留乳头乳晕复合体的乳房切除术,后者美容效果更好。随着腔镜技术的成熟,国内外均已开展了腔镜辅助或全腔镜乳腺切除手术,微创优势更为突出,美容效果更佳。

1.保留乳房和腋窝手术—局部扩大切除和前哨淋巴结活检

最早的乳腺癌保留乳房手术(breast-conservlng surgery)见于 1954 年,Mustakallio 首先报道了乳腺癌局部切除＋放疗的治疗方法,在腋窝未触及肿大淋巴结的患者中取得了较好的效果。1960 年后 Poritt 和 Crile 相继发表了该手术的治疗经验。Hayward 通过对乳腺部分切除＋放疗与经典乳腺癌根治术进行了比较研究,结果表明两组 10 年生存率在 Ⅰ 期乳腺癌患者中无明显差别,但在 Ⅱ 期乳腺癌中部分切除组预后不良。Veronesi 对 701 例 T1N0 期乳腺癌患者行乳房象限切除术＋腋窝淋巴结清扫术＋乳房放疗和行经典乳腺癌根治术者对比发现,在 10 年生存率、局部复发率方面,两组无差别,据此认为早期乳腺癌患者行保留乳房手术是安全的。Fisher 随后通过对 1843 例临床 Ⅰ、Ⅱ 期乳腺癌患者行肿瘤局部切除术＋腋窝淋巴结清扫术＋乳房放疗或不加放疗者与接受单纯乳房切除＋腋窝淋巴结清扫术的患者进行对比研究发现,5 年生存率无差别,但非放疗组的乳房内复发率高达 27.8%,因此提出肿瘤局部切除＋腋窝淋巴结清扫＋乳房放疗的治疗方法。近年来,保留乳房手术已逐步成为乳腺癌外科治疗的一种主要术式。

适应证及禁忌证:保留乳房手术应严格掌握手术适应证,病例的选择是否合适将直接影响疗效和保留乳房形体美容效果。选择保留乳房手术首先应考虑肿瘤大小与乳房大小的比例关系。国内多家医院共同参与的"十五"国家攻关课题"早期乳腺癌规范化保留乳房综合治疗的临床研究"规定保留乳房手术适合原发肿瘤大小≤3cm,腋窝淋巴结未触及、无远处转移并具有强烈保留乳房意愿的乳腺癌患者。对于肿瘤大小与乳房大小比例不合适的浸润性乳腺癌患者,可通过术前化疗使肿瘤缩小,从而使患者适合保乳手术。选择保留乳房手术也应考虑肿瘤距离乳头的距离,肿瘤距离乳头 2cm 以上患者适合选择保乳手术。选择腋窝淋巴结阴性的患者可以降低术后腋窝局部复发的概率。此外,美国国立综合癌症协作网(National Comprehensive Cancer Net work)在乳腺癌综合治疗指南中指出了保乳手术治疗的禁忌证。

手术要点:选择行保留乳房手术的乳腺癌患者在术前需全面检查,仔细诊断,行乳腺钼靶或乳腺磁共振检查以排除多中心病灶或微小钙化灶。切口的设计原则以尽量保持乳房外形同时兼顾手术操作方便为准。若肿块位于内上象限者,可顺皮纹即郎格氏线(Langer's lines)取弧形切口,腋窝则另作切口,位于外上象限者可取弧形切口也可做放射状切口并向腋窝延伸,这样可以使乳房上端在术后保持美容效果。若肿块位于外下或内下象限者取放射状切口,腋窝另作切口。此时沿郎格氏线所做的切口具有明显的美容缺陷,会导致乳头乳晕复合体向乳房下皱襞偏斜。至于肿块表面皮肤是否切除根据肿块距皮肤距离离及局部皮肤是否有轻度改变。

目前对保留乳房手术肿瘤扩大切除范围尚无统一标准,术式主要包括肿瘤局部扩大切除术(Lumpectomy)、乳房部分切除术(segmental mastectomy 或 partial mastectomy)以及乳房象限切除术(quadrantectomy)等,肿瘤扩大切除术在美容效果上更具优势,临床应用较多,但术后局部复发率相对较高,象限切除术根治性较好,但美容效果一般,目前已较少应用。切开皮肤后,锐性分离皮肤与皮下组织,在距离肿块边缘约 2～3cm(少数病例为 1cm)处切除皮下组织、腺体及乳房后间隙筋膜脂肪组织,完整切除肿瘤,切除标本后应对应切缘进行标记,在手术标本上标记上、下、内、外侧切缘及基底部切缘,以便明确阳性切缘的部位,标记好各切缘后送病理检查。如切缘阴性则逐层缝合腺体、皮下组织及皮肤,如切缘阳性则需再次扩大切缘切除或改为乳房全切术,腋窝则根据情况选择行前哨淋巴结活检或淋巴结清扫术。

前哨淋巴结探测活检术是通过在瘤周腺体组织或术腔瘤周局部、乳头乳晕复合体周围的淋巴丛内(乳晕下注射)或肿瘤表面皮肤注射示踪剂以探测前哨淋巴结的一种手术技术。常用的示踪剂包括蓝色染料(1%异硫蓝[Lymphazurin]、亚甲蓝)、活性炭和纳米碳、放射性锝 99m(99mTc)硫胶体(过滤或非过滤)或 99mTc 白蛋白、荧光染料示踪剂(如吲哚菁绿,又名靛氰绿),这些材料可以单独或联合使用。

前哨淋巴结活检从腋窝淋巴引流区域切除 1 个或多个淋巴结进行腋窝淋巴结分期。83%的前哨淋巴结位于 I 水平淋巴结,15.6%位于 II 水平淋巴结,0.5%位于 III 水平淋巴结,0.5%的前哨淋巴结位于内乳区域,0.1%的前哨淋巴结位于锁骨下,其他位置占 0.3%。

SLNB 的适应证包括:①SLNB 用于肿瘤小于 T2,临床淋巴结检查阴性,无转移的患者;②肿瘤为 T3,局部晚期肿瘤或多中心肿瘤谨慎考虑使用 SLNB;③既往进行过腋窝手术,术前放疗或化疗,外上象限行大范围手术切除(这些因素可能会阻断引流腋窝的主要淋巴途径)者谨慎选择行 SLNB;④对恶性肿瘤(导管原位)或巨大占位病变(>2.5cm)考虑仅行 SLNB 而非腋窝Ⅰ站淋巴结清扫。

术前准备:注射示踪剂:①注射放射性胶体:外科医生或放射科医生可在核医学科或其他放射安全有保证的地点于术前 24 小时内或术中注射 99mTc 示踪剂。对外科医生而言,辐射暴露剂量很低,对其他人员则更低。②蓝色染料的注射方法和注射放射性胶体相似。对外象限的病灶,于术前约 5 分钟在乳晕下、瘤周及瘤内注射染色剂,对乳房外上部有瘢痕者,采用真皮注射。对乳房内象限的肿瘤,于术前 10～15 分钟在腺体实质内注射染色剂。

手术要点:对于注射放射性胶体探测前哨淋巴结的患者,在切开前使用手持型 γ 探测器扫描并标记所有"热点",手持型 γ 探测器对术中 SLN 的定位非常敏感。定位一个疑似的前哨淋巴结后,离开热点位置 1～2cm,算作一个本底计数。热点与本底计数比为 10∶1,则可以确定 SLN 的位置。在定位的热点处做一个 2～3cm 切口,如果没有使用放射性示踪剂或 SLN 定位失败,就在腋前线和腋后线间垂直于胸大肌做一皮肤切口。用电切或钝性分离皮下组织至腋筋膜,与切口面平行切开腋窝的两层筋膜。不用考虑筋膜上的蓝色染料,因为所有的腋窝淋巴结都在筋膜下。随着蓝色染料和放射性示踪剂的注入,SLN 会变"热"(放射活性),变蓝,或既变热又变蓝,或只是变得容易触及。这些迹象均表明淋巴结是"前哨淋巴结",即我们所寻找的 SLN。把 γ 探测器插入切口并慢慢在各个方向前后摇动寻找"最热"(计数增加)的方向。切开腋窝的脂肪层,使用探针不断探查切口,以确定方位("路径")。如果顺行切至 SLN,计数应逐渐增加。如果自 SLN 逆行切开,计数会逐渐减小。明确是否跨过 SLN 而切开或重置器械后 SLN 移位。若仍不能找到 SLN,移开所有牵引器,自皮肤往下重新操作。一旦切开腋窝筋膜,操作应注意避开那些蓝染的淋巴管。如果注射了放射性示踪剂,应该用 γ 探测器顺着蓝染的淋巴管去寻找它们的汇合点。向下分离但不要提拉 SLN,避免错误识别 SLN。避免缩小 SLN 的范围。在 SLN 周围脂肪组织的血管中较少发现转移。平行于淋巴管轻轻分离蓝染的 SLN,用无损伤 Allis 钳钳夹 SLN。一旦找到变热和(或)蓝染的淋巴结,可用术者习惯的方式切除,对主要淋巴管进行结扎、钳夹和电凝止血时应小心。如果不结扎淋巴管,可能在分离淋巴结床后导致淋巴性积液(淋巴液积聚)。

计算清扫的淋巴结数目,把 γ 探测器从患者体内取出并将 SLN 置于 γ 探测器尖端。触诊手术分离区并定位可触及到的可疑淋巴结。理论上,如遇上被肿瘤阻断的淋巴结,示踪剂会引流至邻近淋巴结。在清扫全部 SLN 后,记录最终的床旁计数。如果床旁计数高于本底计数的 10%,全面探查术野,寻找遗漏的 SLN。如果扩散区充分重叠,床旁计数应该不低于本底计数的 10%。术中评估 SLN 的方法包括触诊、印片细胞学和冰冻切片检查。彻底止血并逐层缝合切口。

注意事项:对浸润性癌患者若不能找到变热或蓝染的 SLN 的话,需做腋窝淋巴结清扫并行腋窝分期。如果是导管原位癌未浸润,则不需做进一步处理。如果导管原位癌恶性程度高,则需考虑行 1 站腋窝淋巴结清扫术。当不能在腋窝定位 SLN 的时候,即使在腋窝外能定位,也需行腋窝淋巴结清除。

前哨淋巴结的病理学检查:SLN 的病理学检查有组织学检查、细胞学检查和分子生物学检查三种。病理学检查是前哨淋巴结活检的重要环节,但有一定的假阴性率。准确的前哨淋巴结病理学检查是手术成功的重要保障。

(1)病理组织学检查:主要方法有:①术中冰冻切片;②术后连续间隔切片;③免疫组织化学检查。术中冰冻切片可为手术决策提供依据,采用多层切片免疫组化(IHC)检测可大大提高准确率,且假阴性率仅为 5.5%。术后连续间隔切片可以更准确地判断 SLN 的病理状态,但由于此法切片有一定间隔宽度(250～500μm),故有微小转移漏诊的可能,然连续切片可以减少之。免疫组化检测可以明显提高微小转移的检出率。Turner 等报道,常规病理检查阴性的腋窝淋巴结,采用连续切片和免疫组化检查可以发现约 20％的淋巴结有微小转移灶。

(2)细胞学检查:术中快速印片细胞学检查是一种简单、快捷的检测方法,准确性可达 92.1％,假阴性率为 10％,假阳性为 7.1％,准确性与术中冰冻相近。细胞印片提供的细胞数常常偏少,不利于检测。Smidt 等报道,采用刮片法可明显增加提供的细胞数。Salem 等报道,细胞学印片联合快速免疫组化染色,不仅可在 30min 内得出结果,既满足术中快速诊断之需求,又可提高准确性。

(3)分子生物学检查:目前采用方法为 RTPCR,由于该法对微小转移的灵敏度好,故检出率高。若再与常规病理学检查或免疫组化染色联合应用,对微小转移的检出率可进一步提高,从而提高分期的准确性。

前哨淋巴结活检术存在的问题:

(1)假阴性问题:在前哨淋巴结活检中出现最为重要的问题是出现假阴性。假阴性是指乳腺癌患者存在腋窝淋巴结转移而 SLN 检测为阴性,是困扰临床医生的主要问题之一。这是阻碍该技术应用于临床的主要障碍,可能因素有:①真正的跳跃性转移;②由于手术或放疗引起局部淋巴循环的改变;③为多中心病灶;④病理学检查误差;⑤检测到的并非真正的前哨淋巴结;⑥病灶局部的淋巴管直接穿过或从淋巴结表面越过。假阴性多发生于应用该技术的早期阶段,在掌握该技术后假阴性率即迅速下降。要降低假阴性率一方面是要提高活检手术技术,另一方面要多与病理科医师沟通,进行细致的病理学检查,进行次连续切片配合免疫组化和 RT-PCR 方法可大大提高微转移检出率。

假阴性也是导致目前国内开展乳腺癌 SLN 探测、活检的单位较多,而用于指导临床治疗者仍较少的原因。已有文献报道,在广泛开展乳腺癌 SLNB 的单位活检阳性的准确率亦难以达到 100％,说明假阴性是客观存在的。目前已知可能产生乳腺癌前哨淋巴结转移假阴性的原因除设备条件不足、适应证掌握不准和手术者的经验欠缺等技术因素外,与肿瘤所在部位、活检方式和前哨淋巴结检出数量等有关。另外,是否存在跳跃转移和何种情况可能出现跳跃性转移尚不清楚。有研究用核素标记研究乳腺癌淋巴引流途径发现,约 5％的患者乳腺淋巴液可首先引流到腋窝以外部位,主要是内乳区和锁骨上区。另外,在少数患者核素探测到 2 个 SLN,而其中只有 1 个蓝色染料着色。如果仅用染色法检测可能造成遗漏未蓝染的 SLN 而出现假阴性。出现假阴性的结果是可能导致将有转移淋巴结留在患者体内,并影响必要的辅助治疗的实施。同时也应认识到,任何一种检查方法都难免存在类似的问题,强求 100％的准确是难以达到的。目前认为乳腺癌 SLNB 的准确率在 95％是可接受的,NSABP B-04 试验证实临床无淋巴结转移征象而未行腋窝清除术的患者,随访中发现淋巴结肿大时再行腋窝清除术并不影响其长期生存率。因此,应客观看待假阴性问题。努力提高 SLNB 检出率和最大限度地降低假阴性率仍然是外科医生应努力的方向。另外,SLNB 应用于临床,需要在术中得出迅速的病理诊断,来决定是否对腋窝淋巴结进行清除。因此,术中冷冻切片和病理检查经验也是必要的条件。

(2)微转移问题:淋巴结微转移灶(PN1mi)是指乳腺癌淋巴结＞0.2mm,且≤2mm 的转移灶,假阴性主要原因之一是 SLN 微转移灶的存在。2006 年圣安东尼奥乳腺癌年会上 SLN 微小转移是热点讨论的问题之一。对 25 项临床试验的荟萃分析资料显示,SLN 内有微转移

（micrometastases）和孤立肿瘤细胞群（isolated tumor cells，转移灶≤0.2 mm）时，患者腋窝其他淋巴结转移的概率约为20％和9％。虽然已有资料表明，乳腺癌SLN微转移的预后价值有限，但SLN微转移者有如此高的腋窝淋巴结转移率值得重视。目前的问题是术中冷冻切片病理检查尚不能用于检测SLN微转移。为解决此问题正在进行多种探索，寻求最佳方案。如采用多层切片免疫组化染色和PCR检测等，近来有探索通过专业化厂家检测解决乳腺癌SLN微小转移问题。但这些研究仍处于探索阶段，尚难以用于大量临床患者的实际工作。因此，在没有确切资料明确SLN微转移的临床意义之前，对术后发现存在SLN微转移的乳腺癌患者仍需再进行腋窝淋巴结清除术。

鉴于SLN微转移和ITC的临床意义，是否需要对发现SLN微转移或ITC的患者进行ALND，目前还存在很大的争议。Cox等分析了SLN微转移和预后的关系，生存分析显示N0患者的总生存期与无病生存期明显优于N1mi患者，认为SLN微转移是乳腺癌生存率的预后指标。但近年来有作者回顾分析了267例乳腺癌患者中位随访159个月的资料，发现10年无病生存率与微转移无关。有研究显示患者均未接受辅助治疗，淋巴结阴性、ITC及微转移组的生存率差异同样无统计学意义。因此，SLN微转移和ITC对乳腺癌患者的预后价值还需要等待大型前瞻性临床验证结果进一步验证。目前，ASCO暂时推荐对SLN微转移者行腋淋巴结清扫，而对ITC则按腋窝淋巴结阴性者处理。此外，值得注意的是，术前对肿瘤组织穿刺过多，SLNB时局部按摩时间过长，有可能出现SLN微转移假阳性。

由于各研究所采取的方法、研究条件、所考虑到的因素等不尽相同，文献报道的前哨淋巴结的探测成功率、假阴性率、阴性预测值等难免有差别。客观地讲，要准确获得假阴性率确实存在一定困难，全部乳腺区引流一级淋巴结（包括腋窝淋巴结、内乳淋巴结）切除不易在所有研究对象中实现，但它的获得又至关重要，假阴性风险在于患者因为前哨淋巴结活检阴性而弃化疗或其他有利治疗。SLNB的广泛实施还存在一些实际问题，因此SLNB能否取代ALND应进一步扩大研究，更需要外科医师、肿瘤科医师、核医学科医师、病理学工作者之间的充分交流和合作。

2.单纯乳房切除术

单纯乳房切除术（simpletotal mastectomy）的适应证是：已确诊并行乳腺癌保留乳房手术，但最终病理显示切缘阳性的患者，保乳术后局部复发的患者，乳腺原位癌、乳腺癌早期浸润和早期乳腺Paget's病等早期乳腺癌且前哨淋巴结无转移者，乳腺叶状囊肉瘤，乳腺结核病已形成多处窦道且抗结核治疗无效者，乳腺囊性增生病变广泛，有较多沙砾样钙化、活检证实有Ⅱ级不典型增生者。也适用于有乳腺癌根治术指证但因其他原因不能耐受较大手术者和晚期乳腺癌的姑息性切除。预防性对侧乳房单纯切除的适应证如下：有双侧发病的高风险患者（小叶癌，局部晚期，炎性乳腺浸润性癌，多中心病灶且有家族史）或不能进行可靠筛查的患者（行乳房X线摄影或检查有困难者）。

手术要点：对于大多数患者，全身麻醉更为安全。也可单独或联合使用腰麻或硬膜外麻醉或局部阻滞麻醉。单纯乳房切除术的标准切口是一个包括肿瘤和乳头乳晕复合体的梭形切口，适用于任何方位的肿瘤。理论上，如果肿瘤位于3点钟方向，可作水平切口（Stewart切口）；如果在12点钟，作纵向切口（Hamington切口）。实际情况下，大多数为水平切口或对角线切口。内侧缘离胸骨边缘 2 或 3cm,外侧缘应到胸大肌外侧缘或背阔肌边缘。如果考虑即刻重建乳房,则应采用"保留皮肤"的切口。如果要植入假体,可在乳头—乳晕复合体开个小的梭形切口,如果要用组织和皮肤进行组织重建,可在乳头乳晕复合体周围或乳晕上作环状切开。切除乳房需在上至锁骨,下至腹直肌前鞘,内至胸骨旁,外至背阔肌解剖边界内,沿着胸大肌筋膜完整切除乳腺组织及乳头乳晕复合体。皮瓣厚度应为切除所有乳腺实质组织后所留下的薄层皮下脂肪和表面血管,以减少皮瓣坏死风险。皮瓣厚度主要取决于外科医生喜好和技术以及患者体型等因素。然而,如果皮瓣厚度超过 5mm,就可能明显残留乳腺组织,目前尚无能够可靠评估皮瓣厚度的技术。外科医生通常依据个人喜好选择使用手术刀、剪刀或电刀分离皮瓣。当不需行乳房重建时,手术的目的仅为切除乳房,同时保留足够而不多余的皮肤覆盖胸壁,且利于后期放置假体。在切除乳房时,对于所有的浸润性乳腺癌患者均应切除胸大肌筋膜,而仅在较大肿瘤侵犯肌肉时才需切除部分肌肉组织。

切除乳房时,遇有自胸壁穿出的血管应切断结扎,避免血管断端回缩。彻底止血后于皮瓣下放置引流管经腋中线最低位另行戳孔引出并固定,缝合皮下组织和皮肤。对恶性肿瘤皮肤切除范围较大致缝合张力过大者可行游离皮移植并加压包扎。若需要术中行即刻乳房重建时,则需选择保留皮肤的手术切口。若选择行保留乳头乳晕或保留全部皮肤的乳房切除术,选择的切口包括环乳晕并横向延伸的切口,越过乳晕的内侧或横向延伸切口及乳房下皱襞切口。对于距离乳头乳晕复合体 1cm 以内的乳晕后病变、由乳头乳晕复合体延伸出的钙化灶、肿瘤超过 3cm 或术中乳头乳晕复合体活检阳性的患者不宜选择保留乳头乳晕复合体的乳房切除术。对适合保留乳头乳晕复合体的患者手术时既要保证切缘足够薄又要避免乳头乳晕复合体坏死等问题。

3.改良根治术

乳腺癌改良根治术(modifiedradical mastectomy)的适应证是:改良根治术的手术范围包括全部乳腺组织,胸大、小肌间的淋巴脂肪组织,腋窝及锁骨下区的淋巴脂肪组织。保留胸大、小肌。适用于临床Ⅰ~Ⅲ期乳腺癌。该手术即可达到根治术的治疗效果,又可以保持患侧上肢良好的功能,减轻术后胸部毁坏程度,得到外科医生的广泛认可和推广,并且存在不同种类的进一步改良。目前主要应用于临床的乳腺癌改良根治术主要包括:乳腺癌改良根治术Ⅰ式(Auchincloss-Madden 法),即手术切除全部乳腺组织,胸大、小肌间的淋巴脂肪组织,腋窝及锁骨下区的淋巴脂肪组织,保留胸大、小肌,主要用于非浸润性癌和Ⅰ期浸润性癌。Ⅱ期临床无明显腋窝肿大淋巴结者也可选用。乳腺癌改良根治术Ⅱ式(Patey 法),即切除胸小肌,而保留胸大肌,淋巴结清扫范围与根治术相当,多应用于腋窝淋巴结转移较多的患者,需进行包括胸肌间 Rotter 淋巴结在内的腋窝淋巴结彻底清扫的进展期乳腺癌患者。

手术要点:按照根治术要点设计切口和分离皮瓣。自内、上方沿胸大肌筋膜深面向外、下方向游离乳房,连同胸大肌筋膜一并分离,切除乳房至胸大肌边缘。

解剖胸大肌外侧缘,分离胸大肌边缘并向内侧翻起,分离胸大、小肌,清除胸肌间淋巴结(Rotter 淋巴结)及脂肪组织,注意保护胸肩峰动脉胸肌支和胸前神经外侧支及内侧支。对于腋窝淋巴结转移较广泛的患者可采用 Patey 法切断胸小肌的起止点进行更为彻底的淋巴结清扫。于胸小肌外缘切开喙突筋膜,显露腋静脉及锁骨下静脉,逐一结扎分支,清扫 levelⅡ区域淋巴结。于胸小肌下方胸壁处向内上方清扫,直至与腋静脉交叉的胸小肌内缘。必要时,将胸小肌向外下牵拉,以清扫 level Ⅲ 区域淋巴结。改良根治术工式也可清扫胸小肌内侧的 Level Ⅲ 区域淋巴结,但因该术式适应证为早期乳腺癌病例,转移至 Level Ⅲ 区域的概率跟小,此外行 Level Ⅲ 区域淋巴结清扫后常导致上肢水肿,故不常规清扫 Level Ⅲ 区域淋巴结。

继续清扫 Level Ⅰ 区域淋巴结,注意保护胸长神经、胸背神经及胸背动静脉,选择性保留肋间臂神经。向下分离前锯肌筋膜和腋窝后壁的肩胛下肌、背阔肌表面筋膜,最后将乳房、胸肌间淋巴结、腋窝及锁骨下区域淋巴结整块切除。彻底止血并冲洗伤口,于胸壁及腋窝放流引流管后缝合皮下组织、皮肤并加压包扎。

4.经典根治术

经典的乳腺癌根治术(radical mastectomy)又称 Halsted 根治术,是标准的乳腺癌手术方式,该术式是切除全部乳房及其周围脂肪组织,切除胸大、小肌,清扫腋窝及锁骨下淋巴结核脂肪组织。切除的所有组织均应做到整块切除,以防止术中癌组织播散。作为乳腺癌的基本术式,在任何需要行腋窝淋巴结清扫术的术式中,若想确定进行淋巴结清扫,都需要掌握乳腺癌根治术的手术要领。

适应证:目前,乳腺癌根治术主要适用于临床 ⅡB～Ⅲ 期乳腺癌伴有胸大肌侵犯、胸大、小肌之间有淋巴结转移且与肌肉粘连者,或腋窝和锁骨下转移淋巴结融合并与静脉粘连或包裹静脉,或淋巴结转移癌侵犯出淋巴结与周围肌肉粘连者。

手术要点:患者取仰卧位,患侧上肢外展 90 度,肩胛部垫高,向外侧牵引患肢。根据肿瘤部位及大小选择不同的梭形切口(同单纯乳房切除术),切口边缘需距离肿瘤 3cm 以上。分离皮瓣时勿过深,以刚露出真皮下脂肪组织为宜。切开皮肤后,可以组织钳提起外侧皮缘,使其成一平面,切开皮肤后距离皮肤约 5mm 在皮肤与浅筋膜间锐性分离或使用电刀分离皮瓣。远离切缘 5cm 以上时皮瓣可逐渐增厚,以保证皮瓣血供。接近终点时保留全层脂肪。注意腋窝处皮瓣不保留脂肪,因腋窝皮肤松弛且与皮下组织连接紧密,可将皮肤绷紧后进行分离,避免剥破皮肤。皮瓣分离的范围为上至锁骨,下至肋弓、腹直肌前鞘,内至胸骨中线,外达背阔肌前缘。分离皮瓣顺序:①横切口:上→下→内侧→外侧、腋窝;②纵切口:外侧、腋窝→内侧。

分离完皮瓣后,在腋窝前方分离胸大肌外缘,于锁骨下方、胸大肌和三角肌间沟分开胸大肌至肱骨大结节。在近肱骨胸大肌肌腱处切断胸大肌并向内侧翻起,肱骨处胸大肌断端应妥善结扎。在锁骨下保留 1～2cm 的胸大肌以保护行走于其中的头静脉和后方的锁骨下静脉。切断结扎胸小肌前方的胸肩峰血管,分离胸小肌,于喙突处切断胸小肌肌腱。

将胸小肌翻向内下方,沿血管走行切离胸锁筋膜,显露腋静脉和锁骨下静脉。注意切断结扎腋静脉、锁骨下静脉的分支,清扫锁骨下区和腋窝的全部淋巴脂肪组织,直至显露腋窝后壁的肩胛下肌和背阔肌,期间注意分离保护胸长神经和胸背神经。将胸大、小肌在肋骨和胸骨附着处一一钳夹、切断。同时结扎肋间和内乳血管的穿支血管。将乳房、胸大、小肌、锁骨下及腋窝淋巴脂肪组织整块切除。

术毕以灭菌蒸馏水冲洗术腔,于胸骨旁及腋中线皮瓣底部背阔肌前缘处放置引流管并另行戳孔穿出、固定。缝合皮下组织及皮肤并加压包扎。

5.扩大根治术

乳腺癌扩大根治术(extensiveradical mastectomy)的适应证:从整块切除乳腺及局部转移淋巴结的意义上考虑,Halsted 的经典乳腺癌根治术遗漏了同样可以作为乳腺淋巴引流第一站的内乳淋巴结的切除。由此探索开展的乳腺癌扩大根治术正是在根治术的基础上加行胸骨旁(内乳区)淋巴链清扫术。该术式适用于肿瘤位于乳房内侧和中央区的乳腺癌患者,也适合行乳腺癌根治术但可疑有临床或影像学胸骨旁淋巴结转移者。近年来随着放疗技术的进步,可用术后放疗替代内乳淋巴链清扫术。因此,目前已较少应用乳腺癌扩大根治术。但在医疗条件较差,不具备内乳区放疗条件而患者具有乳腺癌扩大根治术指证者仍可考虑采用该术式。常用的内乳淋巴结清扫术方法有两种。即 1949 年由 Margottini 和 Auchincloss 首先提出的胸膜外清除内乳淋巴结的手术方法(简称为"胸膜外法")和1952 年由 Urban 等提出的胸膜内清除内乳淋巴结的手术方法(简称为"胸膜内法")。

手术要点:"胸膜外法"扩大根治术的手术要点是在完成乳腺癌根治术后,于胸骨旁横行切开同侧第 1 肋间肌肉组织,显露胸廓内动静脉,胸廓内淋巴链则围绕在该血管周围。分离、结扎、切断胸廓内动静脉;在第 4 肋间切开肋间肌,经第 4 肋间向上分离推开胸横肌及胸膜;在第 4 肋上缘处结扎切断胸廓内动静脉下端;切除第 2 至第 4 肋软骨,在胸膜外将第 1~4 肋间的胸廓内动静脉连同其周围的淋巴及脂肪组织一并切除。"胸膜内法"扩大根治术的手术要点是完成乳腺癌根治术后,同胸膜外法,于胸骨旁分别切断第 1、4 肋间肌、分离、结扎、切断胸廓内动静脉;横向切开第 1 肋间胸膜和第 4 肋间胸横肌及胸膜;先于肋骨和肋软骨交界处切断肋软骨、肋间组织,纵向切开胸膜,再经胸骨旁逐一切断上述组织,使之连同胸廓内淋巴链整块切除;用阔筋膜修补胸膜缺损,根据情况行胸腔引流。

6.乳腺癌腔镜手术

乳腺腔镜手术的发展相对较晚,是在腹腔镜外科发展成熟的基础上探索发展而来。乳腺腔镜手术最早报告应用于乳房整形美容。1992 年 Kompatscher 首先报道用腔镜技术将隆乳术后乳房内挛缩假体取出,成为乳腺腔镜手术的开端。此后腔镜辅助下的义乳植入式隆乳术发展迅速,并发展成为整形美容外科的一个常规手术。此后,腔镜手术广泛应用于乳房整形外科的各个方面,如乳房巨乳缩小术、乳房固定术和乳房重建、男性乳房发育症腺体切除术等。

法国的 Suzanme 等于 1993 年首次报道了 72 例乳腺癌患者腔镜腋窝淋巴结清扫术。研究发现采用吸脂术加腔镜手术可完成腔镜腋窝淋巴结切除,且并发症少,安全性高。此后,多个中心采用相同方法对该技术的可行性和安全性进行了验证评价。1995 年 Friedlander 提出腔镜技术可用于、需要作整个乳房切除的较大的导管原位癌和小叶原位癌。同年 Friedlander 报道了一例采用腔镜结合牵引的方法行乳房切除和即期自体皮瓣移植乳房重建手术,既减少了创伤又明显提高了美容效果。1997 年 Yamagata 和 Iwai 等经过乳晕入路,在腔镜辅助下采用外部牵拉法建立操作空间,为一例乳腺癌病人成功地进行了乳房部分切除术。1998 年 Tamaki 等采用充气法经腋窝入路,在腔镜辅助下为 1 例肿块较小的乳腺癌病人进行了乳房部分切除术。1998 年 Kitamura 等首次报道了在腔镜辅助下经腋窝入路的乳房良性肿瘤切除术,手术在腋中线插入 3 个 Trocar,建立皮下操作空间,并用充气法维持进行操作,着重强调了其美容效果。2000 年 Ogawa 等首次报告了 21 例乳腺癌的腔镜内乳淋巴结清扫,并认为这种手术方式创伤小,清扫彻底,是评价内乳淋巴结转移与否的有效方法。2002 年日本 Tajima 对各种乳腺腔镜手术进行回顾,认为腔镜部分乳房切除或乳房全切、腋窝清扫、乳房重建等手术具有美容效果好、术后并发症少以及术后恢复快等优点,应该加以推广。2006 年 Yamashita 报告了 100 例乳腺疾病的腔镜手术的短期随访结果,发现不管是乳腺良性疾病还是恶性疾病,采用腔镜手术与常规手术相比,除了腔镜手术的优势以外,由于技术水平和熟练度的提高,手术时间已经和常规手术没有差别,确定了乳腺腔镜手术在乳腺疾病治疗中的地位。国内乳房腔镜手术开展较晚。最早关于乳腺腔镜手术的文献报道是 1997 年,上海瑞金医院郑民华教授在国内首次报道了 5 例腔镜腋窝淋巴结清扫术。2003 年北京复兴医院骆成玉教授等报告了腔镜乳腺肿瘤切除术和腔镜腋窝淋巴结清扫术,取得了较好的近期临床效果。自 2003 年起第三军医大学西南医院开始进行乳腺腔镜手术的探索与研究,至今已经开展一系列乳腺腔镜手术,包括乳腺癌腔镜皮下乳腺切除、腔镜腋窝前哨淋巴结活检和淋巴结清扫、腔镜内乳淋巴结活检和清扫、腔镜乳腺癌局部扩大切除、腔镜辅助乳房假体植入、背扩肌瓣和大网膜分离乳房填充成形等。目前,国内已有 100 余家医院开展各类乳腺腔镜手术。

7.乳腺癌复发、转移的手术治疗

原则上,仅有乳房、胸壁、腋窝或锁骨上等局部或区域复发转移而无远处转移的乳腺癌,如果在术前辅助治疗后能达到局部病变的全部或相对彻底的切除,应争取行局部根治性手术,同时进行综合治疗。对某些有同侧锁骨上转移或内乳区转移的局部晚期的乳腺癌,也适用上述原则,力争完全切除锁骨上和内乳区转移病灶。这样不仅可以改善患者的无病生存期和生存质量,减少其他治疗的费用和副反应,也可能延长患者总的生存时间。对远处转移病灶的外科处理则存在较多的争议。有人主张,对乳腺癌术后发生的单一的远处转移灶,如果病灶可完全切除,患者全身情况和条件允许,也可以积极进行手术以改善患者的生存。

乳腺癌的手术治疗还包括乳房整形、重建或再造等手术,这些内容将在后面章节中叙述。

(五)乳腺癌术后并发症和处理

1.皮肤坏死

主要因手术技术操作不熟练,分离皮下时保留皮瓣太薄,或因切口张力过大影响皮肤血液循环所致,切口皮缘的坏死也可因术中皮肤牵拉过度损伤切缘皮肤引起。处理上主要在于预防。一旦发生皮肤全层坏死,范围较小可待其自行愈合或切除后直接缝合,范围较大时可早期或后期切痂植皮或行皮瓣转移。

2.手术区出血

出血可发生在乳房内或皮下、胸壁、腋窝等部位,主要因血管未结扎或结扎线脱落、血管凝固不牢或凝痂脱落导致出血。较小的出血可通过引流和加压包扎止血,大量的出血则需再次手术止血。

3.手术区积液

积液是乳腺癌术后最常见的并发症,可发生在乳房切口内、皮下或腋窝等处。可因创面渗液渗血较多、电刀热损伤等原因致皮下脂肪液化坏死、皮下积气和过早过度活动等致皮肤与深部贴合不严实等原因引起。近期的积液可通过穿刺抽吸、引流、负压吸引和加压包扎等处理治愈,较长时间的积液处理起来比较棘手,往往因创面浆膜化难以愈合,需要长时间吸引、引流和加压包扎等才能治愈,难治性积液可采取积液抽吸后注射曲安西龙、成纤维生长因子、促粘连剂等方法,促进创面炎症消退、粘连和愈合。保守治疗无效者可行手术清创缝合,促进愈合。对小范围、无影响的积液也可不予处理,有些可自行吸收痊愈,即使终身不愈也无大碍。

4.手术区感染

近期感染多因积液、皮肤和深部组织坏死、引流管逆行感染等原因引起,远期感染多系上肢淋巴水肿继发丹毒或蜂窝织炎。处理上主要是去除病因,如引流积液和脓液,去除坏死组织等,选用敏感抗生素抗感染治疗。

5.上肢淋巴水肿

淋巴水肿是患者最为关注的并发症,也是临床医生关注的热点。腋窝淋巴结清扫术后上肢淋巴水肿的发生率明显高于前哨淋巴结活检的患者。对乳腺癌术后出现上肢水肿患者首先应排除静脉回流障碍以及上肢恶性水肿等情况。借助彩色超声、淋巴造影等检查进行鉴别。淋巴水肿的临床表现包括:皮肤逐渐增厚、表面角化过度,坚硬如大象皮肤,甚至出现疣状增生、淋巴瘘或溃疡,肢体极度增粗,形成典型的象皮肿。预防淋巴水肿出现及加重的诱因包括:避免损伤、感染、上肢受压、提重物或上肢活动过度。目前淋巴水肿这一术后并发症尚不能被治愈。虽有报道采用弹力服、压力泵、绷带、锻炼及康复理疗等方式减轻水肿,但疗效甚微。对行腋窝淋巴结清扫术或已出现轻度淋巴水肿的患者可采用保守治疗,包括卧床休息、肢体按摩、患肢抬高和压迫疗法、利尿药物以及微波治疗等。对已形成的严重淋巴水肿则需手术治疗。通过手术促进淋巴回流、重建淋巴回流通道或切除病变组织,最终加速或回复淋巴回流。淋巴水肿治疗评价标准包括症状变化、丹毒发作改善、肢体周径改变等 3 个方面。肢体周径的测量方法中,复旦大学附属中山医院整形外科的 6 点测量法较为实用,即经虎口的掌径、腕部、前臂中点、肘部、上臂中点和上肢根部,每次测量应同时测量双侧上肢。

6.上肢活动受限

肩关节活动受限也属于腋窝淋巴结清扫术的并发症。ALMANAC 试验比较了前哨淋巴结组与腋窝淋巴结清扫组肩关节活动受限的发生率,在短期内前哨淋巴结活检组肩关节活动受限发生率低于清扫组,但是在更长的随访时间内,两组的肩关节活动受限均迅速恢复,差别不再明显。术后功能锻炼是腋窝淋巴结清扫术后护理的重要内容。

7.腋窝脉络综合征

腋窝脉络综合征(axillaryweb syndrome,AWS)由 Moskovitz 等描述并命名。腋窝脉络综合征一般出现在腋窝淋巴结清扫术(或前哨淋巴结活检)术后 1~8 周,表现为起始于腋窝外侧沿上肢内侧向下走行的皮下质韧条索,与患者上肢疼痛及活动受限相关,发生原因是手术破坏了近端的腋窝静脉或淋巴管。腋窝脉络综合征为良性、自限性疾病,不同于淋巴水肿,无须接受特殊治疗。

8.腋窝神经和腋血管损伤

主要因手术操作不熟、肿瘤侵犯和二次手术瘢痕粘连致解剖结构辨别不清导致手术误伤所致。小的神经损伤可不处理,臂丛神经损伤应及时手术吻合。腋血管损伤一般可修补缝合或吻合。

九、综合治疗

(一)新辅助化疗

新辅助化疗(Neo-adjuvant chemotherapy,NAC)又称术前化疗(preoperative chemothera-py)、早期化疗(primary chemotherapy)及诱导化疗(inductive chemotherapy)。该疗法最初于20世纪70年代提出,主要用于不能手术的晚期乳腺癌和炎性乳腺癌的治疗。1973年意大利Milan Cancer Insti tute及1974年美国M.D.Anderson医院将新辅助化疗作为对可手术的局部进展期乳腺癌综合治疗中的一种方法,开始应用于临床。NSABP B-18大型随机临床研究结果显示术前化疗疗效至少与术后辅助化疗一致,并发现许多原本不可手术的患者术前化疗后接受了手术治疗,明显改善了生存期,新辅助化疗现成为乳腺癌综合治疗的重要组成部分。

1.新辅助化疗的理论依据

乳腺癌是一种全身性疾病的理论已被广泛接受,其在起病初期即已存在微小转移灶。Gunduz等在动物实验中发现,当切除乳腺癌原发病灶后,其远处微小转移病灶的肿瘤细胞会出现增殖加速的现象。由于术后也促使生长因子的水平增高,大量静止期细胞进入增殖期。通过观察标记了同位素的示踪细胞发现,这种术后的细胞增殖活跃现象,可持续7~10天。新辅助化疗可减少这种生长并提高模型肿瘤鼠的生存率。Fisher的一个假说认为,随着肿瘤细胞数量的增多,肿瘤的耐药性会随之出现,且耐药细胞与肿瘤细胞成正比增加。早期术前化疗或内分泌治疗至少可以对微小转移病灶出现的加速增殖和耐药性的出现,产生明显的抑制作用。Goldie-Coldman假说认为微小转移灶的肿瘤细胞大部分为药物敏感性细胞,其耐药细胞的突变率为10^{-6}以上。就是说当肿瘤细胞增加到10^6时,最少将有一株耐药细胞(resistant cell line)产生。而在临床上可以触及到的癌症肿块,其肿瘤细胞数至少在108个以上。应该认为临床上确诊的恶性肿瘤,实际上已经有耐药细胞存在。根据Gunduz的实验结论,在手术前微小转移病灶的癌细胞尚未出现加速增殖状态时,即开始全身的药物治疗,其疗效会优于出现耐药细胞后的治疗。基于同样的理论,术前全身的药物治疗,可以达到尽早对原发癌灶进行控制的目的,同时减少肿瘤细胞在增殖过程中耐药细胞的产生。并通过观察未切除的肿瘤判定化疗方案的有效性,选择更趋向个体化的有效治疗。Fisher和Goldie的两种假说为新辅助化疗在早期控制原发病灶、抑制微小转移灶和抑制耐药细胞产生等方面的有效性提供了理论依据。

2.新辅助化疗的临床试验证据

几项针对局部晚期乳腺癌的非随机临床试验显示,新辅助化疗的反应率约为68%~98%,病理完全缓解率3%~27%,由于上述试验的肿瘤分期和化疗方案不尽相同,故客观缓解率也不尽相同。一些针对可手术乳腺癌的随机分组临床试验数据显示,新辅助化疗的反应率在49%~94%之间,病理完全缓解率在4%~34%之间。NSABP B-18试验是目前最大规模的比较新辅助化疗和辅助化疗的前瞻性随机对照研究。该试验入组1523例可手术乳腺癌患者随机分为术前化疗组和术后化疗组,所有患者均应用4周期AC(多柔比星,环磷酰胺)方案化疗。结果显示,新辅助化疗组总反应率(ORR)达80%,临床完全缓解率(cCR)36%,病理完全缓解率(pCR)9%,虽然两者在(无病生存)DFS和(总生存)OS方面均无显著差异,但是新辅助化疗后达到PCR的患者中,DFS和OS均有显著延长(9年随访发现,PCR组较未达

PCR 组 OS,DFS 分别为 85% 比 75%,73% 比 58%),且新辅助化疗组保乳率提高了 12%。这种病理完全缓解率和生存率的关系也在其他的大量临床试验中被证实。

3.新辅助化疗的适用范围

新辅助化疗已成为乳腺癌患者治疗中十分重要的组成部分,但在适用范围方面尚有很多争论。根据 2011 年 NCCN 乳腺癌临床实践指南(中国版),对于肿瘤较大的临床 ⅡA、ⅡB 和 ⅢA(仅 $T_3N_1M_0$)期肿瘤患者,如果除了肿瘤大小外,其他条件均符合保乳手术标准,且患者希望进行保乳手术,应考虑给予新辅助化疗。对于计划接受新辅助化疗的患者,应当对肿瘤进行空芯针活检并对后续外科治疗的瘤床位置进行定位。对于肿瘤无法手术、非炎性乳腺癌的局部晚期乳腺癌即临床ⅢA($T_3N_1M_0$ 除外)、ⅢB 或ⅢC 期患者,标准治疗为基于蒽环类联合或不联合紫杉类药物的化疗方案作为新辅助化疗。对于炎性乳腺癌,NCCN 专家组推荐将以蒽环类为基础、联合或不联合紫杉类的新辅助化疗作为初始治疗。对于隐匿性乳腺癌的治疗最佳方案目前仍难以确定,存在不同的争议。NCCN 指南中提出,对于隐匿性乳腺癌中 $T_0N_1M_0$ 的患者,可选择手术联合放疗;新辅助化疗、靶向治疗及内分泌治疗可被考虑用于隐匿性乳腺癌中 $T_0N_{2\sim3}M_0$ 患者,并在治疗后接受手术治疗,但对于术式的选择仍存在较多争议。

4.新辅助化疗方案及疗效

(1)CMF 方案:1976 年,Bonadonna 等在新英格兰杂志上发表研究报告,奠定了 CMF 方案作为乳腺癌标准化疗的地位。随后 Erol 等报道局部晚期乳腺癌患者术前使用 3 周期 CMF 方案化疗后,保乳率为 4.1%,总缓解率为 88%,其中病理完全缓解率为 18.9%,5 年 DFS 和 OS 分别为 52% 和 79.9%,不良反应可耐受。

(2)含蒽环类方案:蒽环类药物是乳腺癌化疗的基石,EBCTCG 早期的荟萃分析显示含蒽环类的化疗方案较 CMF 方案可降低复发(11%)和死亡风险(16%)。NSABP B-18 应用含蒽环类药物的化疗方案行新辅助化疗,总反应率(ORR)达 80%,临床完全缓解率(cCR)为 36%,病理完全缓解率(pCR)9%,DFS 和 OS 与辅助化疗相当。Mouret 等应用 FEC 100 方案(5-FU 500mg/m^2、表柔比星 100mg/m^2 和环磷酰胺 500mg/m^2),用于Ⅰ～Ⅱ期可手术乳腺癌患者的新辅助化疗 6 周期,总缓解率为 75%,其中完全缓解率为 22.5%,70% 患者接受了保乳手术,病理缓解率为 40%,随访 29.5 个月,3 例发生复发转移;FEC 100 方案的主要毒性是骨髓抑制,Ⅲ～Ⅳ度骨髓抑制的发生率为 51.3%。

(3)含紫杉类方案:紫杉类药物的上市是肿瘤化疗领域中的一个重要里程碑。几个大型临床试验(CALGB 9344、NSABP B-28、BCIRG 001)已证实其在乳腺癌辅助化疗中的优势。在新辅助化疗中紫杉类药物同样可见优势,规模最大的为 NSABP B-27 试验,共人组 2411 例可手术的乳腺癌患者,随机分为 3 组:AC 方案化疗后手术组、AC 序贯 T(多西他赛 100mg/m^2)方案化疗后手术组及 AC 方案化疗手术后再行 T 辅助化疗组,结果显示,与 AC 方案化疗后手术组相比,术前予以 AC 序贯 T 组较 AC 方案新辅助化疗组具有更好疗效,总缓解率为 91%,其中完全缓解率为 65%,病理完全缓解率为 26%,而 AC 新辅助化疗组病理完全缓解率仅为 14%。但是 8 年随访结果显示新辅助 AC 组与 ACT 组相比,DFS(P=0.29)和 OS(P=0.46)无统计学差异。Green 等研究显示周疗紫杉醇序贯 FEC 新辅助化疗较三周紫杉醇序贯 FEC

可获得更高的病理完全缓解率(28.2％比 15.7％,P＝0.02)。Iwata 等报道 4 周期多西他赛后续 4 周期 FEC 新辅助化疗用于 137 例可手术乳腺癌患者,4 周期多西他赛治疗后临床反应率可达 64％,完成 FEC 化疗后临床反应率为 73％,病理完全缓解率可达 29％。Aberdeen 试验是在 4 周期环磷酰胺、长春新碱、多柔比星和泼尼松(CVAP)×4 后,达到临床缓解者随机分成多西他赛 4 周期或继续 CVAP4 周期,未达到者行多西他赛 4 周期。结果显示在达到缓解者中,CVAP×4 序贯多西他赛×4 组比 CVAP×8 提高了 cRR(94％ vs.66％,P＝0.001)、pCR(34％ vs.16％,P＝0.04)和保乳率(67％ vs.48％,P＝0.01),5 年 DFS(90％ vs.72％,P＝0.04)和 OS(97％ vs.78％,P＝0.04)均显示 CVAP×4→多西他赛×4 优于 CVAP×8,而且在 CVAP×4 后未达到缓解的患者改用多西他赛后 cRR 为 47％(CR 为 11％,PR 为 36％)。GEPAR-DUO 试验也显示了 4 周期 AC 每 3 周一次(q3w)序贯 4 周期多西他赛(D)q3w 比 4 周期 AD 方案每 2 周一次(q2w)具有更高的 cRR(85.0％ vs.75.2％,P＜0.001)、pCR(14.3％ vs.7.0％,P＜0.001)和保乳率(63.4％ vs.58.1％,P＝0.05)。

(4)靶向联合化疗的新辅助治疗:人源化单克隆抗体赫赛汀(Herceptin)是第一个针对 HER-2 阳性乳腺癌的、以癌基因为靶点的治疗药物。多项研究已证明,赫赛汀对治疗转移性乳腺癌有明显效果,单药治疗总有效率在 25％左右。随后研究发现赫赛汀联合多西他赛作为一线用药,其疗效显著优于单用多西他赛。可见赫赛汀在转移性乳腺癌和一线治疗中的作用都很肯定,所以人们也开始关注其在新辅助治疗中的作用,一些关于赫赛汀联合化疗的新辅助治疗随机临床试验也已开展。几个Ⅱ期临床试验的结果显示,赫赛汀联合新辅助化疗 ORR 和 pCR 分别为 70％～100％和 12％～42％,而含蒽环类和紫杉醇联合方案的 ORR 和 pCR 分别为 72％～91％和 8％～31％,对 HER-2 阳性患者采用含赫赛汀的联合新辅助化疗具有一定的优势。

关于赫赛汀用于新辅助治疗的Ⅲ期临床试验也已开展。MDACC 一项比较赫赛汀联合紫杉醇-FEC 与单纯紫杉醇-FEC 的新辅助治疗方案进行比较的Ⅲ期临床试验,首批入组 42 名患者,19 例为单纯化疗组,23 例为化疗联合赫赛汀组。第一阶段试验结果已经显示化疗联合赫赛汀组的明显优势,考虑到对单纯化疗组患者不公平,数据监测委员会中止了该试验的单纯化疗组,补充了 21 名患者加入到化疗联合赫赛汀组,结果显示补充人组的化疗联合赫赛汀组患者的 pCR 率为 54％,总的化疗联合赫赛汀组的 pCR 率为 60％,均明显高于单纯化疗组(P＝0.016)。NOAH 试验是一项国际性大规模Ⅲ期随机试验,将 230 例 HER-2 阳性的局部晚期乳腺癌患者随机分为两组,分别接受蒽环类联合泰素序贯 CMF 并全程使用赫赛汀或不使用赫赛汀的新辅助治疗。试验的主要指标是无进展生存期,其次还包括 pCR、CR、OS、安全性和 LVEF 变化。结果显示联合赫赛汀组在 CR(89％比 77％,P＝0.02)和 pCR(43％比 23％,P＝0.002)方面均可见明显优势,随访三年发现,联合赫赛汀组的无进展生存率也明显提高(70.1％比 53.3％,HR＝0.56,P＝0.007)。Antonis 等总结回顾了近年来 5 个关于赫赛汀联合化疗的新辅助治疗临床试验进行 meta 分析,共有 515 例患者入组,发现赫赛汀联合化疗组的 pCR 率高于单纯化疗组(RR l.85,95％ CI:1.39～2.46;P＜0.001),但两组保乳率未见统计学差异(OR:0.98,95％ CI:0.80～1.19,P＝0.82)。副作用方面,赫赛汀联合化疗并未增加粒细胞减少、粒细胞减少性发热以及心脏时间的发生率。

5.新辅助化疗疗效评价

新辅助化疗必须有严格的疗效评价体系,同时在严密的疗效监测下进行,及时、有效、准确的评价可以预测患者对化疗药的反应,及时调整治疗方案,确定手术范围,评估患者的预后等。病理学评价虽然是疗效评估的金标准,但须在新辅助化疗结束及手术后进行,获得疗效结论较晚,不能及时了解化疗药物敏感性,难以适时调整化疗方案。故疗效监测过程中主要通过临床评价,包括临床触诊和影像学测量。临床触诊受施诊医师临床经验等主观因素影响,容易出现偏差,且对较深病灶不易估计。影像学检查具有无创、便捷、可重复监测等优点,越来越被医生和患者所接受。MDACC 研究者指出,乳腺钼靶和临床体检联合是检测原发肿物反应率的较好方式,而 B 超和临床体检联合是评价腋窝淋巴结反应率的好方法。乳腺 MR 具有客观、全面等优点,新辅助化疗疗效检测的较好方法,但由于检查方式的限制,其对腋窝淋巴结的评价意义不大。

应用最广泛的评价肿瘤疗效标准是 WHO 标准和 RECIST 标准。WHO 标准于 1979 年制定发表,该标准未涉及主观症状问题,仅以治疗前后肿瘤的双径乘积进行客观比较,疗效分为完全缓解(complete response,CR)、部分缓解(partial response,PR)、稳定(stable disease,SD)和进展(progression disease,PD)4 个等级,CR+PR 为有效。随着人们对抗肿瘤治疗的认识不断深入,WHO 标准的不足逐渐显现出来。2000 年制定发布的新的实体肿瘤评价方法-RECIST(response evaluation criteria in solid tumors)1.0 版,与 WHO 标准最大区别在于不是以肿瘤最大长径与最大垂直径的乘积评价肿瘤大小,而是以肿瘤的最大长径评价肿瘤大小。RE-CIST 标准对最小病灶大小、目标病灶总数和脏器限制有详细的规定,避免了 WHO 标准PD 评价过分的倾向。除沿用 CR、PR、SD 和 PD 评价标准以外,还增加了无进展生存期(pro-gression-free survival,PFS)指标。

6.病理完全缓解(pCR)与预后的关系

肿瘤对化疗的反应是选择化疗方案的最重要依据。大约 60%～90% 浸润性乳腺癌对化疗都有反应,但仅有 3%～30% 患者达到 pCR。以前 pCR 的定义尚不统一,有些认为乳腺原发灶和腋下淋巴结均未检测到恶性细胞残留为 pCR;有些认为乳腺原发灶及腋窝及腋下淋巴结未检测到浸润性恶性病灶即为 pCR(允许有原位癌残留);还有些观点认为只要乳腺原发灶中未检测到浸润性恶性病灶即可认为 pCR。在 NSABP B-18 和 B-27 试验中,pCR 均定义为肿瘤原发部位无浸润性癌残留。考虑到原发灶元癌残留而腋下淋巴结有残留的患者复发率明显升高,并且乳腺原位癌残留患者的复发率也高于无原位癌残留的患者。所以目前推荐 PCR的定义:新辅助化疗后,在乳腺和腋窝淋巴结均无浸润性癌组织残留。

pCR 与患者预后的关系尚不明确。NSABP B-18 试验中虽然未观察到新辅助化疗组和辅助化疗组间 OS 和 DFS 的区别,但达到 pCR 患者 OS 为 78%,临床部分缓解的患者 OS 为67%,而临床稳定患者 OS 为 65%,三组患者的 DFS 分别为 64%、54% 和 46%,将肿瘤大小、淋巴结状态、患者年龄等因素调整后仍可观察到 pCR 与生存间的差异;随访 9 年发现 pCR 组患者的 OS 为 85%,而未达 pCR 患者的 OS 为 73%,两组 DFS 分别为 75% 和 58%,将上述因素平衡之后,pCR 组可降低约 50% 的疾病死亡风险。也有研究持相反观点,AGO 试验 55 个月随访的生存分析发现,无论单因素和多因素分析 pCR 者与非 pCR 者在 DFS 和 OS 方面无统计学差异。

有试验研究了腋窝淋巴结对新辅助化疗的反应,和原发肿瘤与腋窝淋巴结 pCR 间的关系。Kuerer 等发现原发肿瘤原发肿瘤的 pCR 率约为 16%,其中 75%患者同时达到腋窝淋巴结 pCR,提示原发肿瘤 pCR 可能对腋窝 pCR 有预测作用。另外也发现原发肿瘤 pCR 组患者 5 年 OS 和 DFS 均明显高于非 pCR 组。Rouzier 等研究 152 例腋窝淋巴结阳性含蒽环类方案新辅助化疗患者,发现腋窝 pCR 率为 23%,原发肿瘤 pCR 率为 13%,发现腋窝 pCR 患者 5 年 DFS 明显提高。

Kuerer 等认为 ER 阴性、低分化、小肿瘤的患者更易获得 pCR。一些研究也证实了 ER 阴性患者可能对新辅助化疗更敏感。Rouzier 等也认为肿瘤小于 3cm、分化程度差的患者更易获得 pCR。可见,不同生物学行为的乳腺癌对化疗的反应不同,寻找能更好预测 pCR 的方法,可有助于筛选对化疗敏感的、能从新辅助化疗中获得最大受益的患者人群。同时,临床医生也应注意到,并不是所有达到 pCR 患者都能获得同样的生存期,pCR 的提高也不是新辅助化疗的终极目标。如何通过这种新的治疗模式,使更多的患者在长期生存上获益,是新辅助化疗值得进一步深入研究的问题。

7.新辅助化疗后手术

(1)新辅助化疗后的保乳问题:尽管大多数早期乳腺癌可行保乳手术,甚至对部分肿瘤大于 4cm 者仍然适用,但其外形满意率较低,故而对于局部进展期及大的可手术乳腺癌改良根治术仍为其首选的术式。由于新辅助化疗可以明显缩小肿瘤,降低疾病分期,无疑此时再行保乳手术可获得更好的乳房外形。许多大型临床试验均证实,新辅助化疗可缩小肿瘤大小,增加保乳手术的机会。现有文献报道新辅助化疗后保乳率在 22%至 89%之间。NSABP B-18 数据显示,接受新辅助化疗组 68%患者接受保乳手术,随访 9 年,新辅助化疗组和术后化疗组局部复发率分别为 10.7%和 7.6%,差异无统计学意义。Makris 等报道新辅助化疗后患者保乳率显著提高(89%比 78%),局部复发率无统计学差异。EORTC 10902 试验共入组 698 例乳腺癌患者,新辅助化疗后总保乳率提高了 37%。Fitzal 等将 308 例接受新辅助化疗后的乳腺癌患者,分为接受保乳手术及根治手术治疗的两组,中位随访 60 个月。两组中原发肿瘤对术前化疗反应较好患者的无局部复发生存率分别为 81%和 91%,差异无统计学意义。

尽管一些研究并未发现新辅助化疗后保乳术与乳腺全切术后局部复发率的区别,局部复发率仍然是限制新辅助化疗后保乳率上升的主要原因。Mauriac 等随机将 138 名患者分入乳腺全切组,134 例分入新辅助化疗后保乳组,新辅助化疗组保乳率为 63%,中位随访 34 个月,局部复发率高于乳腺全切组。Scholl 等研究发现辅助化疗组保乳率为 63%,新辅助化疗后保乳率为 82%。Ishitobi 等对 114 例肿瘤大小为 3.1~6cm、N0 或 N1、M0 的乳腺癌患者,采用 2 个周期以蒽环类药物为主的新辅助化疗后,54 例(47.4%)患者获保乳条件并接受了保乳手术,其余患者接受了根治手术,并中位随访 72 个月。但对于新辅助化疗是否可提高患者术后生存率的问题,仍需要大样本的随机试验和随访后再作结论。

(2)新辅助化疗后腋窝淋巴结的处理:新辅助化疗前准确的肿瘤分期至关重要,除了对原发肿瘤的大小准确记录外,腋窝淋巴结分期的判定同样重要。为了避免化疗前不能准确判定腋窝淋巴结究竟转移与否,建议新辅助化疗前获得有病理证据的腋窝分期。NCCN 指南中推荐,临床检查怀疑腋窝淋巴结转移时,可行超声引导下可疑淋巴结的针吸涂片检查。但针吸涂片仅为细胞学检测,且由于细胞量较少,有一定的假阴性率存在的可能,因此,当腋窝淋巴结临床检查阴性时,在新辅助化疗前,应首选前哨淋巴结活检作为腋窝分期的方法。如果前哨淋巴结组织学检查阴性,可考虑在局部手术治疗时省略腋窝淋巴结清扫;当前哨淋巴结阳性时,应在新辅助化疗后的根治性手术时,行Ⅰ、Ⅱ级腋窝淋巴结清扫。如果在化疗前未进行前哨淋巴结切除,则应当在根治性手术时进行Ⅰ、Ⅱ级腋窝淋巴结清扫或前哨淋巴结活检。

关于新辅助化疗后的前哨淋巴结活检是否能反映腋窝淋巴结的状态,其精确性是否会下降,仍存在较多争议。Classe等研究认为新辅助化疗前后行前哨淋巴结活检其假阴性率均较低。Rebollo等也发现新辅助化疗后前哨淋巴结活检准确率可达96.5%,假阴性率为8.3%。Nason等对82例临床腋窝淋巴结阴性的乳腺癌患者行前哨淋巴结活检和腋窝淋巴结清扫,分析新辅助化疗是否影响前哨淋巴结辨认率,结果显示前哨淋巴结总辨认率为80%,接受新辅助化疗者辨认率为87%,差异无统计学意义。也有研究呈相反结果,Hunt等对3746例临床T1~3N0M0的乳腺癌患者行前哨淋巴结活检,其中新辅助化疗者有575例(15.3%),结果显示,新辅助化疗组辨认率为97.4%,未行新辅助化疗组辨认率为98.7%,差异有统计学意义,但两组的假阴性率无统计学差异。

8.新辅助化疗的疗效预测

寻找能够准确预测乳腺癌新辅助化疗近期疗效的生物学标志物,可以帮助临床医生根据肿瘤的生物学特点选择有效的化疗方案,使患者获得较好的临床、病理缓解和长期生存。早期进行的乳腺癌新辅助化疗疗效预测因子的研究主要围绕乳腺癌的临床指标与新辅助化疗疗效的相关性进行分析,如肿瘤大小、发病年龄、月经状况、肿瘤类型和分化程度等。一般认为肿瘤体积小、分化程度差、年龄小于35岁的患者对新辅助化疗相对敏感。Bonadonna等研究发现肿瘤直径小于2crn的患者pCR率可达50%,2~4cm的患者pCR率则仅有38%,而肿瘤大于5cm时pCR率则低至18%。Jacquillat等报道小于50岁患者中pCR率可达37%,而大于50岁患者pCR率则仅为18%(P=0.007),但未见有总生存的区别。NSABPB-18等多个临床研究均发现组织学分级对乳腺癌新辅助化疗的病理完全缓解有预测价值,多因素分析也肯定了组织学分级在预测新辅助化疗敏感性方面的价值。

随着分子生物学研究的发展,影响乳腺癌生物学行为的基因表达在乳腺癌增殖、转移和耐药性等方面的作用得到广泛关注,乳腺癌分子生物学在新辅助化疗疗效预测方面的价值也得到越来越多的重视。一项包含1731名患者的回顾性分析发现,ER阴性患者pCR率约为24%,明显高于ER阳性患者的pCR率(8%),并且此差异与化疗方案无关。Daidone等也发现PR阴性患者的pCR率高于PR阳性患者(86%比68%)。HER-2对新辅助化疗尤其是含蒽环类方案的预测价值一直受到关注,Guarneri等研究了1731例应用含蒽环类药物及紫杉醇类药物新辅助化疗方案治疗的乳腺癌患者,发现HER-2阳性患者获得pCR的概率更高(15.3%比6%)。Topo-Ⅱ是蒽环类药物的作用靶点,有研究认为Topo-Ⅱ过表达是对蒽环类化疗方案敏感的预测指标。Orlando等回顾性分析286例含紫杉醇类药物和蒽环类药物的新辅助化疗方案治疗的乳腺癌患者,发现Topo-Ⅱ过表达患者pCR率高达60%,明显高于非过表达患者(15%)。

尽管许多对化疗反应和生存的预测因子被回顾性或前瞻性地提出,但临床研究也常常得到矛盾的结果。例如有些研究显示 HER2 高表达患者对蒽环类药物的反应好,但也有些试验却得不出此类结果。基因表达谱分析有望在基因水平找到病理完全缓解的预测因子,帮助鉴别那些病人可能从特定的治疗中受益,以帮助患者量身定做治疗方案。

9.新辅助化疗的争议问题

在新辅助化疗不断发展和广泛应用的今天,关于一些问题的争论始终没有停止。关于新辅助化疗后无效的患者是否会延误局部治疗的进行,我们认为密切规律的疗效评价是保证新辅助化疗无效患者局部治疗不被延误的最有效方式,每周期对患者进行临床体检,至少每两个周期对患者进行彩超或磁共振评价,一旦发现肿瘤进展趋势,果断终止新辅助化疗而行手术治疗。根据前述 RECIST1.1 标准,肿瘤长径总和至多增加 5mm 即可诊断为 PD,而 5mm 的增大范围并不至于将可手术乳腺癌划入不可手术行列中。另外,关于新辅助化疗后,一些患者的腋窝淋巴结的消失,是否会影响对预后的判定,并产生过治疗的可能性,我们认为新辅助化疗前腋窝淋巴结性质的判断应严格遵循以下流程进行:临床阴性患者行前哨淋巴结活检,对临床阳性患者行超声引导下腋窝淋巴结穿刺,穿刺阴性者行前哨淋巴结活检。那么新辅助化疗前即可对腋窝淋巴结性质做出准确的判断,为患者术后放疗及预后判断提供依据。

除此之外,仍有一些争议问题目前尚未得出结论,如新辅助化疗后应如何确立其切除范围,尤其对临床 CR 的患者,应按什么标准设计其手术方式;化疗前使用哪一种肿物标记方法最可靠最科学;术后应继续完成几个周期的化疗;较高的化疗强度,较多的化疗周期数会降低患者的免疫力,是否会使新辅助化疗后的手术危险性增高等。对于一种新的治疗方法,在不断完善的过程中还会遇到更多的问题,这些都需要更多的临床医生和研究者在今后的临床实践中认真地面对和解决。

(二)放射治疗

乳腺癌是最早应用放射线治疗的疾病。初期,由于普通 X 线能量低,皮肤反应大,大剂量可导致正常组织不可逆的损伤,同时,乳腺癌照射的面积和体积较大,普通 X 线照射难以达到剂量分布均匀和适量,20 世纪 50 年代以前乳腺癌的放射治疗效果较差,多认为乳腺癌对放射治疗不敏感。20 世纪 50 年代以后,大量的研究证明单纯放疗可以杀灭乳腺癌,建立了乳腺癌照射剂量、肿瘤控制和肿瘤大小之间的关系,45～50Gy 可以杀灭 90％的乳腺癌亚临床肿瘤得到普遍的认可。对局部或区域复发乳腺癌放射治疗结果的观察分析也证明乳腺癌属放射敏感性肿瘤。近年来随着 60Co、高能 X 线,特别是高能电子束及组织间置入放疗的发展,伴随着保留乳房治疗模式的开展,放射治疗才真正成为乳腺癌治疗不可缺少的手段。

1.放疗指征与方法学评估

放射治疗具有两面性,既可以治愈肿瘤,又可以造成正常组织和器官的损伤,特别是乳腺癌,患者治疗后可能长期生存,放射性肺炎或心脏损伤以及乳房纤维化都对患者的生活质量产生严重的影响。因此,放疗医生对患者实施放射治疗之前必须对患者进行全面的了解和评估。

(1)确定适应证:放射治疗适应证的确定实际上是在排除患者放疗禁忌的基础上找出充分的依据预测该患者放疗的有效性。适应证的依据必须遵循循证医学(evidence-based medicine,EBM)的原则,最有说服力的依据是相关乳腺癌放疗的前瞻性随机分组 Ⅲ 期临床研究,其次为放疗医生所在的医疗机构对乳腺癌放射治疗的回顾性结果,放疗医生自身或放疗医生团队的临床经验也可以作为参照。但不可盲目地照搬书本,必须在对患者进行个性化分析的基础上进行充分的协商和讨论。

(2)确定放疗目标:放射治疗的目的无非是两个,即治愈性放疗和姑息性放疗。治愈性放疗的条件是肿瘤为局限期而且对放疗敏感,即预计获得肿瘤治愈的同时明显毒副作用的发生概率较小。治愈性放疗可分为3种情况,即单纯放疗、放疗为主的综合治疗和放疗为辅的综合治疗,对于乳腺癌来说,单纯放疗可以达到较高剂量使肉眼肿瘤消失,而且生存率也比较高,但局部出现严重的放射性纤维化,并且部分病例可能出现照射区的溃疡,长期不愈合,影响患者的生活质量。目前单纯放疗不作为常规选择,只应用于不愿接受手术或不能耐受手术的患者。在后两者即综合治疗中包括术前放疗、术中放疗和术后放疗,除了需考虑放疗不良反应外还要考虑其他治疗手段的不良反应及其与放射治疗的相互作用。

远处脏器转移是乳腺癌治疗失败的主要原因,文献统计初诊时30%的患者就已经有远处转移存在,可手术后患者50%最终会出现转移。姑息性放疗实际上是一种减症治疗,主要是缓解症状,减轻患者的痛苦,改善生活质量。目前,晚期乳腺癌的治疗以综合治疗为主,某些特殊部位的转移,如骨转移和脑转移,放射治疗是重要的治疗手段。必须指出,尽管是以姑息放疗为目的,但其前提条件也必须是不会带来明显的毒副作用,如骨转移放疗不应该出现放射性骨折。如果确定了以减轻症状为治疗目的,则应以症状的减轻为终点而不是以肿瘤的缩小或消退为终点,治疗时间应尽可能缩短。利用放射线杀伤卵巢的功能细胞以达到去势的目的(放射去势),是放射线在乳腺癌治疗中的特殊应用,近年来,由于药物去势的快速发展,该方式应用越来越少。

(3)照射靶区的确定和照射技术的选择:照射靶区即照射范围或照射容积,乳腺癌照射的靶区主要是指瘤床、全乳或胸壁、腋窝、锁骨上下和内乳淋巴引流区,究竟怎样的照射靶区才是合理的?照射野对原发病变及其淋巴引流区域的覆盖是否合理?是否要顾及到亚临床灶的播散途径?这些问题的确定在放射治疗过程中至关重要,必须依据治疗目的并对具体患者进行个体化分析。在确定照射靶区后,医生所必须面对的一个问题是选择合理的照射技术。虽然照射技术有众多的分类方法,但总体而言可以依据辐射源与被照射靶区的关系将其分为远距离放疗(telegraphy)和近距离放疗(brachytherapy)。远距离放疗顾名思义所利用的为体外辐射源,如60Co治疗机和医用直线加速器等,其射线(光子及电子等)经过较远的空间距离并穿过皮肤到达被照射靶区。如果选择外照射治疗患者,则医生必须制定外照射计划,而且在制定外照射计划是要考虑诸如照射方式(常规放疗、SRS、SRT、3DCRT或是IMRT)、照射野选择、射线选择、楔形板的取舍等等。近距离放疗包括组织间插植放疗、腔内放疗、模体放疗等多种形式。组织间插植放疗是指将放射源直接植入组织间,如乳腺癌保留乳房术后瘤床插植补量照射。近几年兴起并在临床上广泛应用的粒子植入放疗属于组织间插植放疗的范畴。腔内放疗是指将放射源放人体腔内施行照射。由于后装技术的发展,腔内放疗的应用范围在不断扩大,特别是乳腺癌保留乳房术后Mammosite双腔气囊腔内放疗成为了乳腺癌放射治疗的技术革命。合理的照射技术的选择是放射治疗成功的关键因素之一,放疗医生必须对各种远距离放疗和近距离放疗的技术特点了解清楚,了解各种辐射源的物理特性,合理选择并合理地进行不同照射技术的组合,乳腺癌的放射治疗可以将远距离放疗与近距离放疗结合起来。

(4)照射剂量的确定与剂量分割原则:照射剂量的合理选择是一个复杂的过程,首先要确定的是分割模式,即每天及每周的分割次数、每次分割剂量及总照射剂量。照射剂量及分割模式的确定必须依据放疗的目的及照射靶区进行选择。两个因素可以影响放疗医生的照射剂量选择,其一是文献报道的或放疗医生所在放疗单位既往所获得的与肿瘤控制相关的剂量效应关系;其次是正常组织或器官的耐受剂量,这是处方照射剂量时应当考虑的首选限制性因素。作为放疗医生应当综合考虑这两个方面,所给定的照射剂量和剂量分割模式应该在不造成明显的或患者难以接受的毒副作用或并发症的前提下,最大可能地获得肿瘤控制。实际上,有些情况下很难做出合理的取舍,必须在某一方面做出牺牲,如果出现这种情况则应该如实地告诉患者,让患者参与抉择。

目前乳腺癌的放疗多数采用的经典分割模式为 1.8～2Gy/次、5 次/周,胸壁和预防照射的淋巴引流区给予 45～50Gy,保留乳房术后瘤床加照 10Gy,对瘤床有可疑残留病灶者再加照15～20Gy,其他剂量分割模式包括大分割放疗、超分割放疗、加速超分割放疗等。术前放疗或晚期乳腺癌的单纯放疗可以采用超分割放疗或加速超分割放疗,象限调强放疗和组织间插植放疗可以采用加速分割放疗。

2.术前放疗

理论上,乳腺癌术前放疗的优势在于:①放疗使瘤细胞活性降低,减少肿瘤的医源性播散机会;②放疗使肿瘤体积缩小,消灭瘤体周围的亚临床灶,对肿瘤的局部控制并最大限度地保留脏器功能有益;③无手术因素的影响,肿瘤血供未被破坏,有利于放疗效应的发挥;④对术前已固定的肿瘤,估计切除困难者,可望通过放疗提高切除率或根治性切除率;⑤便于观察放疗效果。乳腺癌的术前放疗可能存在的不足包括:①不利于组织学检查;②延迟切口愈合;③病例选择不当时,可能会因肿瘤对放疗不敏感而延误手术。

20 世纪 30 年代,Baclesse 按照自己的设想,在 8～13 周内对 21 例患者给 5000 伦琴以上的照射,4～8 周后进行根治性乳腺癌切除术。在术后病理学检查中,至少有 1/3 的手术标本中找不到癌细胞,在仍然存在癌细胞的标本中也仅有 2 例其瘤细胞无形态学变化。受这一结果的鼓舞,在 20 世纪的三四十年代,术前放疗较为普遍,但到了 50 年代,人们对术前放疗的兴趣有所减退,可供统计的治疗报道很少。研究的结论是,术前放疗可以降低局部肿瘤复发率,但患者的生存率改善的意义不明显。随着初诊乳腺癌中临床早期乳腺癌所占比例的增加,根治术术前放疗在乳腺癌治疗中的应用概率明显下降,由于有效化疗的介入,局部晚期患者术前放疗有时也被术前化疗代替。

术前放疗的原则为:①应用于单纯手术局部复发率高或肿瘤部位对扩大切除有限制的癌肿,如局部晚期和炎性乳腺癌等;②射野应大于手术切除范围,包括可能存在的亚临床灶的范围;③照射剂量应恰当,一般以不影响手术进行和术后愈合为前提,不同的分割方式照射剂量不同,但一般使用常规分割,照射剂量 45Gy;④放疗后手术间隔依据照射剂量分隔方式,一般不宜低于 2 周,也不宜超过 5 周;⑤合理选择放射源。

术前放疗尚需研究的问题是:①最佳适应证;②最佳放疗剂量;③放疗与手术的最佳间隔等;④术前化疗与术前放疗的结合。

3.术中放疗

术中放疗是利用手术避开正常组织和器官,对肿瘤进行单次大剂量冲击性放射杀伤。术中放射治疗的优点:①单次大剂量照射超过了细胞存活曲线的"肩剂量",不利于肿瘤细胞的修复,较同等剂量分次外放射相比,具有更高的生物效应。②可以精确控制放射治疗的区域及剂量,最大限度地杀灭肿瘤细胞,减少术后复发。③有效地保护了照射野周围的健康组织及器官,全身副作用轻微。

早期乳腺腺癌试验协作组(Early Breast CancerTrialists Collaborative Group,EBCTCG)分析了 1985 年以前开始的全部随机保留乳房手术结合放射治疗的病例,发现放射治疗可使保留乳房手术后局部复发率下降 67%(P<0.01),与乳腺癌相关的死亡率下降 6%(P=0.03)。其优点在于有效提高放射线的生物利用率,并尽可能减少对周围组织的损伤,同时短放射治疗疗程,提高患者生活质量。解放军总医院刘蕾等对 64 例乳腺癌患者行保留乳房手术治疗,并于术中给予放射治疗,术后随访 3~19 个月,中位随访 10.3 个月。64 例患者中,1 例(1.6%)于 1 年后局部复发;7 例(10.9%)术后发生Ⅰ级放射性肺损伤,10 例(15.6%)手术部位局部硬化,8 例(12.5%)皮肤颜色改变,8 例(12.5%)手术部位疼痛;美容效果方面,达到极好或较好水平共占 95.3%(61/64)。术中放射治疗在乳腺癌保留乳房手术中的应用可得到满意的近期疗效,且具有较高的临床安全性,同时美容效果良好。

目前术中放疗研究较为活跃的问题,其目的在于避免或减少放疗对射野内的正常组织的辐射量,提高局部控制率,其技术问题及远期效果尚待深入研究。术中放疗的照射范围,目前较普遍的做法是:对术前已有病理诊断确诊病例,照射范围通常为肿瘤及其周围 2cm 及下方 1cm 的组织;术前无病理检查证实的病例,在肿瘤活检确诊后,术中对瘤床及其周围 2cm 组织进行照射。术中放疗的照射剂量:如果腋窝淋巴结阳性(前哨淋巴结活检阳性)或患者年龄<35 岁,则术中单次照射 8Gy,作为瘤床补量剂量,术后再做全乳照射;腋窝淋巴结阳性者则照射全乳、锁骨上下区。如果前哨淋巴结活检阴性,则术中一次性照射 15~20Gy 根治性剂量。

4.术后放疗

术后放疗的目的在于补充手术切除的不足,以降低局部复发。乳腺癌保留乳房术后的全乳放疗可以降低局部复发并降低由于乳腺多中心病灶所致的乳腺复发,镜下切缘癌阳性者,瘤床缩野追加放疗以便彻底消灭亚临床瘤灶;乳腺癌根治术后伴腋淋巴结转移的病例,锁骨上和(或)内乳区放疗试图消除潜在转移的瘤细胞。术后放疗的优势在于定位准确、指征相对明确等;缺点是由于手术所致的局部区域血供差,氧效应低,以及短期内无法判断疗效等,同时,放疗还增加对侧乳腺及放疗区域第二原发癌的危险性。

术后放疗的原则见表 6-5。外科医生作为首诊首治的医生,应该对乳腺癌放射治疗指征有充分的了解与掌握,术中应对术后放疗的必要性做出估计与准备,为放疗科医生提供必要的治疗条件,如术中以银夹标记出放疗范围;术后即刻依据病理学报道对放化疗的必要性和优先权予以评价,以便放疗能在合理的时间内进行;放疗科医生应该严格掌握放疗靶区的范围、照射剂量及剂量分割,以尽量减少放射并发症,并尽量杜绝严重并发症的发生。

表 6-5　不同期别乳腺癌术后放疗的选择原则

期别	手术方式	放疗选择原则
0	保留乳房	全乳放疗
	乳房单纯切除	不放疗
	根治或改良根治	不放疗
Ⅰ	保留乳房＋前哨淋巴结活检	全乳放疗＋瘤床加量
	乳房单纯切除	不放疗
	根治或改良根治	不放疗
Ⅱ	保留乳房＋前哨淋巴结活检或腋窝清除	全乳放疗＋瘤床加量,腋窝淋巴结阳性如伴有高危因素* 可考虑淋巴引流区放疗
	乳房单纯切除	胸壁＋淋巴引流区放疗
	根治或改良根治	腋窝淋巴结阳性如伴有高危因素* 可考虑胸壁＋淋巴引流区放疗
Ⅲ	保留乳房＋腋窝清除	全乳放疗＋瘤床加量,淋巴引流区放疗
	乳房单纯切除	胸壁＋淋巴引流区放疗
	根治或改良根治	胸壁＋锁骨上下引流区放疗

*高危因素指年龄≤40岁、激素受体阴性、淋巴结清除数目不完整或转移比例＞20%、Her-2/neu过表达、脉管内有癌栓等

(1)乳腺癌保留乳房术后放疗:术后放疗是乳腺早期浸润癌保留乳房治疗的重要组成部分,70%～80%的保留乳房治疗的乳腺癌患者需要接受术后放疗。术后放疗的理由包括:①降低局部肿瘤复发率;②提高患者生存率;③降低将来再次手术的可能;④预防乳房切除;⑤医生建议放疗;⑥放疗的并发症可以接受。大量的临床随机分组研究已经证明,术后放疗降低了局部肿瘤复发率,从而使得相当一部分人不必因局部肿瘤复发而失去乳房,并且保留乳房手术加术后放疗与乳房切除治疗患者的生存率相同。2011年EBCTCG公布了对17个随机分组研究的荟萃分析报告。10801例接受保留乳房手术,放疗使这部分患者的10年局部复发风险降低了15.7%,自35%降至19.3%,15年乳腺癌死亡风险降低了3.8%,自25.2%降至21.4%。7287例淋巴结阴性的患者,放疗降低10年局部复发风险降低了15.4%,自31%降至15.6%,15年乳腺癌死亡风险降低了3.3%,自20.5%降至17.2%。无论年龄或肿瘤特征,放疗降低所有乳腺癌患者的局部复发风险的作用相似。大多数临床研究,无论早期还是近期研究、无论是否接受全身化疗,放疗降低局部复发风险的作用相似。

保留乳房术后放疗照射靶区确定的基本原则为:①病变位于乳房外象限的T1、T2期患者,若腋淋巴结阴性或仅Level Ⅰ发现转移而且转移淋巴结数<4,术后可以仅行全乳腺照射,无须行内乳和锁骨上下区的照射;②病变位于内象限的Ⅰ、Ⅱ期患者,若无腋淋巴结转移,可以仅行全乳腺照射,无须行锁骨上下区和内乳区的照射;③对于有Level Ⅱ和Level Ⅲ淋巴结转移的患者,无论原发肿瘤位于任何象限,保留乳房术后均应行全乳腺和锁骨上下区的照射;如

果病变位于内象限,且腋窝淋巴结转移数≥4,则内乳区也应列于照射靶区内,而对于仅有1～3个腋淋巴结转移患者,内乳区是否应包括在照射靶区内应视具体情况而定;④对于临床评估腋淋巴结阴性、哨位淋巴结清除阴性而未行腋淋巴结清除的患者,术后可以不予腋窝照射;若临床检查未见内乳淋巴结转移,锁骨上下区也可以不予照射。⑤放疗开始时间应尽量争取在术后3个月内完成,不应晚于术后6个月。对于淋巴结阳性及高危患者,先给予化疗,但放疗开始时间不应超过20～24周,否则局部复发危险增加。

放射源的选择和照射剂量:以60Co、4～6MV X线为宜,瘤床加量或锁骨上下淋巴引流区可应用适当能量的电子束,更高能量的X射线照射时在接近皮肤的乳腺浅层区域内形成低剂量区,影响疗效。全乳照射剂量45～50Gy/4～5周,1.8～2Gy/次、5次/周。如原发肿瘤已彻底切除,瘤床区加照10Gy;原发肿瘤切除不彻底,追加剂量为15～20Gy。区域淋巴引流区的预防剂量为50Gy。

(2)全乳切除术后放疗:对于Ⅰ、Ⅱ和Ⅲa期乳腺癌采用全乳腺切除术加胸壁和区域淋巴结放疗的生存率与根治性乳房切除术相似。根据肿瘤的分期和放疗剂量的不同,可使局部的复发率控制在5%～10%。Fisher等报道了NSABP B-04方案10年结果为:①临床腋淋巴结阴性乳腺癌行全乳切除术,腋淋巴结的清除延期至出现阳性腋淋巴结时,其治疗效果与根治性乳房切除术的效果相同;②临床腋淋巴结阴性乳腺癌行全乳切除术,腋淋巴结的清除延期至出现阳性腋淋巴结时,其治疗效果和全乳切除术加区域淋巴结放疗的效果相同;③全乳切除术加术后区域放疗的治疗效果与根治性乳房切除术的效果相同。三组比较,10年DFS差异无统计学意义(P=0.2);10年无远处转移生存率差异无统计学意义(P=0.6);10年OS差异无统计学意义(P=0.5)。腋淋巴结阳性的病例,根治性乳房切除术的效果与全乳切除术加放疗的效果相同,10年DFS差异无统计学意义(P=0.2);10年无远处转移生存率差异无统计学意义(P=0.6);10年OS差异无统计学意义(P=0.7)。但全乳切除加放疗组的胸壁和区域淋巴结的复发率(<4%)低于根治术(6.6%)和单纯全乳切除术(9.3%)。NSABP B-04方案25年结果显示,三组在无病生存率、无复发生存率、无远处转移生存率和OS上差异仍无统计学意义。这一结果进一步证实了10年时的结果,即根治性手术不具有生存优势。

乳腺癌全乳切除术后,全胸壁放疗可用两种方法,一是采用60Co和高能X线进行切线照射,二是采用相应能量的电子线(9～12MeV)垂直照射或弧形照射,照射方式的选择必须依据肿瘤的部位、术后胸壁条件和胸部形状以及所要照射的靶区。切线野照射技术和保留乳房的放疗切线照射技术相似。在乳房切除术后全胸壁放疗中,应注意使皮肤和真皮达到足够的放疗剂量。这个问题可以用1/3的疗程加用填充物和1/3的疗程加用瘢痕区填充物来解决。全胸壁照射50Gy/5周,可以控制95%的亚临床灶。如果采用切线野照射,则上界与锁骨上野的下界相接,内界与内乳野外界相接,外界大约在腋中线,下界在相对应的对侧乳腺反折下1.5cm以上。如果不单独使用内乳野而内乳淋巴链又必须照射,则切线野内界必须过中线3cm。也可以采用电子线代替切线野照射,最简单的方法是用并列的射野照射,疗程中可以部分加填充物以减少肺的受量,增加皮肤表面的剂量。但这样可能存在胸壁外侧剂量不足的问题。也可以采用较复杂的电子线弧形照射技术,但弧形照射技术对皮肤表面剂量的估价较困难。

(3)根治术和改良根治术后放疗

1)根治性乳房切除术后:根治性乳房切除术后放疗的主要目的是根除局部或区域可能存在的病变,预防和降低复发。而衡量局部放疗效果的标准之一是放疗后无局部或区域复发的比例。一般认为,局部或区域复发与远处转移之间有密切的关系。因此,放疗后远处转移的比例及疾病相关生存率和OS也均应当作为衡量术后放疗疗效的参照。

回顾性研究发现,乳腺癌术后辅以放疗患者的局部或区域复发(LRR)率较单纯手术者低。Fletcher报道了至少随访10年的941例患者的治疗结果,其中70%的患者有腋窝淋巴结转移,平均转移淋巴结数为6.7个,腋窝淋巴结阳性和阴性患者的LRR率分别为5%和11%。腋淋巴结转移数≥4个的患者中,接受胸壁照射者的胸壁复发率为11%,而未接受胸壁照射者的胸壁复发率为19%。对腋窝淋巴结转移数<4个者,接受胸壁照射和未接受胸壁照射者的胸壁复发率是相同或接近的。其他报道显示,腋淋巴结阳性患者术后放疗后胸壁和区域淋巴结的10年复发率为3%~8%。

Stockholm Ⅰ试验是前瞻性研究中唯一对所有有复发危险的区域进行足量照射的研究,而且其照射技术也可以包括大部分的靶体积,包括内乳在内的区域淋巴结及胸壁均给予45Gy的照射剂量。本组患者中37%腋窝淋巴结阳性,经过16年的随访,单纯手术组的局部/区域复发率为20%,而术后放疗组则仅为4%。接受术后放疗的患者,无论腋窝淋巴结阳性还是阴性,术后放疗均降低了局部或区域复发率,而且术后放疗组中腋窝淋巴结阳性的患者的远处转移率和死亡率均明显降低。Auquier等对OsloⅡ试验和Stockholm工试验结果进行了联合分析,得出结论认为,术后放疗可以明显提高局部/区域肿瘤的控制率(P<0.0001)和OS(P<0.001),对腋窝淋巴结阳性的患者,术后放疗可以明显降低远处转移率并有提高患者DFS的趋势。

根治术后放疗能够降低15%~30%局部/区域复发率。降低局部或区域复发率是改善患者生存质量的一个重要方面。虽然大量随机分组临床研究已经证明,细胞毒性药物化疗可以明显降低绝经前妇女乳腺癌的远处转移率,但其对局部和区域复发率无明显影响。因此,对局部或区域复发危险性高的患者,无论是否接受过辅助化疗,均应进行术后放疗。

近几年,人们对内乳淋巴结照射的作用提出了异议。内乳淋巴结受累的概率与原发肿瘤的大小和腋淋巴结转移的状况相关,根治性乳腺癌切除术和扩大根治术的随机分组对比试验研究发现,腋窝淋巴结阴性的T1、T2期患者中,无论原发肿瘤位于内象限还是外象限,其内乳淋巴结转移概率均<10%。鉴于此,目前对上述患者不主张给予内乳淋巴结放疗,除非有广泛的血管或淋巴管受侵或具有恶性组织学特性。T3期或有腋窝淋巴结转移的患者,在扩大根治术中发现的内乳淋巴结的转移率可以达到20%左右,但实际上临床上出现明显内乳淋巴结转移的概率仅为4%左右。这种内乳淋巴结受累的概率与实际复发率之间的不一致性是是否要进行内乳淋巴结照射的争论的根源。

尽管目前对乳腺癌根治术后或改良根治术后放射治疗的指征仍然存有争议,但有一点是统一的,即对有局部或区域复发高危因素的患者应该给予术后放疗。乳腺癌根治术后或改良根治术后放疗的选择可以遵循如下原则:①Ⅰ、Ⅱ期乳腺癌,如果原发肿瘤位于乳房外侧半,组织学腋淋巴结阴性,则不予术后放疗。②Ⅰ、Ⅱ期乳腺癌,如果原发肿瘤位于乳房外侧半,组织学Ⅰ或Ⅱ水平淋巴结阳性,但阳性数<4,而且Ⅲ水平淋巴结阴性,可以不予放疗;如果Ⅲ水平

淋巴结阳性,则无论淋巴结阳性数多小均应该照射内乳区、腋顶和锁骨上区。③Ⅰ、Ⅱ期乳腺癌,如果原发肿瘤位于乳房外侧半,组织学腋淋巴结转移数＞4枚,则应该照射内乳区、腋顶和锁骨上区。④Ⅰ、Ⅱ期乳腺癌,如果原发肿瘤位于乳房内下象限,腋淋巴结阴性,则不予照射,特别是对病变位于左侧者。如果肿瘤位于内上象限,或中央区,则仅照射内乳区,对病变位于左侧乳房者,建议仅照射第1~3肋间。腋淋巴结阳性者,应同时照射内乳区和锁骨上下区,淋巴结转移数＞4枚者,应加照腋窝野。⑤对Ⅲ期乳腺癌应常规行内乳区、锁骨上下区的术后放疗,如果腋下转移淋巴结较大(直径＞3cm)或≥4个淋巴结转移或肿瘤突破淋巴结包膜或肿瘤浸润至腋下组织,则应该进行全腋窝放疗。⑥对所有T4期的患者、近端或切缘阳性的患者、皮肤/胸壁受累者、腋淋巴结转移≥4枚并肿瘤直径≥5cm者均应照射胸壁。

2)根治术或改良根治术后局部和区域淋巴结复发的放疗:根治术或改良根治术后孤立的局部和区域淋巴结复发率在3%~27%,其中半数患者胸壁为唯一的复发部位。根治术或改良根治术后腋窝淋巴结复发少见,约1.5%~6%。局部和区域淋巴结复发率与腋窝淋巴结有无转移和原发灶大小有关。局部和区域复发患者中只有一小部分适合手术治疗,手术切除再复发率57%~76%,根治性手术切除局部控制率60%~88%,但严重并发症发生率33%左右,5年生存率31%~50%。大多数患者需接受放射治疗。

照射范围:局部和区域淋巴结复发给予放射治疗时,不同学者应用的照射范围大小不一,从局部小野照射到包括胸壁和淋巴引流区在内的大范围照射。Bedwinek等认为对以往未接受术后辅助性放疗的复发患者,靶区包括胸壁和淋巴引流区。胸壁复发时只局部小野照射复发灶者胸壁再次复发率为14/26,而全胸壁照射后为3/53。区域淋巴结复发时不做胸壁预防照射者,胸壁复发率为17/40,预防照射后降为1/13,胸壁、腋窝或内乳复发,锁骨上下淋巴引流区做预防照射时复发为2/28,不做预防照射时复发为17/60。国内余子豪等报告大致相同:有胸壁复发的患者中,局部野照射后胸壁第二次复发率为52.94%,全胸壁照射后则降为27.27%。区域淋巴结复发的患者胸壁未预防者,胸壁复发率为44.1%。胸壁复发未予区域淋巴结预防照射者淋巴结复发率为16.6%,预防照射后无淋巴结复发。照射范围对生存率也有影响:胸壁及淋巴引流区均照射组5年生存率与局部野或单区域照射组比较,有显著性差异,分别为45.5%和11.1%。Toonkel等报道胸壁和淋巴引流区均照射时5年局部控制率为71%,只照射胸壁或淋巴引流区者局部控制率仅为50%;前者无瘤生存率为37%,后者为8%。

结合文献,目前多数学者建议,对于根治术或改良根治术后局部和区域淋巴结复发的患者,应先争取切除病灶,愈合后进行放疗,靶区范围包括胸壁和锁骨上下淋巴引流区,照射剂量50Gy,复发灶瘤床加量至60Gy;有病灶残留者,总量达65~70Gy或更高。腋窝及内乳区不做预防性照射。同步或序贯配合全身治疗。

5.毒副作用与并发症

乳腺癌术后放疗常见的并发症有上肢或乳腺水肿、乳房纤维化、肺炎、肺纤维化、肋骨骨折等。并发症的发生率与病例选择标准、腋清除技术、腋淋巴引流区放疗和放疗剂量等因素有关。放疗并发症的发生率与辅助治疗的方式也有一定的关系,比较保守手术加辅助放化疗和单纯放疗,发现联合化疗最常见的并发症为湿性脱皮、上肢水肿和肋骨骨折。胶原血管性疾病的存在可增加放疗的急性和迟发性放射反应。治疗前已存在胶原性血管病的患者,并发症发生率高且严重,以湿性脱皮、同侧上肢感觉异常、胸壁坏死、锁骨及胸骨和肋骨骨坏死为特点。晚期乳腺癌患者放疗后约 20% 的病例发生严重的皮下纤维化,5%～10% 的病例发生肋骨骨折和有症状肺炎、软组织和皮肤坏死或溃疡发生率较低。

(1)皮肤毒副作用:与乳腺癌放射治疗相关的急性毒副作用主要是皮肤损伤。自高能射线应用以来,广泛和严重皮肤并发症已很少见,但在大剂量照射或照射易损伤的部位(主要是乏氧部位、分泌旺盛部位如乳房下皱折处、腋窝和射野交接区等),仍可发生一定程度的皮肤反应。一般首先(治疗开始后 2 周)在照射区内出现界际分明的局部红斑,然后进展为干性脱屑,常伴局部瘙痒,此时皮肤损害不大,尚可继续照射,但应开始予以保护性措施。大多数皮肤反应到干性脱屑为止,少数病例可进展为湿性脱屑,此时皮肤改变似浅 II 度烧伤,可出现水泡和皮肤表层坏死。此种反应为可逆性,但多需中止治疗。照射区的皮肤反应除与照射剂量有关外,还与放射速度、照射设备有关。照射剂量大,放射速度过快均易发生皮肤反应。60Co 或高能 X 线照射多仅在早期出现轻度皮肤红斑;电子束可引起中等或严重的红斑;高能射线加填充物则易致湿性脱屑,而深部 X 线则易致晚期反应。

(2)晚期毒副作用与并发症:辅助放疗的晚期毒副作用包括放射性肺炎、心脏毒性、上肢水肿、臂丛损伤及继发第二恶性肿瘤的危险。通过现代放疗设备与技术的改进,以及仔细的靶区设计,这类并发症可降低到最低程度。有回顾性分析资料表明,1624 例保留乳房手术加辅助放疗的患者(在同一研究院治疗的病例),在中位随访 77 个月时,总的有症状的肺炎发生率是1.0%;射野包括锁骨上者为 3%;同时给予化疗者为 8.8%;放疗结束后给予化疗者为 1.3%。

1)对心脏的影响:对于左侧乳腺癌接受术后放疗的患者,一个大家较为关心的问题是放射性心脏损伤的发生。一般说来,轻度急性心脏损伤仅表现为心电图或放射学的改变,重度方出现心力衰竭。晚期心脏损伤主要表现为心功能异常或出现心肌梗死。其发生率与心脏受照体积、V30 及治疗前心功能等有关。

通过放疗技术的改进,可使左侧乳腺癌与放疗相关的潜在心脏病死亡率的相关性降低。目前开展的 3DCRT 和 IMRT 技术已有研究证实可以降低心脏的受照体积和剂量,从而可能减少放射性心脏损伤的发生。745 例左侧乳腺癌保留乳房治疗加放射治疗后随访 12 年,没有增加心脏病的死亡率。

2)对肺脏的影响:接受全乳放疗的患者,几乎每例患者均有肺部放射性损伤改变,但有症状的放射性肺炎发生率仅为 12%。EBCTCG 对 78 个随机分组研究进行荟萃分析,结果表示,术后放疗可使因肺脏疾病的死亡风险增加,RR 为 1.78。对于放射性肺损伤的预防比治疗更重要,预防措施包括临床意义上的预防(如对合并化疗患者尽量避免使用具有肺毒性的药物)、使用放射防护剂(如阿米福汀)及进行放射性损伤的预测等。其预测指标可包括 V20、MLD、NTCP、酶蛋白 D/E 及 PET/CT 功能影像预测等。对于有明显症状的急性放射性肺炎的临床治疗包括:①吸氧、祛痰及支气管扩张剂的应用。②应用肾上腺皮质激素减轻病变部位的炎性反应和间质水肿。③抗生素的应用。放射性肺炎是一种淋巴细胞性肺炎,因此当没有合并感染时,抗生素的应用仅作为预防性用药。

(三)生物治疗

目前普遍认为乳腺癌属于全身性疾病,治疗应采取综合手段才可能获得最佳疗效,使患者最大程度获益。目前乳腺癌的综合治疗方法主要有手术治疗、放射治疗、化学治疗以及新近兴起的生物治疗。由于乳腺癌发展至中晚期时恶性程度普遍较高，仅使用单一的治疗方法对中晚期的乳腺癌往往难以达到满意的效果，故目前多主张对中晚期乳腺癌进行生物治疗配合手术治疗、放射治疗、化学治疗的综合治疗方法，以综合各治疗方法的优势，互相弥补不足，使对中晚期乳腺癌达到最佳的治疗效果。

20 世纪 80 年代初，由美国研究者首先提出肿瘤治疗的新概念——生物反应调节剂（biological response modifiers，BRM），从而建立了肿瘤的第四大治疗模式——生物治疗。这也使得对中晚期乳腺癌的治疗方面有了更多的选择。生物治疗既可独立治疗中晚期乳腺癌，又可以与另外三种传统治疗模式（手术治疗、化学治疗和放射治疗）配合应用。生物治疗技术的发展日新月异，为彻底消灭癌细胞提供了又一强有力的手段，所以不少学者预测 21 世纪将是肿瘤生物治疗的时代。

在过去的 40 多年里，肿瘤分子免疫学和分子生物学的进步及大批量生产纯生物制剂技术的进步，使天然生物分子和合成生物分子制剂的抗肿瘤的临床实验和应用成为可能。一批生物制剂已被证明有效，经 FDA 批准用于恶性肿瘤治疗。目前肿瘤的生物治疗方式包括使用细胞因子、过继性细胞免疫治疗、单克隆抗体、肿瘤疫苗和基因治疗等。概括为抗癌细胞疗法、抗癌细胞素疗法、抗癌基因疗法和抗癌抗体疗法。

1.细胞因子

细胞因子是抗肿瘤治疗的重要的生物反应调节剂。生物反应调节剂（biological response modifiers BRM）是通过调节机体内在的防御功能和抗癌体系，重建或提高机体的免疫功能，达到抑制或杀伤肿瘤细胞的结果。BRM 可能有以下作用：①直接增强宿主的抗肿瘤能力，通过免疫刺激来增加效应细胞和细胞因子的数量或活性；②增强宿主对肿瘤的免疫反应；③改变肿瘤细胞膜的状态；④抑制细胞的逆转，或促进肿瘤细胞的分化。细胞因子是由细胞产生的可溶性蛋白，通过与相应的细胞表面表达的特异性受体相互作用，影响自体细胞（自分泌）和其他细胞（旁分泌）的生长和代谢。目前有 50 多种细胞因子已被分离出来，但只有 8 种被 FDA 批准应用于治疗。

（1）干扰素：干扰素是一种病毒感染的细胞产生的糖蛋白。1957 年由 Isaacs 和 Lindenmann 发现，用于抗病毒感染治疗。干扰素有直接的抗病毒活性，增加主要组织相容性复合物（MHC）和肿瘤相关性抗原的表达，提高 NK 细胞的杀伤活性，增强抗体依赖性细胞介导的细胞毒作用，并发挥直接的抗血管形成的作用。

干扰素-α（IFN-α）和干扰素-β（IFN-β）结合到一个共同的受体（Ⅰ型），然而干扰素-γ（IFN-γ）结合到不同的受体（Ⅱ型）。干扰素-α 是第一个进行临床实验的重组细胞因子，1986 年经 FDA 批准在临床使用。

1）干扰素-α：较小病灶的转移性肾细胞癌对干扰素-α 表现出较弱但持续的反应。干扰素-α 在肾细胞癌的手术切除后的辅助性治疗中的角色正在研究之中。有报道说，INF-α 在治疗少数类癌和胰腺内分泌肿瘤的病人中显示出较高的有效率。INF-α 对多发性骨髓瘤、非何杰金氏淋巴瘤和皮肤 T 细胞淋巴瘤（CTCLs）、乳腺淋巴瘤、Paget 病可能有效。对乳腺癌和其他实体瘤的疗效尚无定论。有报道 15 例乳腺癌病人给予 IFN 300 万单位/天肌内注射，连续注射 14 天。用抗乳腺抗体（TCG-72）标记 131I-CC49,结果表明治疗组肿瘤组织 IFN 结合率 49%,对照组 1.3%,表明 IFN 有加强免疫的能力。研究证明 INF 通过上调 MHC 分子表达, 加强体内Ⅰ类和Ⅱ类免疫反应,增加肿瘤抗原的表达,亦可直接抑制肿瘤细胞生长。适于术后 免疫治疗和晚期复发转移病人的生物治疗,一般用法:IFN 肌内注射 100 万～300 万单位/次, 2～5 次/周,3～4 周/疗程。

2)干扰素-γ(IFN-γ):干扰素-γ 为 20kda 糖蛋白。来源于淋巴细胞和 T 细胞,作用于 T 淋 巴细胞和 NK 及巨噬细胞的发育。对 IFN-γ 抗肿瘤活性尚有争议,但在治疗恶性间皮细胞瘤 的结果令人乐观,胸膜腔内用药反应率为 15% 左右。

(2)白介素-2:在 1976 年发现,最初被称为"T 细胞生长因子",用于保持和增殖激活的 T 细胞。白介素-2 为 15000-d 疏水糖蛋白,也可增加杀伤性淋巴细胞的细胞毒性,诱导淋巴因子 激活的杀伤细胞(LAK 细胞)的生成,促进 B 细胞增生和分泌免疫球蛋白,诱导其他细胞因子 的分泌,包括 IL-1,IL-6,肿瘤坏死因子(TNF-α)和 IFN-γ 等。

主要适应证范围:①转移性肾细胞癌;②转移性黑色素瘤;③其他肿瘤,IL-2 对淋巴瘤、非 小细胞肺癌、直肠、乳腺肿瘤和肉瘤有效,但有效率相对较低和 IL-2 的毒性限制。

主要副作用:任何持续的Ⅲ级毒性反应.都应停药治疗,而不是减少药量。

1)发热:恶心、呕吐和发热,可给予止吐药、退热药治疗,发生寒战时可予哌替啶静推。

2)毛细血管渗漏综合征:表现为进行性的体重增加和血管内血容量减低,应进行积极的且 谨慎的静脉输液治疗,避免肺水肿的发生。

3)少尿和低血压:经常需要使用少量的多巴胺来治疗少尿。发生低血压时可使用 α-肾上 腺素激动剂治疗。

4)肝脏和肾脏的影响:所有的病人都有不同程度的肝脏酶系和肌酐的升高,必要时停止使 用 IL-2 直到所有升高的酶开始下降。

5)心血管的影响:虽然心肌梗死少见,有时是不易察觉,最好的预防方法是治疗前行心脏 检查。

6)肠缺血和坏死:少见,也许与低血压有关,可以表现为局部的腹部疼痛,需要急诊手术 治疗。

7)进行性的神经精神症状:应该立即停止治疗,有可能进一步发展到昏迷。

8)深静脉导管导致的败血症:置深静脉导管的患者,导管常有葡萄球菌感染,部分由于中 性粒细胞功能不良,最好预防性应用抗生素。

标准的 IL-2 方案:高剂量间断性静注(60～72×10^4 IU/kg,q8h)共 5 天,休息 7～10 天,然 后重复一个 5 天疗程。有效者休息两个月后重复。一个前瞻性的随机研究将高剂量的方案和 低剂量间断静注给药(72×10^3 IU/kg,q8h)的方案进行比较,在肾细胞癌治疗中,取得相同疗 效,但低剂量方案的毒性较小,因而,低剂量的方案将可能取代标准方案。连续输注给药产生 的毒性累积性剂量较低,与间断静注给药相比无毒性增加。白介素 2 皮下给药(经常和 INF-α 联用)治疗肾癌同样有效,但剂量和周期尚不明确。

毒性的处理:白介素-2 的毒性是剂量相关性,受以下几点影响:①重要器官的淋巴细胞浸 润;②血管通透性的增加引起的一系列的症状(毛细血管渗漏综合征);③其他细胞因子的产生：包括 TNF-γ 和 TNF。几乎所有的器官都受到影响，副作用在给药后几小时后开始，并且在接下来的治疗中持续稳定的累积。大部分副作用在治疗后 48～72 小时快速消失。应置深静脉导管便于测中心静脉压、抽血、给药。所有的病人应该持续心电监测。

（3）肿瘤坏死因子-α：TNF-α 是因为它能够导致小鼠体内肿瘤出血性坏死而命名的，它不仅有直接的抗肿瘤细胞的毒性，而且可以诱导其他细胞因子的产生由于严重的细胞毒性导致凝血障碍、肺功能不全、血细胞减少症，全身性的临床试验已经放弃。

为了达到治疗浓度和避免全身的毒性反应，局部血管灌注给药技术经过发展和试验取得了效果；局部灌注 TNF 和马法兰对肉瘤和黑色素瘤有较大的疗效。TNF 被欧洲批准用于软组织肉瘤的局部治疗。一个多中心的 Ⅲ 期临床试验正在进行评估 TNF 和马法兰对黑色素瘤的高温肢体灌注。欧洲多中心研究，对 186 个局部早期的而未手术切除的软组织肉瘤病人，接受隔离高温肢体 TNF 和马法兰局部灌注的生物化学治疗。82％的病人有效，(29％的病人完全缓解)，肢体保留率达到 82％。

2.细胞治疗

细胞治疗是一种过继性免疫治疗方式，用 IL-2 能有效的扩增培养 T 细胞，激活杀伤细胞（LAK 细胞）和肿瘤浸润淋巴细胞（TIL 细胞），产生抗肿瘤反应。

（1）LAK 细胞治疗：LAK 细胞由外周血分离出来的 T 细胞和 NK 细胞组成，经外源性 IL-2 处理后，可保持体内的抗肿瘤活性。NCI 的 178 例经 LAK 细胞治疗的病例，随访发现 14％ CR，30％PR；其中疗效最好的是肾细胞癌（35％CR＋PR）、黑色素瘤（21％ CR＋PR）、非何杰金氏淋巴瘤（57％CR＋PR）。根据多年的研究综合，黑色素瘤反应率 0～56％，平均 18％；肾细胞癌 0～50％，平均 27％；淋巴瘤 0～100％，平均 50％；结直肠癌 0～100％，平均 9％。近来有人进行用 IL-12 代替 IL-2 来刺激 LAK 细胞治疗研究，但有待研究结果。单用 IL-2 治疗和 IL-2＋ LAK 细胞联合治疗的研究结果，显示后者反应率提高，但生存期无明显改善。IL-2＋ LAK 细胞联合可用于乳腺癌胸腹水、骨转移、肺转移等晚期复发转移病人。

（2）肿瘤浸润淋巴细胞（TIL）治疗：TIL 的抗肿瘤活性在动物实验中显示比 LAK 细胞高出 50～100 倍。TIL 细胞是从病人外科手术切除后的肿瘤细胞分离（或从肿瘤组织的渗出液）。TIL 细胞对肿瘤细胞显示细胞毒性，但仅限于供体的肿瘤，主要是因为 HLA 限制性。多数人认为，TIL 以 CD3/TCR 与 HLA Ⅰ 类/肽复合物在肿瘤细胞表面相互作用，识别和溶解肿瘤细胞。NCI（1998 年）随访 86 例黑色素瘤患者的结果为：CR＋PR 为 34％，反应率高于 LAK 细胞的近两倍。

腹腔内灌注 TIL 加化疗结果较乐观，有报道 TIL 加环磷酰胺联合应用（14％ CR 和 57％ PR）和 TIL＋顺铂（70％CR＋20％PR）治疗卵巢癌腹腔转移病人。NorimichiKan 用 OK-432 加 TIL 治疗 67 例乳腺癌胸水，平均生存率 12 个月，5 年存活率 36％，对照组平均生存率 3 个月，5 年存活率 0％，Cox's 分析（p＜0.005）。

近来的研究进展包括体外 HLA-提呈免疫优势肽（immunodominant peptides）进行刺激，TIL 的活性提高 50～100 倍。该方法利用外周血淋巴细胞进行有效培养，而无须肿瘤组织标本，扩展 TIL 细胞治疗的可行性。用其他细胞因子来增强 TIL 细胞活力和结合免疫调理剂或化疗药物的综合治疗方法亦在研究中。

（3）特异性细胞毒 T 细胞（CTL）治疗：LAK（淋巴因子激活杀伤细胞）、TIL（肿瘤浸润淋巴细胞）、CTL（细胞毒 T 细胞）、DC（树突状细胞）、CD3AK（抗体淋巴因子激活杀伤细胞）、CIK（细胞因子激活杀伤细胞）为目前临床肿瘤治疗应用的免疫活性细胞，但在治疗乳腺癌原发病灶疗效不如转移灶（可能与转移灶血运好于原发病灶相关）。Lister J.认为乳腺癌治疗后的过继性免疫治疗可杀伤残存的乳腺癌细胞，降低复发率。在乳腺癌大剂量化疗，干细胞移植后立即输注 A-NK 细胞加 IL-2，可病人在造血重建期诱导出 NK 细胞，杀伤残存的癌细胞，为 CTL 和 DC 细胞是肿瘤疫苗治疗的主要免疫活性细胞，用肿瘤肽疫苗 Mages、Her-2/neu、Muc-1、CEA 等处理经 IL4 ＋GMCSF 诱导激活的 DC 细胞，激活的 DC 细胞可将这些带有乳腺癌相关抗原的肽类递呈给 CTL 细胞，这些带有乳腺癌特异性肿瘤抗原和 MHC 抗原的肽类可被 CTL 细胞识别并激活 CTL 细胞产生特异性杀伤表达相同的肿瘤细胞，为乳腺癌干细胞移植支持下的大剂量化疗提供新的治疗思路。

3.单克隆抗体

1975 年，Kohler 和 Milstein 首次提出单克隆抗体的概念。单抗在针对人类肿瘤相关性抗原的诊断和鉴别的应用方面取到很好的发展。1997 年 FDA 批准 rituximab 应用于临床治疗后，继后发展的许多治疗性单克隆抗体的临床实验在进行中。

（1）治疗性应用

1）Trastuzumab（Herceptin）：Trastuzumab 曲妥珠单抗（Herceptin 赫赛汀），被 FDA 批准历史：1998 年，批准用于转移性 HER2 阳性乳腺癌；2006 年批准用于早期 HER2 阳性乳腺癌中的辅助治疗；2008 年，批准用于额外的辅助治疗；2010 年，批准用于 HER2 阳性胃癌或胃食管交界癌。曲妥珠单抗（赫赛汀）是一种重组 DNA 衍生的人源化单克隆抗体，选择性的作用于人表皮生长因子受体-2（HER2）的细胞外部位。与 HER-2/neu 结合，HER-2/neu 是跨膜的糖蛋白受体，可以特异性阻断促进细胞增殖的生长因子信号由细胞外向细胞内传导，同时其本身还具有内在的酪氨酸激酶活性，特别是与其他化疗药物共同使用时，Herceptin 还能增强化疗药物的疗效。在原发性乳腺癌患者中观察到有 25％～30％的患者 HER2 过度表达。HER2 基因扩增的结果是这些肿瘤细胞表面 HER2 蛋白表达增加，导致 HER2 受体活化。研究表明，HER2 过度表达的肿瘤患者较无过度表达的无病生存期短。HER2 的过度表达可通过以下方法诊断：对肿瘤组织块以免疫组化为基础的评价法，组织或血浆样品的 ELISA 法或荧光原位杂交法（FISH）。曲妥珠单抗在体外及动物实验中均显示可抑制 HER2 过度表达的肿瘤细胞的增殖。另外，曲妥珠单抗是抗体依赖的细胞介导的细胞毒反应（ADCC）的潜在介质。在体外研究中，曲妥珠单抗介导的 ADCC 被证明在 HER2 过度表达的癌细胞中比 HER2 非过度表达的癌细胞中更优先产生。

在 222 例转移性乳腺癌病人的临床研究中，对初次化疗不敏感的难治性病人，trastuzumab 取得了 16％的总有效率（8 例病人完全缓解，22 例病人部分缓解），中位缓解期 9 个月。在一组前瞻性的随机研究中，469 名未治的转移性乳腺癌病人，HER-2/neu 过度表达的转移性乳腺癌病人，trastuzumab 加泰素（Taxol）取得了 42％的总有效率，远远高于前面 16％的有效率和单独应用紫杉醇的有效率。Trastuzumab 的治疗对有 HER-2/neu 基因扩增的病人有效。为此，FDA 批准 trastuzumab 作为转移性乳腺癌二线或三线的单药治疗，和紫杉醇联用可用于一线治疗。由于 trastuzumab 和蒽环类药物联用时,心功能不全的危险性上升,为此不提倡与这一类化疗药物联用。英国健康与临床疗效研究院(the National Institute for Health and Clinical Excellence,NICE)推荐对 HER2 过表达早期乳腺癌术后患者,在她们完成必要化学治疗之后,都进行三周一疗程、为期一年的 Herceptin 治疗,但同时列出患者中指若出现下列心血管症状时应终止 Herceptin 治疗。这些症状包括:充血性心力衰竭、药物引起的心绞痛、不受控制的高血压、ECG 检测到的心力衰竭、心脏瓣膜疾病以及不受控制的心律失常等。同时建议在 Herceptin 治疗前和治疗过程中,每三月对患者进行心脏功能评估,如遇到心脏意外事件应立即停止 Herceptin 治疗。

2)Lapatinib(Tyverb):Lapatinib 拉帕替尼是一种口服的小分子表皮生长因子酪氨酸激酶抑制剂。主要用于联合卡培他滨治疗 ErbB-2 过度表达的、既往接受过包括蒽环类、紫杉醇、曲妥珠单抗(赫赛汀)治疗的晚期或转移性乳腺癌。拉帕替尼可以阻断表皮生长因子 ErbBl 和 ErbB2(HER2/neu 受体)信号通路。拉帕替尼可以与 capecitabine(Xeloda)卡培他滨(希罗达)联用,用于治疗既往 Herceptin 治疗失败的转移性或局部晚期 HER2 阳性乳腺癌患者。在英国,拉帕替尼能否可与芳香化酶抑制剂或 Herceptin 联用目前尚无定论,有部分研究机构正在进行 lapatinib 治疗炎性乳腺癌的研究,目前尚无最终报告数据。

临床试验中观察到的大于 10% 的不良反应主要为胃肠道反应,包括恶心、腹泻、口腔炎和消化不良等,皮肤干燥、皮疹,其他有背痛、呼吸困难及失眠等。与卡培他滨合用,不良反应有恶心、腹泻及呕吐,掌跖肌触觉不良等。个别患者可出现左心室射血分数下降,间质性肺炎。其最常见之副作用为肠胃消化道系统方面的副作用,即恶心、呕吐、腹泻等症状,其他还有皮肤方面的红肿、瘙痒、疼痛,以及疲倦等。另外还有极少见但是严重的副作用,包括心脏方面以及肺部方面。当病患出现二级(New York Heart Association,NYHA class 2)以上的心脏左心室搏出分率(Left Ventricle Ejection Fraction,LVEF)下降时,必须停止使用,以避免产生心脏衰竭。当 LVEF 回复至正常值或病患无症状后两个礼拜便可以以较低剂量重新用药。与 anthracycline 类的化疗药品相比,拉帕替尼的心脏毒性为可逆的,不像 anthracycline 的不可逆性并有一生最多使用量,拉帕替尼并没有一生最多使用量。由于拉帕替尼是以肝脏 CYP 酶素系统代谢的药物,在使用其他具有诱导或是抑制 CYP 酶素的药物时,必须要注意剂量的调整。孕妇一般不应该使用拉帕替尼,因为其怀孕毒性分类为 D,因此如果没有绝对的需要或是对母体有极大的利益,否则不建议孕妇或育怀孕者使用。

3)Sunitinib:舒尼替尼(商品名 Sutent)属于蛋白激酶抑制剂化学信使酶类,通过阻断蛋白激酶信号通路抑制癌细胞增殖。目前正在进行 Sunitinib 与其他化疗药物连用治疗乳腺癌的研究。

4)Everolimus:依维莫司(商品名 Afinitor)属于 mtor 抑制剂,已发现其可以阻断肾癌细胞分裂和生长。依维莫司临床上主要用来预防肾移植和心脏移植手术后的排斥反应。其作用机制主要包括免疫抑制作用、抗肿瘤作用、抗病毒作用、血管保护作用。常与环孢素等其他免疫抑制剂联合使用以降低毒性。除了肾细胞癌,依维莫司也正在进行对神经内分泌肿瘤、淋巴瘤、其他癌症以及结节性硬化症的研究,可作为单一制剂或者与现有的癌症治疗方法合用。作为研究药物,依维莫司的安全性和有效性还没有在肿瘤领域完全建立起来,现在正处于严格控制和监测进行的临床试验阶段。这些试验的设计是为了更好地理解该化合物的潜在效益以及相应的风险。由于临床试验的不确定性,现在还不能确保依维莫司可以作为肿瘤适应证的药品在全球范围商业出售。依维莫司目前(2010 年)被批准的商品名 Certican,用于预防心脏和肾移植患者的器官排异。Certican 在 2003 年在欧洲首次获得批准,目前(2010 年)在超过 60 个国家有售。

5)IMC-C225:IMC-C225 是一种嵌合型的单克隆抗体,针对表皮生长因子受体(EGFr),很多上皮性恶性肿瘤都表达这种受体。这种抗体的副作用可以耐受,包括输液反应、毛囊炎。在局部早期的头颈部肿瘤中,可以增加放射治疗的疗效。也能诱导复发的或对化疗耐受的病人缓解。

6)RhuMabVEGF(Bevacizumab):即阿瓦斯丁(Avastin),作为一种抗血管生成的药物,通过抑制血管内皮生长因子的作用阻断对肿瘤,抑制肿瘤在体内扩散,增强化疗疗效。属于人源性单克隆抗体,可与循环中的单克隆 VEGF 结合,最后完全清除。VEGF 在恶性肿瘤血管形成中扮重要角色。在临床试验中,bevacizurnab 可与化疗联合应用。在批准用于治疗乳腺癌之前,这种药物还被美国药管局批准用于治疗肺癌、结肠癌和直肠癌,并在欧洲获准用于治疗乳腺癌。但是,2010 年 7 月,美国食品和药物管理局评估人员准备的一份背景报告说,瑞士制药巨头罗氏公司最近提供的两份后续研究结果表明,该公司生产的癌症药物阿瓦斯汀(Avastin)不能阻止乳腺肿瘤生长,也无法延长乳腺癌患者的生存期。这份 16 日公布在药管局网站上的报告说,与化疗相比,阿瓦斯汀无法显著延长乳腺癌患者的生存期,最近获取的数据也不支持阿瓦斯汀可以缩小乳腺肿瘤这一结论。此外,服用阿瓦斯汀的乳腺癌患者还出现血压高、疲劳、白细胞水平异常等不良反应。美国食品和药物管理局外部专家委员会 20 日以 12 票赞成、1 票反对的投票结果,要求美药管局取消用阿瓦斯汀化学名"贝伐单抗",治疗乳腺癌的许可。

(2)抗原性:单克隆抗体的种属来源决定它的活性,亦决定它在人体中的免疫原性。鼠源性抗体容易产生人抗鼠抗体(HAMAs),这种抗体能够迅速与治疗性抗体结合,直接影响到血清半衰期。啮齿目动物源性的单克隆抗体在人体中受制于先天的免疫性,应用有限。由于这些原因,现代技术正在创造人源性嵌合的、人源化的、完全人源性的抗体,这是非常关键的。

(3)有关单克隆抗体问题

1)肿瘤抗原的异质性,需强调的是应用放射性核素标记的抗体也会对旁边的细胞产生影响。

2)抗体无力穿透更大的实体肿瘤,这可以通过增加抗体浓度和降低抗体片段的分子大小来克服,正在研究之中。

3)抗体与循环中的抗原结合,可以通过剂量调整来处理。

(4)重组毒素/免疫毒素:有效的植物、细菌和合成的毒素能通过抗体连接(免疫毒素)与肿瘤组织靶向结合,或与生长因子(重组毒素,癌毒素,嵌合毒素)结合直接作用在独特的肿瘤相关性抗原或生长因子受体。有两种这样的产品,denileukindiftitox(ONTAK[KAB3891L-2])和 gemtuzumabozogamicin(Mylotarg[CMA-676])被 FDA 批应用于恶性肿瘤的治疗。这种针对癌细胞表达的特异性受体的免疫毒素的靶向治疗也可应用于其他的肿瘤治疗。

DENILEUKIN DIFTITOX(ONTAK〔KAB389IL-2〕)Denileukindiftitox 地尼白介素是一种 58-kd 的基因工程产品,由 IL-2 的受体结合区与具有酶活性的白喉毒素的跨膜片段融合在一起。细胞(包括激活的 T 淋巴细胞)表达的高度亲和性 IL-2 的受体与 denileukindiftitox 结合,denileukindiftitox 被摄取后裂解释放白喉毒素的 A 链进入胞浆,然后持续抑制蛋白的合成导致细胞死亡。Denileukindiftitox 的毒性是温和的,大部分病人有寒战、发热、乏力、恶心/呕吐。虽然 denileukin diftitox 是在门诊病人中给药,21% 的病人接受治疗后需要住院治疗,多数因为毛细血管渗漏综合征,多发生在输液 1~2 周后,常常合并脱水。大于 2/3 的病人(69%)在接受 denileukin diftitox 治疗后的 24 小时内可发生急性过敏反应,多发生在首次后,与治疗周期无关。处理包括,降低给药速度(或停止给药),必要时使用激素和肾上腺素。接受 denileukin diftitox 治疗的病人 48% 会并发感染,一半的并发症相当严重(例如,导管性败血症)。副作用的程度随着重复治疗而减轻,可能反映了针对治疗抗体的抗体增加,加快了药物的清除。denileukin diftitox 治疗的禁忌证包括对白喉毒素或 IL-2 的过敏反应,心血管疾病和低蛋白血症。在 104 例 AML 病人第一次复发后进入 gemtuzumab ozogamicin(Mylotarg)Ⅱ期临床实验。总共有 31% 的病人进入缓解期。大于 60 岁的病人疗效和毒性相同,15 个大于 60 岁的病人中有 9 个病人取得缓解,至今仍未复发,缓解中位时间达 267 天。病人被允许进行缓解后的有关治疗(15 个病人中有 5 个病人如此)。毒性分析显示大于 60 岁病人的黏膜炎和感染的发生要比接受细胞毒性药物化学治疗少。

(5)放射性核素标记的抗体:输注标记放射性同位素的肿瘤靶向抗体,能够对散在的肿瘤产生细胞毒性剂量的放射而对周围正常组织产生有限的射线损伤。有两种标记放射性同位素的抗 CD-20 抗体,将被 FDA 审核批准。Tositumomab/放射性碘标记的 tositumomab(131-1-B1,Bexxar),显示非常显著的疗效,在治疗 B 细胞淋巴瘤中有效率高达 100%。在 Indolent diseases 中也是如此,缓解期长达 12 个月。主要的毒性是骨髓抑制,与化疗相比,发生较晚,持续时间长。另一种药物,90-钇-ibritumomab tiuxetin(IDEC-Y288,〔Zevalinl〕),使用发射 β 射线的 90-钇作为放射源。它的优点是容易管理和局部放射强度大。研究者正在研究开发不需使用放射剂量测量的 Tositumomab tiuxetin,这样给药将更加简单。在钥孔碱血蓝素存在的条件下,培养中的树突状细胞(在 GM-CSF 和白介素 4 存在的条件下由外周血产生),由黑色素瘤多肽的混合物或自体的肿瘤溶解产物刺激,产生树突状细胞疫苗。用疫苗治疗 16 个病人后,有 5 个病人取得缓解(2 个完全缓解,3 个部分缓解)。疫苗直接注射到腹股沟淋巴结,前 6 周每周 1 次共 4 周,然后每月 1 次持续 10 个月。这个研究显示应用明确的肿瘤抗原多肽或肿瘤溶解产物致敏的树突状细胞疫苗具有非常光明的治疗前景。

4.未来的研究方向

(1)基因治疗:肿瘤生物学研究的发展,使基因治疗的技术同时变得成熟和容易。我们可以使用多种载体,包括反转录病毒载体、脂质体,或机械性导入。许多方法正在临床实验评价。乳腺癌的基因治疗是将外源基因导入体内而达到治疗目的。乳腺癌基因治疗的基点是:①针对癌基因的突变、扩增、过度表达,采用反义核酸和核酶;对癌基因、生长因子受体、信号传导通路等靶点设计的反义寡核苷酸(antisense oligodeoxyribonucleotide,AS-ODN),AS-ODN 的主要问题是在细胞内的稳定表达以及它的组织特异性和作用特异性。②抑癌基因的突 变、失活,采用野生型正常基因(p53,BRCA1,Rb,p16,p27)为治疗基因,用野生型抑癌基因恢复肿瘤抑癌基因功能。③与凋亡相关的基因,bcl-2阻止凋亡,抑制该基因在肿瘤细胞内表达的基因治疗,可增加抗癌药的敏感性。热休克蛋白(Hsp70)是抗凋亡伴随蛋白,用反义Hsp70cDNA(asHsp70)转染肿瘤细胞,抑制热休克蛋白的合成,导致肿瘤细胞凋亡。④抗血管生成基因,用重组逆转录病毒或腺病毒载体表达血管生成抑制剂Angiostatin或Endostatin cDNA,将基因治疗的载体给药技术和血管生成抑制剂结合。用表达可溶性Tie2受体的重组腺病毒,可特异性地阻断肿瘤血管内皮细胞Tie2受体的活化,抑制肿瘤内血管形成。⑤自杀基因,应用自杀基因(SGs)将前体药物在肿瘤部位转化为具有抗肿瘤活性的代谢产物,达到特异性杀伤肿瘤细胞目的。

(2)疫苗:肿瘤疫苗主要包括肿瘤细胞疫苗、肿瘤基因工程疫苗、肽疫苗、核酸疫苗、抗独特型抗体疫苗等。肿瘤细胞疫苗利用自体或同种异体肿瘤细胞或其粗提物,经处理去除致癌性,保留其免疫原性,导入患者体内以打破免疫耐受。核酸疫苗由能引起机体免疫反应的抗原基因片段及其载体构建而成,能同时激发细胞和体液免疫反应,包括DNA和RNA疫苗,目前以DNA疫苗研究较多。抗独特型抗体疫苗具有模拟抗原及免疫调节的双重作用,能打破机体免疫耐受,可代替肿瘤抗原诱导特异性主动免疫反应。

相当多的证据表明,肿瘤逃避免疫系统的杀伤存在某种机制,这包括对自体抗原的耐受,由于缺乏有效的抗原而不能对免疫系统产生刺激或肿瘤逃过免疫监视,这些障碍的存在使机体不能发挥有效的抗肿瘤免疫反应。在早期疾病中,可以通过使用特异性抗原或者修饰整个肿瘤细胞进行有效的疫苗治疗来克服这些障碍。几种针对乳腺癌病人的肿瘤相关性抗原(Mages,CEA,Muc-1,Her-2/neu)的疫苗正在进行Ⅲ期临床试验。目前进入研究阶段的肿瘤疫苗治疗:①特异性基因肽疫苗(Mages,CEA,Muc-1,Her-2/neu);②肿瘤细胞与B7激活B细胞杂交瘤治疗;③DNA瘤苗治疗;④肿瘤细胞疫苗治疗。自体肿瘤细胞和同种异体的抗原提呈细胞(树突状细胞DC)的杂交细胞疫苗,在17个早期肾细胞癌病人中试用,在7个病人身上见到了疗效。肿瘤细胞—树突状细胞的杂交细胞疫苗,在其他肿瘤的治疗中,有广阔的应用前景。

(3)干细胞治疗:化疗对机体尤其对骨髓的毒性,干细胞移植对骨髓造血功能恢复起重要作用。而自体外周血干细胞移植创伤小,造血与免疫功能恢复较快,移植成功率较高,住院时间较短,花费也较低,具有较大应用前景。对于腋窝淋巴结10个以上或对化疗敏感的临床Ⅱ或Ⅲ期有转移的乳腺癌患者,常给予大剂量化疗,如6个周期的超大剂量的CAF或FEC方案辅助化疗,之后输注自体外周造血干细胞。

"CTC肿瘤生物治疗"技术从乳腺癌患者外周血中采集单个核细胞,送至专门的GMP洁净实验室进行体外培养及诱导,以获取成熟的、具有识别乳腺癌细胞能力的DC细胞和数量更多、更具活性和杀伤力的CIK细胞,并将这两种细胞分次回输到乳腺癌患者体内,用它们对乳腺癌细胞进行特异性杀伤,生物治疗可以启动乳腺癌患者人体免疫机制,提高乳腺癌患者人体免疫能力,有效清除乳腺癌患者体内残留的乳腺癌细胞和转移的微小病灶,达到控制乳腺癌生长、预防乳腺癌复发、转移和恶化的目的,生物治疗还实现了延长乳腺癌患者生存期、快速提高乳腺癌患者生活质量的多重目标,由于乳腺癌生物治疗技术是利用人体自身的免疫细胞、而不是传统的化学药品来杀伤乳腺癌细胞的,因此这种乳腺癌的治疗方法-生物治疗技术安全无毒副作用,目前报道称该技术已在国内多家医院展开临床应用。

(4)血管生成抑制治疗:肿瘤生长转移离不开新生血管的营养供给,血管包括内皮细胞增殖、迁移、血管再通等多个步骤的复杂过程。肿瘤血管形成受一系列促进或抑制的可溶性因子共同调节。高血管密度是乳腺癌的高危因子之一。乳腺癌细胞高表达促血管生成因子。抗血管治疗通过阻断肿瘤血管生成因子,从血管形成的多个环节联合用药,以达到抗血管继而抗肿瘤治疗的目的。

总之,乳腺癌生物治疗是一种新兴的治疗手段,相信随着分子生物学和生物工程技术的进一步发展,乳腺癌生物治疗将会展示出更为广阔的应用前景。

(四)内分泌治疗

乳腺癌为女性常见恶性肿瘤之一,发病率在世界各地均呈上升趋势。在多数发达国家,乳腺癌的发病率已跃居女性常见恶性肿瘤的第 2 位或首位。乳腺癌发病原因尚不明确,但是与乳腺组织雌激素暴露时间延长有关,是人类肿瘤中少数几种对内分泌治疗有效的疾病。流行病学研究表明,月经初潮早、绝经时间晚、初产年龄大、未生育、未哺乳、绝经后妇女长时间补充雌激素,甚至肥胖、饮食中高蛋白及高脂肪的摄入都可引起雌激素水平的提高,延长雌激素对乳腺上皮的刺激,增加乳癌的危险性。为此研究人员考虑,如果减少或切断雌激素来源,或设法抵消雌激素作用,就有可能阻断雌激素对乳癌细胞的刺激,抑制乳癌的生长,这也是乳腺癌进行内分泌治疗的背景。

乳腺癌的发生发展受到体内激素水平的影响,是一种激素依赖性肿瘤。1896 年 Beatson 首次报道了卵巢切除可使乳腺癌缩小,为肿瘤内分泌治疗奠定了基础。随着对乳腺癌了解的逐步深入,乳腺癌内分泌治疗经历了肾上腺切除、卵巢切除、雄激素、雌激素、孕激素、抗雌激素、芳香化酶抑制剂治疗等发展过程。尤其在 20 世纪 60 年代后期 J ensen 等成功分离出雌激素受体(estrogen receptor,ER)后,内分泌治疗选择性地使用于 ER 阳性的病例,疗效有了显著提高。20 世纪 70 年代雌激素受体(ER)的检测及他莫昔芬的问世成为乳腺癌内分泌药物治疗的里程碑,90 年代第三代芳香化酶抑制剂的研发则使乳腺癌内分泌治疗进入一个新时代。在 ER 阳性复发转移乳腺癌的治疗中,内分泌治疗在改善晚期患者的生存、提高患者生活质量方面起着非常重要的作用,在预防术后复发转移的辅助治疗中,内分泌治疗同样起到重要的作用。术前新辅助内分泌治疗也在积极开展。

1.乳腺癌内分泌治疗的生物学基础

乳腺是一个激素反应器官,内分泌系统与乳腺的发育和疾病的发生有密切的关系,至少有三类激素参与了这个过程:①包括雌激素、孕激素、催乳素和催产素等,它们在乳腺的生长分化及功能行使方面起着重要作用;②为乳腺新陈代谢相关激素,主要负责调节营养物的摄取与吸收,常对乳腺发育有直接的影响,这类激素中较重要的有生长激素、皮质甾体类激素、甲状腺素及胰岛素;③最近才被人们所认识的乳腺激素,主要有甲状旁腺素相关肽及勒帕茄碱等。这些激素的作用既相互区别又紧密联系,它们调节的紊乱与乳腺癌的发生有直接的关系。目前,雌、孕激素对乳腺癌的影响已有较明确的认识。

(1)雌激素的生物学特性:雌激素按其化学结构归属为类固醇激素,呈脂溶性,可透过细胞膜与细胞内 ER 结合发挥其转录调节作用。基因分子生物学理论认为,雌激素能诱导大量的与核酸生物合成相关酶和蛋白的表达,它对基因转录的刺激严格依赖于受体和配体的结合。雌激素受体是一类配体活化的转录调节因子,属核受体超家族成员,有 A/B、C、D、E、F 五个功能区,并含有 AF-1(activation func tion 1)和 AF-2(activation function 2)两个转录活性位点。目前已发现 3 种亚型:ERα、ERβ、ERγ。在哺乳类动物中广泛表达,它们的组织学分布不同,一般来说,ERα 主要在雌性或雄性生殖系统、乳腺、心血管、中枢神经系统的部分区域(尤其下丘脑)等中有表达,以子宫表达水平最高;ERβ 在卵巢、雄性生殖器官和中枢神经系统的不同区域(如皮质部分下丘脑)中常有较高的表达,以卵巢表达水平最高。雄性生殖系统的 EEβ 水平大鼠和小鼠以前列腺较高,而人及胎儿的睾丸较高,这在一定程度上提示不同物种间 ERα 与 ERβ 组织学分布的差异。

(2)雌激素受体的功能:具有对真核细胞基因转录激活和阻遏的功能,有核定位的功能,它含有核定位的信号,有与 DNA 结合的功能,以及与激素结合的功能。这些功能定位于不同的保区,而位于细胞质的截短型 ER 位于 D 区,位于细胞核的截短型 ER 定位于 A/B、C 和部分 D 区,而位于细胞质的截短型 ER 位于 D 区的另外部分,全部 E 和 F 区。

(3)雌激素受体作用机制:在未和激素结合时,细胞内的 ER 和 HsP90 形成 ER-HsP90 复合物,雌激素依赖的基因转录激活过程分为 3 步:雌激素和 ER 结合、诱导 HsP90 与 ER 分离、ER 同源二聚体形成(受体激活)。激活的 ER 和 DNA 增强子 ERE(雌激素反应元件)结合,ER-ERE 复合物促使形成转录起始复合物并诱发转录。雌激素与 ER 的结合发生于细胞核内,与 ER 相结合的特异性 ERE 位于雌激素调节基因的 5'端启动子区。除 ERE 机制外,ER 还能结合到 fos-jun 转录因子,然后结合到靶基因启动区的活化蛋白 1(activating protein,AP1)位点,调节基因转录活性。已证实的含 ERE 基因包括人 PS2 基因,PS2 和 PR 一样都属于雌激素调节蛋白,雌激素通过 ER 调节 PR 的表达,乳腺癌中 PR 的含量可作为对雌激素/抗雌激素反应性的临床指标,PS2mRNA 及蛋白的表达与 ER 相关,在 ER(+)或 ER(-)的乳腺癌中均能发现 PS2,PS2 也可作为肿瘤激素反应性的指标。组织蛋白 D 和 SrP27 也属于雌激素调节蛋白,它们的存在与乳腺癌的浸润性生长有关,提示乳腺癌的预后不良。

2.乳腺癌与雌激素

雌激素是正常乳腺细胞生长和分化的调节因子,它的绝大多数功能通过 ERα 和 ERβ 介导。ERβ 在正常组织中高表达而在乳腺癌中却是低表达。目前一个被大多数学者认可的观点是雌激素的促上皮增殖效应是间接的,雌激素先刺激乳腺基质分泌生长因子,这些生长因子再刺激上皮细胞发生增殖。

造成雌激素介导的乳腺上皮增殖效应机制不确定的一个主要原因是尽管可以肯定乳腺上皮的增殖是雌激素作用的结果,但同时研究又表明发生增殖的细胞并不表达 ERα。Clarke 等通过免疫组化法研究发现,增殖标记物如 K1-67 和 Cyclin A 并未出现于表达 ERα 的细胞中。Saji 等报道在啮齿类动物的乳腺中,可以发现 ERβ 阳性细胞的增殖,但大多数表达增殖标记物的细胞并不表达任何 ER。这一结果与雌激素在乳腺癌细胞株中的作用产生了鲜明的对比。在乳腺癌细胞株中,雌二醇作用下发生增殖的细胞是那些 ERα 阳性的细胞。这些研究结果似乎表明,正常乳腺上皮细胞和乳腺癌细胞株对雌激素的反应根本不同。

对于乳腺中发生增殖的细胞并不表达任何 ER 的现象有一个可能但尚未验证的解释,认为雌激素能够触发这些细胞发生增殖,但在进入、通过细胞周期时这些受体必须被下调。这一机制可以解释为什么在乳腺高增殖期如在妊娠期,几乎不表达 ERα 和低表达 ERβ,但大多数表达增殖细胞抗原的细胞却不表达任何 ER。还可以解释为什么在女性月经周期的黄体期,乳腺中 ERα 低表达而此时正是乳腺增殖活性的最高峰期。

(1)乳腺癌与雌激素受体(ER):临床上约 2/3 的乳腺癌组织含 ER,其中 1/2 含 PR(约占总数 1/3),这些乳腺癌内分泌治疗有效。

基因组 ER 基因的变化:

1)乳腺癌中未发现 ER 基因扩增和重排。

2)限制性内切酶片段长度多态性分析表明,PuvⅡ酶切片段长度多态性和乳腺癌 ER 的表达有关,一个等位基因的缺失导致 ER 不表达。

3)在 ER(-)的乳腺癌中,虽然 ER 的基因结构未改变,但 5'端基因调节序列的 CPG 岛 C(胞嘧啶)的甲基化阻断了 ER 的转录,亦影响了 ER 基因的表达。

(2)ER 与乳腺癌表型:有作者认为不同剪接方式产生不同的 ER 变构体(vER),从而形成某种正性转录因子,即使无激素的存在,也可作用于 ERE 引起异常。ER 基因转录的机制影响乳腺癌的表型,有试验证明,低 mRNA 表达组 ER(+)10%、PR(+)10% 为浸润性导管癌;高 mRNA 表达组 ER(+)95%、PR(+)90%、18% 为浸润性小叶癌。

(3)ER 变构体(vER):研究者认为,乳腺癌组织从激素依赖性到非激素依赖性的进展,可能和表达 vER 或者改革 vER 的表达有关。大多数 ER 水平不高的癌组织中,ER 的 DNA 结合能力丧失,而高 ER 水平的乳腺癌组织中有 2/3 保留了 DNA 结合能力。Fugua 证实,外显子 3 的丢失使 ER 丢失了一个锌指,可能形成 ER(-)。亦即乳腺癌细胞 ER(-)是由于存在 vER 之故。外显子 5 缺失的 vER 是 ER(-)、PR(+)乳腺癌中 ER mRNA 的存在方式,它有转录活性而无配体结合活性。外显子 7 缺失的 vER 是 ER(+)、PR(-)乳腺癌中 ER mRNA 的存在方式,它不能诱导转录。总之,乳腺癌组织中 ER、PR 表达减弱或消失与 vER 的存在有关。

(4)ER 变化与 TAM 抵抗:ER 的变化或突变在 TAM 拮抗形成中的作用不明,在有限的试验当中,有的作者假定过这类突变与 TAM 拮抗无关。但是 Daffala 等发现,在 TAM 抵抗组中,癌组织外显子与缺失 ER mRNA 水平明显增高,外显子 2 缺失 mRNA 水平也增高,推测这两种剪接异构体和 TAM 抵抗有关。所以仅靠 ER 测定在估计预后和指导治疗上还明显不够,必须综合分析 vER、PR 和其他雌激素调节蛋白,各种生长因子和它们的相互关系,才能有效地实施对乳腺癌的内分泌治疗。

3.雌激素、雌激素受体与乳腺癌

雌激素、雌激素受体与乳腺癌三者之间的关系密切。现有资料提示雌激素是乳腺癌重要的有丝分裂刺激剂,而雌激素的这种促分裂作用需通过雌激素受体介导才能产生相应的效应。由于 ER 亚型的存在并可通过 ERE 与 AP1 位点两种方式介导信号传递,使得 ER 介导的信号传递过程变得更为复杂。在雌激素促癌过程中,是以某一种信号传导通路为主还是几种信号传导通路共同发挥作用?几种信号传导通路之间是否存在相互影响?ER 亚型的变异体在乳腺癌的发生发展过程中究竟发挥什么样的作用？另外，目前对 ERβ 及 ER 变异体的研究多局限于 mRNA 水平，由于相应单克隆抗体制备技术上的困难使得蛋白水平的研究难以广泛开展。对以上这些问题的深入探讨不但有助于雌激素的促癌机制的阐明，而且还会对目前临床所面临的乳腺癌内分泌治疗失败机制的认识有益。

4.内分泌治疗方式

乳腺癌的内分泌治疗已有 100 多年的历史，从双卵巢切除去势术到他莫昔芬作为乳腺癌内分泌的标准治疗，再到第三代芳香化酶抑制剂在绝经后乳腺癌作为标准治疗，这三个阶段成为了乳腺癌内分泌治疗的重要发展标志。

（1）卵巢切除手术去势：19 世纪末的英国格拉斯格肿瘤医院，Beatson 博士为一位 33 岁的乳腺癌术后 6 个月局部广泛复发患者进行了切除双侧卵巢的治疗尝试，手术后肿瘤区域发生明显变化，肿瘤明显缩小。手术后 8 个月，所有的复发肿瘤病灶完全消失，疾病控制了 49 个月。随后他又用相同的方法治疗了 1 例局部晚期乳腺癌患者，也获得了肯定的疗效。1896 年 Beatson 博士在《Lancet》杂志上报道了他的研究结果，引起了业界的广泛关注，自此切除双侧卵巢治疗晚期乳腺癌得到广泛探讨。

双侧卵巢切除术用于早期乳腺癌的辅助治疗开始于 20 世纪 50 年代，早期乳腺癌协作组于 1992 年荟萃分析了 1985 年前进行的 10 项前瞻性、随机对照研究结果，共 1817 例患者的随诊结果显示死亡危险度降低了 25%，并且研究发现双侧卵巢切除术所致的复发率降低，在晚期随诊表现得更为突出，而辅助化疗带来的疗效提高主要表现在随诊的早期阶段。双侧卵巢切除术，由于可治疗晚期乳腺癌患者，并显著降低绝经前早期乳腺癌患者的复发率和病死率，目前仍成为内分泌治疗选择之一，但哪一个亚组患者会从单纯双侧卵巢切除术、双侧卵巢切除术联合化疗或内分泌药物治疗中获益，目前还不清楚。

（2）药物治疗

1）雌激素：雌激素用于晚期绝经后乳腺癌的解救治疗，开始于 20 世纪 40 年代早期，最常用的药物是己烯雌酚。Henderson 综合分析了 1683 例晚期转移性乳腺癌的治疗结果显示，总临床缓解率为 26%（15%～38%）。但鉴于雌激素长期应用可引起血栓栓塞、水钠潴留、压迫性尿失禁、高钙血症等不良反应，目前仅作为晚期绝经后乳腺癌患者尝试治疗手段。

2）雄激素：雄激素用于晚期乳腺癌的治疗开始于 20 世纪 60 年代，一般认为其临床有效率低于雌激素。氟氢甲睾酮是近年最常用的药物，其最常见的不良反应为男性化、恶心、肝毒性，对于绝经后患者该类药物作为四线用药选择。

3）雌激素受体拮抗剂

①三苯氧胺：三苯氧胺（他莫昔芬，Tamoxifen，TAM）为抗雌激素药物，是最常用的非甾体类抗雌激素药物，它与雌二醇竞争受体形成的 TAM-受体复合物可以降低癌细胞活性作用，使肿瘤细胞停滞于 G1 期，减少 S 期细胞的比例。TAM 能抑制作为细胞内增殖因子信息传导通路中重要组成部分的蛋白激酶（protein kinase C），并通过细胞内生物代谢旁路，与 ER 或 PR 结合，达到抗肿瘤的目的。此外，TAM 作用于生长因子，抑制肿瘤血管新生，诱发 TGF-β，降低血清 IGF 水平，前者不管受体状态如何，均能抑制所有肿瘤细胞的生长，后者具有促进乳腺癌细胞增殖分裂作用。另外 TAM 还能促进 IL-2 的生成，提高自然杀伤细胞和巨噬细胞的

细胞毒作用。TAM 有减少骨质疏松,降低血脂、纤维蛋白原、CRP 和心血管疾病发生率等作用。在欧洲,TAM 于 1971 年进入临床试验。1977 年,美国 FDA 批准 TAM 可用于治疗绝经后转移性乳腺癌。1986 年就通过美国 FDA 认证而成为绝经后淋巴结阳性乳腺癌的辅助内分泌治疗药物,1990 年又通过美国 FDA 认证成为绝经前或绝经后淋巴结阴性乳腺癌的辅助内分泌治疗药物。目前他莫昔芬作为乳腺癌辅助内分泌治疗的标准药物已得到广泛应用。

他莫昔芬于 1962 年被作为避孕药开发成功,到 20 世纪 70 年代初期才开始进行抗肿瘤试验研究。几项涉及 1269 例晚期乳腺癌的临床试验研究结果显示其临床缓解率为 32%(16%～52%),这初步奠定了他莫昔芬解救治疗晚期乳腺癌的地位。随后进行的他莫昔芬与雌激素、雄激素、高剂量孕激素、氨鲁米特的随机对照研究,显示出他莫昔芬不逊于上述对照药物的疗效优势。因此他莫昔芬在相当长时间内作为晚期乳腺癌的一线解救内分泌首选。他莫昔芬用作早期乳腺癌的术后辅助治疗研究,开始于 20 世纪 70 年代后期。早期乳腺癌协作组荟萃分析了开始于 1985 年以前的、涉及 30081 例乳腺癌患者的他莫昔芬对照研究结果显示,他莫昔芬降低了年复发和死亡危险度 25%,年死亡危险度 17%,其中对于 ER(+)患者疗效更好,对侧乳腺癌发生率降低了 39%。

他莫昔芬主要副作用有潮红、恶心、阴道出血和分泌物、阴唇瘙痒、月经失调,偶有报道可发生眼科的并发症。TAM 在抗雌激素作用的同时具有雌激素样作用,因此可促进子宫内膜增生,绝经后患者使用 TAM 可增加子宫内膜癌的发生率,多个大标本的前瞻性随机对照试验提示长期服用 TAM 的乳腺癌患者比对照组发生子宫内膜癌的危险性高 3～4 倍,但目前无明确证据说明 TAM 用药的剂量和用药时间与发病有关。因此,长期服用 TAM 的乳腺癌患者,应做女性生殖系统的监测:临床表现,B 超监测,诊断性刮宫,宫腔镜检查及活检。如子宫内膜厚度超过 5mm,阴道出现不正常出血,就需做诊断性刮宫,取内膜做病检。目前关于他莫昔芬在乳腺癌辅助治疗中应用基本共识有:①内分泌治疗的决定因素为 ER 与 PR 的状况,ER 阳性患者对内分泌治疗效果最好,ER 阴性 PR 阳性的患者也可以使用他莫昔芬。②他莫昔芬目前认为合适的服药时间为 5 年。③他莫昔芬的疗效与患者年龄关系不大。④服用他莫昔芬能显著降低对侧乳腺癌的发生,但只能预防那些雌激素受体阳性的乳腺癌。⑤长期服用他莫昔芬明显增加子宫内膜癌的发生风险。⑥ER 阳性患者化疗后加他莫昔芬,比单用化疗和单用他莫昔芬效果都好。而且化疗后序贯合用他莫昔芬的效果优于同时合用。⑦早期乳腺癌完成术后辅助化疗后,可以在接受放疗的同时使用内分泌治疗。

②法乐通(Toremifen,托瑞米芬):托瑞米芬是继 TAM 后新合成的甾体类抗雌激素药物,与 ER 的亲和力明显高于 TAM,化学结构与 TAM 相似,抗肿瘤机制也与 TAM 相似,与 ER 结合后减少 ER 二聚化的发生以及 ER 从细胞质到细胞核的穿梭,还显著降低细胞膜上 ER 的数量。其还能诱导产生转化生长因子和细胞凋亡,调节致癌基因表达,影响细胞动力学周期。基础和临床研究表明,治疗晚期乳腺癌的疗效相当或高于 TAM,因其激素样作用较 TAM 弱,所以长期服用毒性较低,无发生子宫内膜癌、视网膜改变、增生性结节和肝细胞癌变的报道。目前主要用于乳腺癌术后的辅助治疗和复发转移乳腺癌的一、二线治疗。辅助治疗推荐剂量是 60mg,1 次/d。法乐通副作用轻微,常见有面部潮红、多汗、恶心、白带增多、头晕、水肿、眼干、血小板和白细胞减少。与 TAM 比较,该药在临床应用时间短,病例样本数量小,因此疗效

和不良反应有待进一步临床观察。

③氟维司群(Faslodex,芙仕得):氟维司群是雌激素受体拮抗剂,是一种全新的内分泌治疗药物,近年来受到人们的日益关注。氟维司群通过与雌激素受体结合,阻断并降解雌激素受体,这种独特的作用机制使其与其他内分泌治疗药物之间无交叉耐药。氟维司群无雌激素样作用,能显著抑制雌激素刺激引起的子宫内膜增厚,对绝经后健康妇女子宫内膜无雌激素激动剂活性。目前 FDA 批准氟维司群作为抗雌激素辅助治疗后肿瘤复发或一线抗雌激素治疗后进展的绝经后晚期乳腺癌二线治疗药物。

④孕激素:甲羟黄体酮、甲地黄体酮是临床常用的孕激素内分泌药物,主要用于晚期乳腺癌的解救治疗。目前甲羟黄体酮的临床推荐剂量每天不少于 500mg,甲地黄体酮每日推荐剂量为 160mg。甲羟黄体酮用于绝经后乳腺癌的辅助治疗也有相关研究报道,还有研究探讨了甲羟黄体酮对于绝经前乳腺癌的辅助治疗效果,结果发现甲羟黄体酮组与 CMF 化疗组疗效没有差异。但孕激素的毒性反应明显影响药物用于辅助治疗。

⑤芳香化酶抑制剂

第一代芳香化酶抑制剂(AIs):氨鲁米特(aminoglutethimidum,AG)在 1955 年上市,最早作为抗惊厥药。由于它与 TAM 的作用机制不同,因而常用于二、三线内分泌治疗。但由于 AG 应用时必须常规补充泼尼松,且伴有共济失调、甲状腺功能抑制等其他严重不良反应,已被其他新型芳香化酶抑制剂所替代。一般用药剂量为 250～500mg/d,2 周后逐渐加量到 500～1000mg/d。应用 AG 后,垂体后叶可通过负反馈分泌肾上腺皮质激素(ACTH),因此需同时服用氢化可的松,每次 20mg,2 次/天。由于副作用较大,如疲倦、嗜睡、眩晕、恶心、呕吐等,在使用剂量达到 1g 时可出现严重皮疹,临床应用受到限制。

第二代芳香化酶抑制剂:于 1992 年上市,产品主要有非甾体类的 Fadrozole(Afema)和甾体类的 Formestane(兰他隆)。由于该药的疗效未能超过孕激素,而且通过肌内注射给药不甚方便,研发企业已不生产该药。

第三代芳香化酶抑制剂:主要包括非甾体类的 Anastrozole(阿那曲唑)、Letrozole(来曲唑)及甾体类的 Exemestane(依西美坦)。这三类 AI 对雌激素的相对抑制强度依次 90%、95%、75%,几乎不会影响肾上腺皮质激素代谢,同时在体内药效持久。已有的大型临床试验研究显示阿那曲唑、来曲唑、依西美坦治疗晚期转移性乳腺癌,可获得等同或优于 TAM 的临床疗效。借此上述两种药物均已通过了美国 FDA 注册,用于激素受体阳性的转移性乳腺癌的一、二线解救治疗。第三代芳香化酶抑制剂用于辅助治疗的临床试验近年已有了不少重要的结果。最新的 NCCN 指南,已推荐 AIs 用于绝经后乳腺癌患者的辅助治疗。

芳香化酶抑制剂的临床试验:

目前在第三代芳香化酶抑制剂中,作为绝经后乳腺癌患者辅助内分泌治疗药物研究最多的是阿那曲唑、来曲唑、依西美坦。它们在辅助内分泌治疗方面的研究主要包括以下几个国际多中心临床试验。

①ATAC(arimidex,tamoxifen alone or in combination)试验:共入组 9366 例绝经后受体阳性患者,随机分为阿那曲唑组、TAM 组以及阿那曲唑联合 TAM 组,3 组患者均口服上述药物 5 年。结果表明,在中位随访 3 年时,联合给药组与单用 TAM 组疗效相似,而阿那曲唑组

和 TAM 组患者的无瘤生存率(DFS)分别为 89.4％与 87.4％。2003 年的 SanGallen 国际乳腺癌会议上报道了中位随访 47 个月的结果,DFS 分别为 86.9％与 84.5％。绝对差异从第一次分析时的 2％增加到第二次分析时的 2.4％,其中受体阳性患者的差异为 2.92％(89.0％:86.1％)。中位随访 68 个月,与 TAM 相比,阿那曲唑可明显延长无病生存和复发时间,而且显著减少了远处转移和对侧乳腺癌的发生。

②BIG l-98 试验:BIG l-98(Breast Interna tional Group 1-98)试验是关于来曲唑作为绝经后早期乳腺癌辅助治疗与 TAM 单药或序贯用药对比的Ⅲ期临床试验,入组患者 8028 例,随机分为 4 组:A 组 TAM;B 组来曲唑;C 组 TAM 2 年序贯来曲唑 3 年;D 组来曲唑 2 年序贯 TAM3 年。经过 26 个月的中位随访,无病生存事件风险来曲唑组比 TAM 组降低 19％。当统计中去除非癌死亡时,其结果更加显著(21％)。

③IES031 试验:IES031(Intergroup Exemestane Study 031)是一项随机、双盲的对照试验。共纳入 4742 例绝经后受体阳性的乳腺癌患者,在手术后先用 TAM 2～3 年(每日口服 20mg),然后随机分为两组,一组(2362 例)改用依西美坦治疗(每日口服 2.5mg);另一组(2380 例)继续接受 TAM 治疗 2～3 年。主要研究终点为无瘤生存期。中位随访 30.6 个月后,结果显示,依西美坦和 TAM 组事件数(局部复发或远处转移、对侧乳腺癌或死亡)分别为 183 与 266。与 TAM 组相比,依西美坦组未经校正的风险比为 0.68(P<0.001),表明在随机分组后 3 年时,患者的乳腺癌复发风险下降了 32％。两组 DFS 分别为 91.5％与 86.8％,表明依西美坦组患者绝对受益增加了 4.7％;以无乳腺癌生存进行分析,显示两组的风险比为 0.63(95％可信区间为 0.51～0.77,P=0.00001);此外,依西美坦组无远处转移的生存率也高于 TAM(风险比 0.66,P=0.0004)。共有 199 例患者死亡,其中依西美坦组 93 例,TAM 组 106 例。两组之间在总生存率上差异无统计学意义。依西美坦组的严重毒性反应罕见。依西美坦和 TAM 组分别有 9 与 29 例发生对侧乳腺癌(P=0.04)。本研究随访时间较短,有待进一步随访观察以确定依西美坦的最终疗效。

④M17 试验:M17 是一组多个国家参加的随机双盲安慰剂对照临床试验。5187 例绝经后早期乳腺癌术后患者,先口服 TAM 5 年,然后随机分为两组,一组患者改服来曲唑;另一组患者服用安慰剂。中位随访时间 2.4 年,结果显示,两组乳腺癌事件数(局部区域复发、远处转移与新发乳腺癌)分别为 75 例与 132 例,4 年无病生存率分别为 93％与 87％,P=0.000077。这一结果表明,在给予标准 TAM 治疗 5 年后,再用来曲唑 5 年能进一步提高疗效。

以上国际多中心临床试验对受体阳性的绝经后乳腺癌术后用 TAM 5 年的标准疗法提出了挑战,提示芳香化酶抑制剂可成为乳腺癌辅助治疗的有效药物。

在芳香化酶抑制剂的辅助分泌治疗临床试验中,无论是早期使用芳香化酶抑制剂,还是 2～3 年他莫昔芬治疗后再换用芳香化酶抑制剂治疗或 5 年他莫昔芬后再序贯芳香化酶抑制剂治疗,都显示芳香化酶抑制剂在疗效和耐受性方面都要明显优于他莫昔芬。但相对于他莫昔芬或安慰剂,芳香化酶抑制剂的肌肉疼痛、骨质疏松/骨折的发生率有升高的趋势,而血栓事件和妇科症状发生率则相对较低。目前在诸多临床试验中,只有 MA17 试验的最新随访分析结果提示,芳香化酶抑制剂能显著提高淋巴结阳性乳腺癌的总生存率。对于芳香化酶抑制剂的长期疗效(总生存率和安全性),仍有待于其他几个正在进行的临床试验的结果分析。

5.LH-RH 类似物

LH-RH 类似物的出现,开辟了绝经前乳腺癌辅助治疗的新途径。LH-RH 类似物通过竞争结合垂体 LH-RH 的大部分受体,反馈性抑制 LH 和 FSH 的分泌,从而抑制卵巢雌激素的生成,达到药物性卵巢切除的治疗作用。该类药物包括戈舍瑞林(Goserelin)和亮丙瑞林。其中戈舍瑞林从 90 年代开始用于绝经前及围绝经期晚期乳腺癌的治疗。综合资料显示戈舍瑞林的临床有效率为 33%～36.4%.与传统的卵巢去势术疗效相似。药物性卵巢去势联合芳香化酶抑制剂治疗绝经前晚期乳腺癌疗效明确。对激素受体阳性的绝经前早期乳腺癌患者行术后辅助治疗,药物性卵巢去势与 CMF 方案(环磷酰胺、氨甲蝶呤、5 氟尿嘧啶)化疗等效。

6.内分泌治疗的分类

(1)新辅助内分泌治疗:乳腺癌新辅助内分泌治疗是指对非转移性乳腺癌,在应用局部治疗前进行的系统性内分泌治疗。新辅助内分泌治疗和新辅助化疗相似,能够使那些对内分泌治疗敏感的乳腺癌达到原发病灶和区域淋巴结降期的目的,从而提高乳腺癌的局部控制率。新辅助内分泌治疗主要适用于绝经后雌激素受体阳性的乳腺癌患者。早期临床研究发现,应用他莫昔芬对年龄大于 70 岁的受体不明的原发性乳腺癌患者进行中位期为 1.5～9 个月的治疗后,其临床有效率可达到 37%～81%。这些研究提示,单药他莫昔芬治疗对于这些可手术乳腺癌患者的疗效相当理想,但治疗起效时间较长,最长的约需要 9 个月,且达到完全缓解可能还需要更长的治疗时间。因此,作为激素受体阳性的老年局部晚期乳腺癌患者,术前应用 3～6 个月的他莫昔芬治疗将是一种安全有效的治疗方法。

随着更有效的内分泌治疗药物——第三代芳香化酶抑制剂的出现,新辅助内分泌治疗的研究引起了更广泛的关注。一项至今为止病例数最多的新辅助内分泌治疗的国际性随机双盲对照试验(新辅助治疗 024 试验)通过对绝经后雌激素受体阳性和(或)孕激素受体阳性的乳腺癌患者进行新辅助内分泌治疗的研究,比较弗隆和他莫昔芬的疗效。人组病例共 324 例,其中弗隆组 150 例,他莫昔芬组 174 例。研究结果发现弗隆组和他莫昔芬组病例的临床有效率分别为 55% 和 36%,保留乳房手术成功率分别为 45% 和 35%.认为弗隆作为新辅助内分泌治疗方案其疗效明显高于他莫昔芬。

新辅助内分泌治疗目前尚未成为乳腺癌的常规治疗方法,但对于绝经后雌激素受体阳性的局部晚期乳腺癌,新辅助化疗疗效相对较差,而这些患者又恰好十分适合进行新辅助内分泌治疗,因此,新辅助内分泌治疗将有可能是解决对新辅助化疗不敏感问题的一条途径。

(2)术后辅助内分泌治疗:NCCN 指南要求对所有原发性浸润性乳腺癌确定其雌激素受体和孕激素受体含量。雌激素或孕激素受体阳性的浸润性乳腺癌患者,无论其年龄、淋巴结状况或是否应用辅助化疗,都应当考虑辅助内分泌治疗。部分研究提示,HER-2jncu 癌基因过度表达的乳腺癌相对来讲对激素治疗耐药.尽管其他研究没有证实这一发现。考虑到这些结果的不一致性.以及现有的内分泌治疗毒性不大,专家组推荐对激素受体阳性的乳腺癌患者应用辅助内分泌治疗,不必考虑绝经状况、年龄或肿瘤的 HER-2/neu 状态。对于受体阳性乳腺癌的辅助内分泌治疗,患者处于绝经前还是绝经后内分泌治疗的方法有明显的区别,因此,必须了解绝经的定义,才能更好地选择内分泌治疗。

1)绝经的定义:前乳腺癌临床试验对绝经的定义各异。绝经一般是指月经永久性终止,也用于描述乳腺癌治疗过程中卵巢合成的雌激素持续性减少。关于绝经有几条明确的定义：①双侧卵巢切除术后；②年龄≥60岁；③年龄＜60岁，停经≥12个月，没有接受化疗、他莫昔芬、托瑞米芬或抑制卵巢功能治疗，且FSH及雌二醇水平在绝经后的范围内；④年龄＜60岁，正在服他莫昔芬或托瑞米芬，FSH及雌二醇水平应在绝经后范围内；⑤正在接受LH-RH类似物或激动剂治疗的患者无法判定是否绝经；⑥正在接受辅助化疗的绝经前妇女，停经不能作为判断绝经的依据。

2）绝经前乳腺癌患者内分泌治疗的选择：对于受体阳性绝经前乳腺癌患者，术后辅助化疗后需再加上内分泌治疗，效果优于单纯辅助化疗。常用的方法有单用他莫昔芬或者行卵巢去势联合他莫昔芬、芳香化酶抑制剂。在各种卵巢去势方法中，卵巢切除术的优点是彻底阻断卵巢来源的雌激素，缺点是手术创伤及不可逆性；放疗卵巢去势的缺点是所需时间较长，阻断卵巢功能可能不完全也有可能造成毗邻器官的放射损伤；药物性卵巢去势，克服了手术和放疗去势的缺点，且安全有效，符合保证疗效和提高生活质量的现代乳腺癌治疗原则，更能为众多年轻患者所接受。

对于绝经前乳腺癌患者的辅助性内分泌治疗，患者可选择接受或不接受卵巢的切除去势或功能抑制，同时联合TAM 2～3年作为基本选择。如果患者进入绝经状态，一方面可选择继续完成5年TAM治疗，此后再接受5年来曲唑治疗；另一方面也可考虑切换到依西美坦或阿那曲唑，完成5年辅助内分泌治疗。如果患者仍处在绝经前状态，应完成5年TAM治疗。5年TAM辅助内分泌治疗结束后，若患者进入绝经状态，可再接受5年来曲唑治疗；若仍处于绝经前期，不需要继续内分泌治疗。

3）绝经后乳腺癌患者内分泌治疗的选择：阿那曲唑或者来曲唑5年可作为选择之一。先接受2～3年TAM治疗，其间再切换到依西美坦或阿那曲唑，完成5年内分泌治疗。先接受TAM3～5年，再切换到来曲唑5年。当患者伴有AIs的禁忌证，或者患者主观上拒绝接受AIs，或者患者无法耐受AIs的毒性反应，他莫昔芬5年应为标准选择。

对于雌激素和（或）孕激素受体阳性的乳腺癌患者，无论其年龄、月经状况、肿瘤大小和区域淋巴结是否转移，术后都应该接受辅助性内分泌治疗。但对于年龄小于35岁、肿瘤直径小于1cm且分化好、腋淋巴结阴性的乳腺癌患者，如患者不愿意承受内分泌治疗的不良反应，可以不用辅助内分泌治疗。对于绝经后有血栓性疾病的乳腺癌患者，应避免使用他莫昔芬辅助治疗。

1998年美国临床肿瘤年会（ASCO）国际权威协作临床研究报道37000例乳腺癌患者的结果表明：①乳腺癌术后辅助他莫昔芬（TAM）治疗可以明显降低复发率、病死率；②TAM对绝经后患者有效，绝经前患者也有一定疗效；③ER阳性患者用TAM效果最好，ER不明的患者也有效；④辅助化疗后加用TAM，能进一步提高疗效；⑤延长服药时间能提高疗效；⑥服用TAM明显降低对侧乳腺癌发生率；⑦长期服用TAM会增加患子宫内膜癌的风险。国际公认TAM是ER阳性的绝经后乳腺癌患者标准的术后辅助治疗，但是还有一些问题需要进一步讨论。

对绝经后早期乳腺癌患者行术后辅助治疗，第三代芳香化酶抑制剂的疗效优于他莫昔芬。绝经后患者不同阶段加用第三代芳香化酶抑制剂，疗效优于单用他莫昔芬5年。

对绝经后激素受体阳性患者,术后辅助内分泌治疗可以选择:①术后5年阿那曲唑或来曲唑;②他莫昔芬2~3年后,再序贯使用2~3年依西美坦或阿那曲唑;他莫昔芬5年后,再加用来曲唑5年;③不能承受芳香化酶抑制剂治疗的患者,仍然可以用他莫昔芬5年。

对绝经前激素受体阳性的患者,可先给予他莫昔芬2~3年,届时再根据患者的月经状况以及是否有复发转移等高危因素,参照绝经后激素受体阳性患者的治疗原则,决定是继续他莫昔芬,还是改用芳香化酶抑制剂或药物性卵巢去势联合芳香化酶抑制剂。

7.内分泌治疗

在乳腺癌全身治疗中的地位大量的临床和科研资料清楚地表明,在不同临床情形下手术、放疗、化疗和内分泌治疗等措施虽然可能有其不可替代的治疗价值,但也各有其局限性,只有依病情的需要进行适当的取舍和合理搭配才能最大限度地避免治疗疏漏的遗憾和过度治疗的痛苦。因此,为了最大限度提高乳腺癌患者的生存机会和保障其生活质量,必须坚持与最新医学进展相适应的、规范的综合治疗。

(1)不同类型乳腺癌的内分泌治疗

1)非浸润性乳腺癌的治疗:内分泌治疗是非浸润性乳腺癌最重要的治疗手段之一。原位癌本身不会对生命构成直接威胁,但它的存在会显著提高浸润性乳腺癌的发病危险。因此,原位癌治疗的主要目的就是防止浸润癌的形成。有关用保守方法治疗原位癌的研究已经成为近年的研究热点,其中NSABP P-1乳腺癌他莫昔芬预防试验和NSABP B-24他莫昔芬治疗导管原位癌试验是规模最大和最具权威性的两项研究。前者证实小叶原位癌患者口服5年他莫昔芬后,其发生浸润性乳腺癌的危险较应用安慰剂者下降了56%;后者证实导管原位癌患者经局部切除加放疗进行局部处理后,口服5年他莫昔芬较应用安慰剂可以降低50%患侧乳腺浸润癌危险,同时也将对侧乳腺癌总发病危险降低50%。

2)浸润性乳腺癌的治疗:内分泌治疗在转移性乳腺癌辅助治疗中具有不亚于化疗的价值。目前,浸润性乳腺癌常被视为全身性疾病,因为这些患者都有发生全身性转移的危险,而且全身性转移也正是乳腺癌致死的根源。虽然很多乳腺癌患者没有出现临床转移灶,因此常被视为可手术患者或只被视为局限晚期患者,而不是晚期或Ⅳ期患者。已经有大量研究表明,相当多患者的血液或骨内都有无法为常规临床手段所检测出的亚临床转移灶(或称为微小转移灶),这些病灶会在一定时期发展成为临床转移灶而威胁生命。目前,针对临床或亚临床转移处的全身性治疗已成为乳腺癌治疗的核心,也是挽救患者生命的关键。

(2)内分泌治疗联合治疗:各种内分泌治疗机制不同,使激素联合应用治疗乳腺癌成为可能。但联合用药在有效率、生存率方面能否提高疗效,尚无定论。Russel报道联合内分泌治疗在缓解率、生存率方面未见提高,而不良反应却明显增加。另有研究,对照TAM和TAM加AG,同样显示联合用药并无优势。

LHRHa是20世纪90年代开始用于临床的新型内分泌药物。有报道联合应用TAM和戈舍瑞林可提高戈舍瑞林的活性。Jonat等对318例绝经前和围绝经期的晚期乳腺癌患者随机分为戈舍瑞林组和戈舍瑞林+TAM组,结果联合用药在延迟病变进展时间上稍有优势(P=0.03),但整体生存率无明显差异(P=0.25)。其中115例骨转移患者推迟病变进展时间和生存率有显著差异。EORTC10881对晚期绝经前患者进行观察,联合用药(LHRHa+TAM)

比单药(LHRHa)效果好(P=0.02)。

对于激素受体阳性乳腺癌患者,他莫昔芬的应用时限目前仍为人们所关注。2003 年 St. Gallen 乳腺癌国际会议瑞典学者报道了这 DFS 研究结果,共 4610 例患者人组,结果发现他莫昔芬应用 5 年的患者,可获得更好的 DFs、OS(P=0.0001,P=0.0002)。他莫昔芬应用 5 年组对侧乳腺癌发生率也显著降低(P=O.03),但子宫内膜癌的发生率明显升高(P=O.05)。同时发现在他莫昔芬应 Ml 年组,冠心病的发生率显著下降,这也再次证明了他莫昔芬对冠心病的预防作用。而 M17 试验结果表明,在给予标准他莫昔芬治疗 5 年后,再用来曲唑 5 年能进一步提高疗效。

(3)内分泌治疗的优势:一般来讲,内分泌治疗手段的应用要较化疗简便得多,而且很多情况下也较为经济。"内分泌治疗优先"的内容包括以下几个方面:

①可能的情况下要早期应用内分泌治疗,这样更有利于维持生活质量。因为反复化疗无效后由于肿瘤本身和化疗的影响,患者的体质往往已经十分虚弱,有时其重要器官的功能也已经出现严重障碍。此时即使内分泌治疗取得一定疗效也不会有更高的生活质量。

②在化疗和内分泌治疗同样可能有效的情况下,可以优先考虑试用内分泌治疗。

③某些雌激素受体阴性者亦可考虑首先试用内分泌治疗。这主要是指病情进展缓慢、内脏没有受累或受累不重、症状不明显者。这种生长缓慢的肿瘤往往对化疗相对不敏感,而内分泌治疗仍有见效的可能。内分泌治疗一旦有效,患者的生活质量就有了一定保证,而内分泌无效时往往也仍有机会应用化疗。

④转移性乳腺癌治疗过程中很多情形下可以考虑使用内分泌治疗。一方面化疗有效后可以试用内分泌措施作为巩固治疗,化疗无效者也可以试用内分泌治疗进行补救;另一方面无论是在化疗后还是一开始就应用内分泌治疗的情况下,内分泌治疗都不是初尝即止,而是有多次试用的机会。化疗与内分泌治疗联合应用既可能出现疗效相加,也可能出现毒副反应相加,或者出现疗效的互相干扰。目前还没有证据说明将两者同时应用可以提高疗效,而序贯应用中还是以先内分泌后化疗最有利于提高生活质量,同时也不会降低生存期。当然化疗本身也有其不可替代的价值,其短期即可见效和对快速增长肿瘤更易见效的特点,使其在症状严重和进展迅速的肿瘤中具有首屈一指的地位,配合介入方法应用时,往往还可以更加快速地发挥局部作用。手术、放疗等局部措施在转移性乳腺癌中主要用于获取诊断指标和迅速解除局部危急情况。

8.内分泌治疗的时机和持续时间

对于激素受体阳性的乳腺癌患者,长期以来他莫昔芬(TAM)一直被视为内分泌治疗的标准选择。但随着芳香化酶抑制剂(AIs)一代一代地相继研发成功,新型 AIs,如:阿那曲唑、来曲唑、依西美坦向 TAM 的传统地位发起了强有力的挑战。因此,对于内分泌治疗的时机及持续时间也发生了一些变化。

(1)乳腺癌的辅助内分泌治疗

1)绝经前乳腺癌患者:对于绝经前乳腺癌患者的辅助性内分泌治疗,患者可选择接受或不接受卵巢的切除去势或功能抑制,同时联合他莫昔芬 2～3 年作为基本选择。如果患者进入绝经状态,一方面可选择继续完成 5 年他莫昔芬治疗,此后再接受 5 年来曲唑治疗。另一方面也可考虑切换到依西美坦或阿那曲唑,完成 5 年辅助内分泌治疗。如果患者仍处在绝经前状态,应完成 5 年他莫昔芬治疗。5 年他莫昔芬辅助内分泌治疗结束后,若患者进入绝经状态,可再接受 5 年芳香化酶抑制剂治疗;若仍处于绝经前期,是否需要继续内分泌治疗尚无定论,目前有临床试验表明 10 年他莫昔芬治疗优于 5 年的治疗效果。

2)绝经后乳腺癌患者:阿那曲唑或者来曲唑 5 年可作为选择之一;也可以先接受 2～3 年他莫昔芬治疗,其间再切换到依西美坦或阿那曲唑,完成 5 年内分泌治疗;也可以先接受他莫昔芬 3～5 年,再切换到来曲唑 5 年。当患者伴有 AIs 的禁忌证,或者患者主观上拒绝接受 AIs,或者患者无法耐受 AIs 的毒性反应,他莫昔芬 5 年的治疗应为标准选择。

3)化疗与内分泌治疗是序贯性还是同时给药,过去国内外医生对此意见不一。Albain 代表西南肿瘤协作组(SWOG)报道了美国一组乳腺癌大规模Ⅲ期前瞻性随机临床试验结果,该研究结果表明,序贯性而不是同时给予 CAF(环磷酰胺、多柔比星和氟尿嘧啶)加 TAM 治疗能显著提高乳腺癌患者的 DFS。该试验人组 1477 例:①361 例随机分入单用 TAM 组;②550 例分入 CAF 加 TAM 同时给药组;③566 例分人 CAF 化疗后再给 TAM 组(序贯组)。结果表明,序贯、同时、单用 TAM 组患者 8 年 DFS 分别为 67%、62% 与 55%,OS 分别为 73%、71% 与 67%。序贯与同时治疗的危害比(hazardratio)为 11∶18。按危害比分析,与单用 TAM 相比,序贯和同时治疗的相对提高率分别为 44% 与 23%,预期 DFS 提高 18%,绝对受益率为 12%。

序贯给药使化疗效果增加 50%。同时给药组患者的 4 年 DFS 和 7 年 OS 高于单用 TAM 组患者,序贯给药组的 DFS 在 8 年后显著高于同时给药组患者,但其总生存受益尚不明了,需继续进行长期随访。

(2)晚期复发转移乳腺癌的内分泌治疗:内分泌治疗在复发转移乳腺癌治疗中具有优先地位。一般认为转移性乳腺癌基本是不可治愈的,而且对近年来其中位生存期总体上没有改善,说明大幅度延长其生存时间很难实现。根据这些临床和研究结果,目前一般主张转移性乳腺癌的治疗应当以缓解疼痛为第一目标,在此前提下争取延长生存期。日常临床实践中不只强求以显著的治疗毒性换取短暂的肿瘤缩小。鉴于此,有学者提出全身性治疗中应当执行内分泌治疗优先的原则:

1)内分泌治疗自身的毒副反应相对较小,不至于因为治疗而显著降低患者的生活质量。

2)内分泌治疗的疗效维持时间较长,而且一旦有效便可以相对长期地维持较高生活质量。

3)内分泌治疗后病灶稳定也可以取得与病灶缩小相似的生存期,这也与化疗不同。

4)目前内分泌治疗手段已经相当多样,而且还没有发现内分泌治疗会像化疗一样有多药耐药的现象,甚至在同一大类内分泌药物之间(如甾体类和非甾体类芳香化酶抑制剂之间)也没有完全的交叉耐药现象,因此,内分泌治疗的选择余地也是相当大的。

ER/PR 阳性的仅有骨(软组织)转移或无症状内脏转移:根据 NCCN 指南,对于 1 年内接受过抗雌激素辅助治疗的患者,可选择芳香化酶抑制剂或孕激素类或其他内分泌药物治疗,直到肿瘤进展或出现无法耐受的毒性。若肿瘤进一步进展,并且接受了 3 个内分泌解救治疗方案,不再临床获益或出现伴有症状的内脏转移,一方面可以考虑切换到全身性化疗,另一方面也可考虑接受新的内分泌治疗临床试验。

对于先前未接受过抗雌激素治疗,或者抗雌激素治疗已超过 1 年的患者。若为绝经后患者,可考虑 AIs 或抗雌激素药物治疗;若患者未绝经,应首先进行双侧卵巢切除或卵巢功能抑制后,再按绝经后原则,选择 AIs 或抗雌激素治疗。若肿瘤进一步进展,并且接受了 3 个月内分泌解救治疗方案,不再临床获益或出现伴有症状的内脏转移,一方面可以考虑切换到全身性化疗,另一方面也可考虑接受新的内分泌治疗临床试验。

ER/PR 阴性或伴有症状的内脏转移或内分泌治疗耐受:对于 HER-2 过度表达的患者,针对 HER-2 的单抗赫赛汀单药或联合化疗是目前推荐的治疗选择;对于 HER-2 阴性的患者,全身化疗为首先选择。

十、预后及随访

(一)乳腺癌患者的预后

随着癌症综合治疗技术水平不断提高,乳腺癌的治疗效果较以往已经有了明显的改善。但临床实践中仍会遇到部分患者在治疗后出现肿瘤复发或远处转移,因此有必要对影响乳腺癌患者预后可能的因素进行分析、归纳和总结,这将有助于乳腺癌患者的预后评估,为改善乳腺癌患者预后提供部分理论依据。

乳腺癌患者的预后受到多因素的影响,目前公认的有以下几方面。

1.临床因素

(1)肿瘤大小:在无淋巴结转移时,肿瘤直径小于 2cm 的患者预后普遍较好;在没有区域淋巴结转移及远处转移的情况下,肿瘤原发灶越大、局部浸润越广泛者预后越差;肿瘤越小预后越好。无腋窝淋巴结转移时,肿瘤直径小于 2cm 的患者预后明显优于肿瘤为 2.5cm 和 5cm 以上的病人。

(2)肿瘤部位:在无淋巴结转移时,肿瘤位于乳腺外侧及中央区的较肿瘤位于乳腺内侧患者预后更好,肿瘤与皮肤及深部组织有侵犯时则提示预后较差。

远处转移:肿瘤浸润皮肤及侵犯深部组织即表示肿瘤已超出了乳腺范围,有远处转移的患者预后普遍较差。

2.病理组织学类型和肿瘤组织分化程度

乳腺癌的病理类型与预后关系较密切的因素包括:癌细胞异型性、乳头状生长的倾向、导管内生长方式、黏液性物质分泌、腺样结构形成、癌细胞生长活跃等。有学者认为乳腺癌的病理类型比以细胞分化程度为基础的病理分类更具有预后价值。我们推荐将病理学类型和组织学特点共同综合判断,对乳腺癌的预后判断更具有临床指导意义。

乳腺癌的病理组织形态变化是多样的,其预后亦各有不同:

(1)乳头状瘤术后预后较佳,多灶性病变晚期常可发生转移,手术不易切除干净,可见局部复发。

(2)乳头湿疹样癌,又称 Paget 病,仅限于乳头或乳晕。乳头下方的乳管伴导管内癌者预后好,浸润癌则预后差。

(3)腺样囊性瘤生长缓慢,病程长,很少有淋巴结转移,晚期偶见血行转移,属于低度恶性,预后较佳。

(4)腺癌生长缓慢,转移较少、较晚,其预后良好,5 年和 10 年生存率较高。

(5)管状癌属于分化良好的腺癌,此种癌细胞恶性程度较低,预后好。若未发生转移,手术切除干净,5 年和 10 年生存率甚至可达 100%。

(6)黏液癌的恶性程度低,特别是局限性乳腺黏液癌预后较好。而弥漫性黏液癌,淋巴转移率高,临床表现病程短、预后差。

(7)脂质性癌手术后易复发,约半数患者死于诊断后 2 年内。5 年生存率低、淋巴结转移早,预后差。

(8)鳞状细胞癌常有腋下淋巴结转移,其 5 年、10 年生存率仅约为 50%。

(9)大汗腺样癌进展缓慢,很少转移,预后一般较好。5 年生存率约为 65%,10 年生存率约为 40%。

(10)软骨样及骨化型癌性质极恶,预后极坏,在各种化生型乳腺癌中死亡率最高。

(11)未分化癌恶性程度高,肿块生长迅速,常伴有早期淋巴道转移,术后 5 年生存率低,预后极差。

(12)髓样癌 5 年和 10 年生存率高于非典型髓样癌。淋巴结转移较非典型髓样癌少,或在晚期才出现转移。有文献报道,即使有腋下转移,预后亦可较好。临床对髓样癌的印象是细胞形态似高度恶性,而预后却较好。

总之,病理组织类型为管内癌、黏液癌预后较佳;而广泛性小叶及浸润性癌预后较差,髓样癌及管状癌介于两者之间。高分化的肿瘤比低分化的预后好,原位癌的 5 年生存率可达100%。肿瘤的病理学类型、分化程度、肿瘤的侵袭性以及宿主对肿瘤的免疫能力,均是影响乳腺癌预后的重要因素。高度恶性肿瘤治疗后明显比低度恶性肿瘤容易复发,分化程度好的肿瘤比分化程度差的预后好。特殊型乳腺癌较非特殊型预后好,非特殊型乳腺癌中非浸润性癌的预后较好。另外,腺癌间质中可有大量黏液存在,或髓样癌有大量淋巴细胞浸润者预后较好。而肿瘤内部坏死严重说明肿瘤生长迅速,侵袭性强,预后一般较差。

3.乳腺癌病变范围与预后的关系

乳腺癌的预后同疾病范围(局限还是已有转移)密切相关。据美国国立癌症研究所有一项关于 5～10 年生存率的统计资料显示:患局限性乳癌的白人女性的 5 年生存率为 85%,患区域性乳腺癌者生存率为 56%,远处有转移者为 10%;以 10 年生存率计算,以上三者分别为74%、39%、2%;黑人女性的情况与此近似。由此可见,疾病范围越大,5 年和 10 年生存率愈低。尤其局部晚期病变的患者大多已出现远处转移,5 年生存率仅为 10%～30%,预后不良。

4.年龄对乳腺癌预后的影响

年龄对乳癌的预后具有重要意义。35～55 岁是乳腺癌的高发年龄,45 岁左右是乳腺癌发病高峰(可能是由于在这个年龄段卵巢功能下降,使雌激素的产生依赖于垂体前叶分泌激素量增加,使肾上腺皮质生产出较多的雌激素的缘故)。发病年龄越轻的女性,双侧乳腺癌的发生率亦趋高。首发癌多为患者年龄较轻、病期较早者,因为这类患者预后较好,比年龄大、病期晚的患者再次患病的机会要多。此外,20～45 岁的中青年患者的存活率也比年龄大的妇女低。妊娠及哺乳期乳腺癌多见于 30～40 岁生育期妇女,其病程进展多较为迅速;而年老患者病程常可持续数年,一般来说,绝经后的妇女比有月经者预后较好。

5.妊娠与乳腺癌患者预后的关系

乳腺癌患者妊娠后 6 个月,由于机体内分泌的改变,对乳癌细胞所起的作用是不可逆的,因此,终止妊娠无助于提高妊娠期乳腺癌的治愈率。另外,乳腺癌患者在妊娠时,催乳素和雌激素等分泌增多,机体免疫防御功能下降,这些变化非常有利于癌细胞的生长,然而终止妊娠往往并不能使预后得到改善。

多年以来,普遍认为妊娠期乳腺癌比同年龄一般乳腺癌患者预后要差。预后差主要因为妊娠期乳腺癌确诊时一般已达较晚期,其腋淋巴结阳性率往往特别高,已多伴有转移病灶。腋窝淋巴结转移率为 50%～80%,5 年生存率为 30%,但只要及时而迅速地诊断和治疗本病,妊娠的乳腺癌患者的预后均会得到不同程度的改善。

6.淋巴结状态

(1)区域淋巴结情况:统计资料显示无淋巴结转移者 10 年生存率较有淋巴结转移患者更高。预后的好坏也与受累淋巴结绝对数量有关,一般以腋窝淋巴有 3～4 个淋巴结转移为界,少于此数目预后较好,大于此数目一般预后较差。

(2)淋巴结转移情况:淋巴结转移是对乳腺癌影响较大的因素之一,淋巴结有无转移、转移淋巴结的数量、转移部位和腋淋巴结转移水平是衡量乳腺癌预后的重要因素。无淋巴结转移的病人,据报道 10 年治愈率可达到 75%,而有淋巴结转移的病人 10 年治愈率仅为 30%,受累淋巴结的绝对数及累及程度与患者的生存时间也有密切关系。同时有腋窝淋巴结及内乳淋巴结转移的病例的预后比单一转移者生存率差,其中锁骨下淋巴结转移者预后最差。

7.甾体类激素受体状态

一般来说激素受体阳性的肿瘤分化较好,发生内脏转移概率较低,对内分泌治疗敏感;而受体阴性乳腺癌分化较差,容易发生内脏尤其是肝脏及脑转移,并对内分泌治疗反应较差。雌激素受体(ER)和孕激素受体(PR):两者均阳性者预后最好,均为阴性最差,任一单项阳性时预后介于两者之间,ER 阳性 PR 阴性的患者预后比 ER 阴性 PR 阳性者好。

8.细胞增生率及 DNA 含量

肿瘤细胞增殖快、有丝分裂能力强,则预后差;增殖慢、有丝分裂能力弱,则预后好。细胞增生率及 DNA 含量反应细胞的有丝分裂能力大小,与预后关系密切。分裂越快预后越差,分裂慢则预后好。采用流式细胞仪检测肿瘤细胞 DNA 含量及细胞周期各期细胞的比例发现,良性肿瘤和正常乳腺组织大多为二倍体 DNA 含量,恶性肿瘤细胞中约 50%～60% 为异倍体 DNA 含量,异倍体肿瘤及 S 期细胞百分率增高者常有早期复发。

9.癌基因及其表达产物

癌基因基因扩增过度表达、位点丢失或重排组合等基因的改变与肿瘤的发生及预后有关。Her-2/neu 的表达和乳腺癌的预后密切相关,目前认为在淋巴结有转移的乳腺癌病人中,Her-2/neu 蛋白的过度表达是预后不良的指标。而 Her-2/neu 在淋巴结阴性组病人中的预后价值还存在争议。

10.其他影响乳腺癌预后的因素

社会心理因素可能导致乳腺癌患者预后差。乳腺癌患者心理上愤怒和悲痛期普遍较长,病人常常不能承受现实。起初多表现性情粗暴,蛮横无理,悲观失望特别严重。大多数患者会出现厌世想法,对未来感到失望。手术后的病人由于躯体的变化,使她们会产生自卑感,有的患者对性观念亦发生了改变。这就要求社会和家庭给予病人充分的理解,多给她们鼓励和支持,鼓励病人树立战胜疾病的信心。然而,由于社会上的多种原因,如医疗费用的高涨、工作环境的迫使、对疾病的认识不够、封建残留观念等,使得许多患者患病后不能及时就医,结果失去了早期诊断、早期治疗的最佳时期。另外一些患者心理素质较差或者患病后得不到社会和周围人们的照顾和理解,使患者失去与疾病做长期斗争的信心,思想消极,自暴自弃,预后往往更差。

我们建议对于所有乳腺癌患者,术后应保持定期检查,对评估预后、检测疾病治疗结果、预防复发具有重要意义。

近期的一项全球调研显示:70%的专科医师认为,对于那些曾接受过早期乳腺癌治疗的女性来说,最大的恐惧是癌症复发和转移,这种恐惧甚至超过她们第一次得知自己患乳腺癌。乳腺癌手术后5年内是复发高危险期,以术后1至3年风险最高。乳腺癌一旦出现复发转移,治疗难度将大大增加,直接威胁病人的生命。乳腺癌复发有多种形式,主要是以局部复发、对侧新发和远处转移。通常一侧患乳腺癌后,对侧乳房发生原发性乳腺癌的危险度将增加3~4倍。乳腺癌术后为防止术后因活动少、皮肤瘢痕牵扯所致的上肢抬举受限,患者应该尽早活动患侧上肢,面对墙边对患肢尽可能做上爬动作,然后轻轻用力依靠体重前压,由轻至重缓慢进行。同时建议患者每天对患侧上肢进行按摩,促进患侧上肢功能恢复、降低术后患肢发生淋巴水肿的概率。

乳腺癌术后复发形式多样,为预防复发患者应定期到医院复查。我们建议患者术后第1年每季度复查1次,第2至第5年每半年复查1次,5年以后每年复查1次即可。

(二)乳腺癌患者的随访

所有乳腺癌患者都应常规进行定期随访。随访的目的包括应对治疗的副作用和并发症、监测肿瘤局部复发、远处转移迹象和对侧乳房原发肿瘤,以及评估治疗效果等。目前认为,积极地定期就诊、进行体格检查和每年1次的乳腺摄片有助于患者达到上述目标。乳腺癌患者进行随访的主要检查内容有:

1.患侧乳腺肿瘤复发的检查

对于选择保乳手术的患者,可以经由自我乳房检查、专业乳房检查和乳腺X线摄片发现患侧乳腺癌复发。

2.对侧乳腺癌的检查

原发乳腺癌患者发生对侧原发乳腺癌的危险性明显增加,高危因素包括:初诊乳腺癌时为年轻女性,有遗传或家族性乳腺癌病史,多灶或多中心性肿瘤等。有效地检测和治疗可能发生的对侧乳腺癌患者,是随访检测的基本目标之一。

3.乳房切除术后局部肿瘤复发

乳房切除术后胸壁复发的危险与原发癌的大小、腋窝受累淋巴结数量有关。乳房切除后2年内出现胸壁复发的患者,发生远处转移的风险极高。为了早期诊断局部肿瘤复发,随访时应仔细检查乳房切除部位及周围皮肤。多数局部复发肿瘤位置浅表,较易发现。

4.非乳腺癌原发癌症

部分具有肿瘤遗传倾向的乳腺癌患者,存在发生如结肠癌、卵巢癌、胰腺癌或甲状腺癌等恶性肿瘤的风险。这些患者应进行遗传学检查,其随访内容应个体化设计。接受他莫西芬治疗的患者患子宫内膜癌的相对危险增加了2～3倍,而大多数的子宫内膜癌患者通过症状(如阴道流血等)、常规妇科检查和脱落细胞检查即可做出早期诊断。

5.远处转移

乳腺癌发生远处转移的临床表现复杂而多样,最常见的首发转移部位为骨骼,但骨扫描和血清碱性磷酸酶检测对于无症状的骨转移患者来说诊断率极低;肺脏和肝脏也乳腺癌转移的常见器官,但大多数肺和肝转移患者也是没有临床症状的,胸片、肝脏超声检查对发现无症状转移灶的作用也非常小。

6.治疗后期并发症的检查

骨质疏松和骨量减少一般是由化疗引起的卵巢功能不全(或衰竭)所致,卵巢切除/抑制的绝经前妇女和使用芳香化酶抑制剂的绝经后妇女也有发生骨质疏松和骨量减少的危险。除了应建议患者适当负重锻炼、补充维生素 D 和钙剂外,使用双膦酸盐是目前较为理想的改善骨密度的方法。

7.其他

如果患者出现以下症状,应警惕肿瘤复发或转移的可能:

- 新生的乳房肿块、胸壁包块
- 乳头溢液
- 胸痛
- 气短或呼吸苦难
- 持续咳嗽
- 腹痛
- 持续、慢性骨疼痛
- 持续头痛
- 视力或视野变化
- 皮疹、皮肤红肿
- 体重下降
- 疲劳

参考文献

［1］黎国屏,王松鹤.实用临床乳腺病学.北京:中国医药科技出版社,2002.

［2］李允山.简明甲状腺乳腺外科手术图解.长沙:湖南科学技术出版社,2006.

［3］陈嘉莹,吴炅.乳腺癌外科治疗中的修复与重建.外科理论与实践,2011.16(1):10-13.

［4］姜军.乳腺美容与整形的解剖学基础.中国局解手术学杂志,2001.10(4):2.

［5］郭贵龙,尤捷,陈学敏,等.乳腺癌的保乳治疗:附76例报告.实用肿瘤学杂志,2007,21(6):523-535.

［6］白耀.甲状腺病学基础与临床.北京:科学技术文献出版社.2003.360.

［7］杨正元,雷练昌,刘朝宁.甲状腺未分化癌的预后影响因素分析.肿瘤药学,2012.2(4):305-308.

［8］张永侠,张彬.原发性甲状腺鳞状细胞癌28例临床分析.中华耳鼻咽喉头颈外科杂志,2013.48(2):143-147.

［9］李艳华.甲状腺手术患者术后护理.健康大视野,2013.21(2):136.

［10］郑泽霖,耿小平,张德恒.甲状腺甲状旁腺外科学.安徽科学技术出版社,2006.

［11］李晨瑶,陈光.分化性甲状腺癌的规范化治疗.中华老年学杂志,2012.32(5):1094-1096.

［12］陈禹存,曹铭.甲状腺癌病因研究进展.中华健康文摘,2013.10(13):399-400.